S. Micucci

Pflege lernen mit Fällen

Interaktion – Kommunikation – Ethik

Sarah Micucci

Pflege lernen mit Fällen

Interaktion – Kommunikation – Ethik

ELSEVIER

Elsevier GmbH, Bernhard-Wicki-Str. 5, 80636 München, Deutschland
Wir freuen uns über Ihr Feedback und Ihre Anregungen an kundendienst@elsevier.com

ISBN 978-3-437-25064-4
eISBN 978-3-437-05461-7

1. Auflage 2024

Wichtiger Hinweis
Die medizinischen Wissenschaften unterliegen einem sehr schnellen Wissenszuwachs. Der stetige Wandel von Methoden, Wirkstoffen und Erkenntnissen ist allen an diesem Werk Beteiligten bewusst. Sowohl der Verlag als auch die Autorinnen und Autoren und alle, die an der Entstehung dieses Werkes beteiligt waren, haben große Sorgfalt darauf verwandt, dass die Angaben zu Methoden, Anweisungen, Produkten, Anwendungen oder Konzepten dem aktuellen Wissensstand zum Zeitpunkt der Fertigstellung des Werkes entsprechen.
Der Verlag kann jedoch keine Gewähr für Angaben zu Dosierung und Applikationsformen übernehmen. Es sollte stets eine unabhängige und sorgfältige Überprüfung von Diagnosen und Arzneimitteldosierungen sowie möglicher Kontraindikationen erfolgen. Jede Dosierung oder Applikation liegt in der Verantwortung der Anwenderin oder des Anwenders. Die Elsevier GmbH, die Autorinnen und Autoren und alle, die an der Entstehung des Werkes mitgewirkt haben, können keinerlei Haftung in Bezug auf jegliche Verletzung und/oder Schäden an Personen oder Eigentum, im Rahmen von Produkthaftung, Fahrlässigkeit oder anderweitig übernehmen.

Bibliografische Information der Deutschen Nationalbibliothek
Die Deutsche Nationalbibliothek verzeichnet diese Publikation in der Deutschen Nationalbibliografie; detaillierte bibliografische Daten sind im Internet über https://www.dnb.de abrufbar.

24 25 26 27 28 5 4 3 2 1

In ihren Veröffentlichungen verfolgt die Elsevier GmbH das Ziel, genderneutrale Formulierungen für Personengruppen zu verwenden. Um jedoch den Textfluss nicht zu stören sowie die gestalterische Freiheit nicht einzuschränken, wurden bisweilen Kompromisse eingegangen. Selbstverständlich sind **immer alle Geschlechter** gemeint.

Planung: Martina Lauster, München
Projektmanagement und Herstellung: Nicole Kopp, München
Redaktion: Willi Haas, München
Bildrechteklärung: Lea Aufenvenne, Magdeburg
Satz: Thomson Digital, Noida/Indien
Druck und Bindung: Drukarnia Dimograf Sp. z o. o., Bielsko-Biała/Polen
Umschlaggestaltung: Favoritbuero, München; SpieszDesign, Neu-Ulm
Titelfotografie: verasfotobuch, Vera Wagenpfeil, München
Titelillustrationen: © Macrovector/www.shutterstock.com

Aktuelle Informationen finden Sie im Internet unter **www.elsevier.de**

Vorwort

Liebe Auszubildende der Pflege,
was ist Pflege? Mit Sicherheit ein Wort, dass sehr viele Inhalte, Assoziationen und persönliche Erfahrungen bereithält!

In meiner beruflichen Laufbahn durfte ich viele dieser Erfahrungen sammeln und reflektieren. Ich durfte Zeugin unbeschreiblicher Pflegesituationen werden, die repräsentativ für Empathie, Menschlichkeit und Fachwissen waren. Ich erkannte aber auch, wie schnell unter anderem falsche Wahrnehmungen und Kommunikationssperren Konflikte hervorrufen können und somit gute Pflegebeziehungen sowie auch Therapien erschweren.

Dieses Fallbuch ist inspiriert durch den Gedanken, dass empathische Handlungen, insbesondere in der Pflege, aber auch überall sonst, wo Menschen aufeinandertreffen, für ein verständnis- und respektvolles Miteinander stehen. Dieses Miteinander bezieht sich dabei nicht ausschließlich auf die Interaktion zwischen zu pflegenden Menschen und Pflegenden. Auch die tägliche Auseinandersetzung mit Kolleginnen und Kollegen in Ihrem Pflegeteam sowie auch in einem interdisziplinären Team macht den Beruf der Pflegefachfrau und des Pflegefachmanns unglaublich vielseitig, bringt aber auch Herausforderungen mit sich. Und nicht zuletzt geht es bei der Bearbeitung dieses Lehr- und Arbeitsbuchs ebenso um Ihren Selbstschutz. Der richtige Umgang mit Konflikten und schwierigen Situationen hilft, den Blick für das Wesentliche nicht aus den Augen zu verlieren und gestärkt einer Karriere in der Pflege entgegenzutreten.

Auf den folgenden Seiten stehen Ihnen zahlreiche Fälle zur Verfügung. Fälle, die Ihnen die Möglichkeit geben, sich in diverse Pflegesituationen hineinzuversetzen und nachzuvollziehen, wie manche Ängste, ob bei zu pflegenden Menschen oder den Pflegenden selbst, entstehen und warum es so wichtig ist, sie ernst zu nehmen. Es wird Ihnen aber auch Raum gelassen, sich mit Ihren eigenen beruflichen Erfahrungen auseinanderzusetzen. Was hat Sie in der Pflegepraxis bereits beschäftigt? Welche Erfahrungen waren positiv und was ist Ihnen negativ in Erinnerung geblieben? Was wollen Sie als Pflegefachfrau oder Pflegefachmann zukünftig vielleicht anders angehen? Dieses Buch bietet Ihnen, neben vielen Übungsaufgaben, Platz für Ihre persönlichen Gedanken und Reflexionen. Es würde mich sehr freuen, wenn Sie diese nutzen und dabei erkennen, wie wichtig genau Sie und Ihre Einstellung dabei sind, eine gute Pflege zu gewährleisten und dieser faszinierenden Profession den Wert zusprechen, den sie verdient!

Ich wünsche Ihnen viel Freude beim Lesen und Bearbeiten sowie viel Erfolg während Ihrer beruflichen Laufbahn.

München, im Herbst 2023
Sarah Micucci

Die Autorin

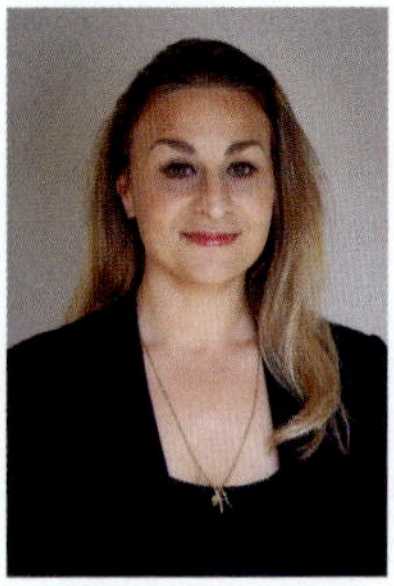

Sarah Micucci, geb. 1982 in Köln. Gesundheits- und Krankenpflegerin, Pflegepädagogin Bachelor (B. A.). Berufliche Tätigkeit auf einer Palliativstation, im Hospiz und in der ambulanten Pflege, arbeitet jetzt als externe Redakteurin und Autorin für Pflegefachliteratur.

Abbildungsnachweis

Der Verweis auf die jeweilige Abbildungsquelle befindet sich bei allen Abbildungen im Werk neben/unter der Abbildung in eckigen Klammern.
Alle nicht besonders gekennzeichneten Grafiken und alle Mindmaps: Heike Hübner, Berlin

H159-001	Kaluza, G.: Stress und Stressbewältigung. In: Erfahrungsheilkunde. Volume 63. Issue 5. Pages 261–67. Karl F. Haug Verlag in MVS Medizinverlage Stuttgart GmbH & Co. KG, 2014.
L142	E. Liebermann, Steingaden
L143	Heike Hübner, Berlin
M625	W.-M. Heffels, Köln

Fehler gefunden?

An unsere Inhalte haben wir sehr hohe Ansprüche. Trotz aller Sorgfalt kann es jedoch passieren, dass sich ein Fehler einschleicht oder fachlich-inhaltliche Aktualisierungen notwendig geworden sind.
Sobald ein relevanter Fehler entdeckt wird, stellen wir eine Korrektur zur Verfügung. Mit diesem QR-Code gelingt der schnelle Zugriff.

https://else4.de/978-3-437-25064-4

Wir sind dankbar für jeden Hinweis, der uns hilft, dieses Werk zu verbessern. Bitte richten Sie Ihre Anregungen, Lob und Kritik an folgende E-Mail-Adresse: kundendienst@elsevier.com

Inhaltsverzeichnis

AUFGABEN

Was erwartet Sie in diesem Kapitel?

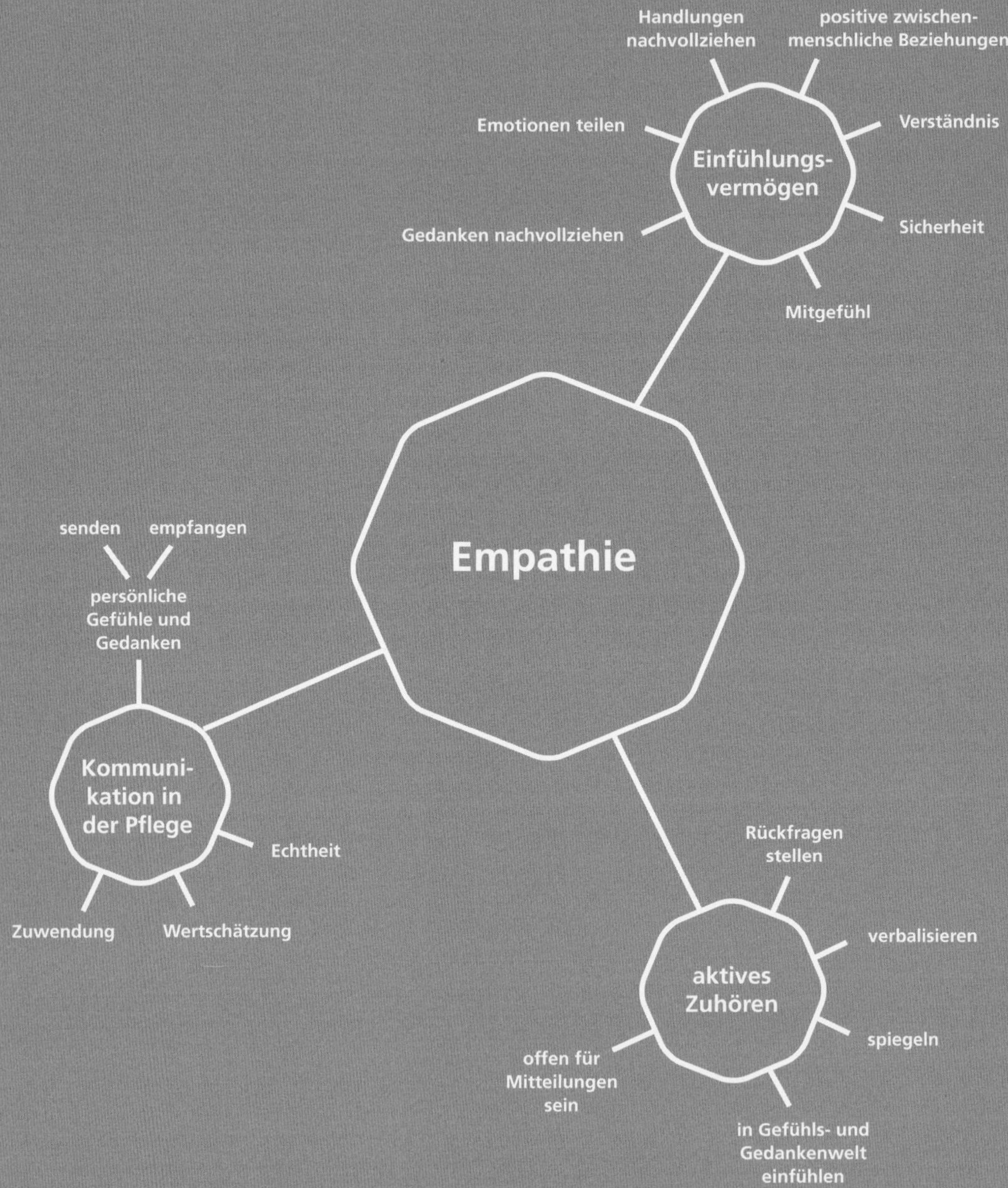

1 EMPATHIE

Warum ist das Thema wichtig für Pflegefachpersonen?

Empathie beschreibt die Fähigkeit, sich in die Gefühlswelt seines Gegenübers einzufühlen. Es wird Mitgefühl empfunden, indem man wortwörtlich mit einem anderen Menschen mitfühlt, also dessen Emotionen teilt. Ein empathisches Verhalten ist hilfreich, um Gedanken und Handlungsmotive anderer Menschen nachzuvollziehen und hierauf entsprechend (empathisch) zu reagieren. Diese Form des Einfühlungsvermögens kann dazu beitragen, Vorurteile zu mindern sowie anderen Einstellungen respektvoll zu begegnen. Wer sich in die Gefühle anderer hineinversetzen kann, fördert positive zwischenmenschliche Beziehungen.

Für Pflegebeziehungen ist Empathie von besonders großer Bedeutung. Zu pflegen bedeutet immer, in Kommunikation mit den zu pflegenden Menschen zu treten. Viele persönliche Gedanken und Gefühle werden gesendet und empfangen. Pflegende, die in der Lage sind, sich in die Situation eines zu pflegenden Menschen hineinzuversetzen, geben ein Gefühl von Verständnis und Sicherheit weiter. Gerade Klinikaufenthalte können mit vielen Ängsten und Sorgen einhergehen, auch von Seiten der Angehörigen. Pflegefachpersonen, die versuchen, sich in solche Gefühlslagen hineinzuversetzen, begünstigen nicht zuletzt einen kommunikativen Prozess, geprägt durch eine zugewandte und wertschätzende Haltung.

Und auch innerhalb eines Teams kann Empathie zu mehr Verständnis und einer stabilen Zusammenarbeit führen.

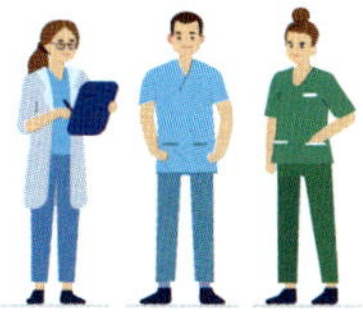

Pflegesituation

Anastasia Maricelli ist 23 Jahre alt und befindet sich gerade in der Ausbildung zur Bürokauffrau. Vor einer halben Stunde konnte sie für heute Feierabend machen. Jetzt ist sie auch schon wieder unterwegs zum Universitätsklinikum. Die letzten Wochen waren sehr anstrengend und Anastasia Maricelli spürt, wie das Auf und Ab der Emotionen so langsam an ihr zehrt.

Vor drei Wochen sollte ihr Vater in der Uniklinik operiert werden. Er sagte ihr, dass ein Magengeschwür entfernt werden müsse. Die junge Frau nahm sich frei, um nach der OP bei ihrem Vater sein zu können. Noch bevor sie ihren Vater sprechen konnte, kamen zuerst ein Pflegefachmann und dann der operierende Arzt zu ihr. Anastasia Maricelli wurde aufgeklärt, dass es sich keinesfalls um ein Magengeschwür handle, sondern um ein Magenkarzinom. Ihrem Vater sei dies auch bekannt gewesen. Die Operation brachte leider Komplikationen mit sich, weshalb ihr Vater noch einige Tage auf der Intensivstation bleiben müsse. Die geplante Teilresektion des Magens war aufgrund des weit fortgeschrittenen Krebswachstums nicht möglich. Weitere Untersuchungen zeigten, dass sich bereits Metastasen in der Lunge befinden.

Diese Diagnosen haben nicht nur das Leben von Herrn Maricelli, sondern eben auch das seiner Tochter auf den Kopf gestellt. Für sie ist es der nächste harte Schicksalsschlag innerhalb kürzester Zeit. Es ist noch nicht lange her, da verstarb ihre Mutter nach einem langen Kampf an Brustkrebs. Seither war die Familie nicht mehr die gleiche. Ihr Vater hat sich nie richtig von dem Verlust erholt. Anastasia Maricelli hat keine Geschwister, aber eine Tante und einen Onkel sowie Cousinen und Cousins in naher Umgebung. Ihr Vater lebt immer noch in der gleichen Wohnung, die er bisher mit seiner Frau bewohnt hatte. Seine Tochter lebt seit drei Jahren mit ihrem Freund zusammen. In der Uniklinik wurde sie nun darauf angesprochen, wie es nach der Entlassung weitergehen solle. Der körperliche Zustand des 64-jährigen Mannes deutet kaum darauf hin, dass er sich allein versorgen kann. Auch weitere Therapien müssen geplant und besprochen werden, was mit Herrn Maricelli allein aktuell nicht möglich ist. Anastasia Maricelli und ihr Freund sind sich einig: Sie wollen Herrn Maricelli zu sich holen und sich dort um ihn kümmern, zumindest in der ersten Zeit nach der Entlassung. Vielleicht ließe sich ja mittelfristig eine kleine Wohnung in der Nachbarschaft oder eine andere Lösung finden. Jedenfalls will die Familie wie gewohnt zusammenhalten und alle haben sich bereiterklärt, Anastasia hierbei zu unterstützen.

Die junge Frau ist froh, dass ihr Vater nun bald entlassen werden soll. Sie freut sich, ihm heute die Nachricht zu überbringen, dass er nun erstmal zu ihr kommen kann. Sie kennt ihn, diese Neuigkeit wird ihn sehr glücklich machen. Doch als sie sein Patientenzimmer erreicht, sieht sie ihren Vater weinend im Bett liegen. Etwas beschämt versucht er schnell, die Tränen vor ihr zu verstecken: „Schätzchen, was machst Du denn schon hier?" „Ja, aber Papa, was ist denn los?" In diesem Moment betritt Frau Gaukler vom Entlassungsmanagement das Zimmer. „Hallo zusammen! Da sind sie ja schon, Frau Maricelli. Da komme ich ja genau richtig!" Frau Gaukler lächelt freundlich und fährt fort: „Ich hatte mit ihrem Vater heute Morgen schon besprochen, dass ich sehr skeptisch bin, was seine Selbstversorgung angeht. Eine Heimunterbringung wäre hier eine wichtige Option, der wir wirklich nachgehen sollten. Ich habe mich jetzt in der Zwischenzeit auch nochmal schlau gemacht und einige wichtige Informationen für Sie zusammengestellt." Anastasia Maricelli versteht nicht und sieht zu ihrem Vater. Dieser erwidert ihren Blick und sagt: „Ist schon gut Schätzchen, ich kann es verstehen."

AUFGABE 1 Wie schätzen Sie die beschriebene Situation und Frau Gauklers Verhalten ein?

AUFGABE 2 Welche Gedanken könnten Frau Gaukler kommen, wenn sie sich in die Situation von Herrn und Frau Maricelli hineinversetzen würde?

AUFGABE 3 Richtig oder falsch? Bitte markieren Sie die korrekte Antwort.

	Richtig	Falsch
Empathische Menschen geraten nicht in Konflikte.		
Synonyme für Empathie sind Anteilnahme, Einfühlungsvermögen, Feingefühl und Verständnis.		
Empathie ist wichtig für eine patientenzentrierte Gesprächsführung.		
Empathie bezeichnet die Lehre der zwischenmenschlichen Beziehung.		
Empathische Menschen reflektieren und hinterfragen oft ihre Gefühle.		

AUFGABE 4

Nennen Sie fünf Möglichkeiten, wie Empathie zum Ausdruck gebracht werden kann.

Neue Pflegesituation

In einem kurzen Gespräch erläutert Anastasia Maricelli die Situation. Sie erklärt ihrem Vater und Frau Gaukler, dass sie ihren Vater zunächst zu sich holen will und genügend familiäre Unterstützung besteht. Herrn Maricelli scheinen diese Worte sehr zu freuen, auch wenn er es zunächst nicht offen zeigen will. Kurze Zeit später verlassen die beiden Frauen das Patientenzimmer. Anastasia Maricelli nutzt die Gelegenheit, um Frau Gaukler auf die Situation nochmal anzusprechen: „Frau Gaukler, mir ist klar, dass sie hier nur nach möglichen Lösungen für die Situationen der Patienten suchen. Aber ist Ihnen eigentlich bewusst, was Sie damit hätten anrichten können? Seit Monaten versuche ich, meinen Vater nach dem Tod meiner Mutter wieder aufzubauen. Meine Familie und ich geben ihm jeden Tag zu verstehen, dass er keine Last ist und wir froh sind, dass wir ihn haben. Und jetzt, nach so einer furchtbaren Diagnose, bekommt er auch noch gesagt, dass er am besten in ein Heim gehen soll? Ich sage ja nicht, dass das in anderen Fällen keine gute Option sein kann. Aber so etwas hätten Sie mit mir vorher absprechen müssen. Besonders empathisch war dieses Verhalten nicht." Frau Gaukler scheint überrascht. Von dieser Seite aus hatte sie die Lage noch nicht betrachtet. An diesem Tag denkt sie noch lange über Familie Maricelli nach.

AUFGABE 5

Erinnern Sie sich an eine berufliche Situation, in welcher Sie empathisch reagierten? Oder vielleicht haben Sie eine Erfahrung in der Pflegepraxis gemacht, in welcher Sie im Nachhinein gerne mehr Empathie gezeigt hätten? Hier haben Sie die Möglichkeit, Ihre Erinnerungen und die damit verbundenen Emotionen zu notieren.

INFOKASTEN

Verständnis, Einverständnis und die Kunst des aktiven Zuhörens

Eine empathische Haltung befähigt Pflegende dazu, die Situation eines zu pflegenden Menschen aus dessen Perspektive betrachten zu können. Sie versuchen, Dinge so wahrzunehmen, wie ihr Gegenüber sie sieht, und verkünden somit Verständnis.
Die Bereitschaft, den Standpunkt des Gesprächspartners zu verstehen, bedeutet jedoch nicht, dass dieser Standpunkt auch geteilt wird. Verständnis ist also nicht gleichzusetzen mit Einverständnis. Pflegende zeigen sich in Pflegebeziehungen empathisch, offen und verständnisvoll. Gleichzeitig bleiben sie aber der **Echtheit** treu. Das bedeutet, sie verstellen sich nicht, sondern bringen Spannungen und eigene Gefühle, wenn nötig, konstruktiv zum Ausdruck.
Im Praxisalltag kann es jedoch schnell dazu kommen, dass Pflegende wichtige Aussagen überhören oder missverstehen. Aktives Zuhören hilft dabei, sich in die Gedanken- und Gefühlswelt der zu pflegenden Menschen hineinzuversetzen. Pflegefachpersonen signalisieren durch **aktives Zuhören** während eines Gesprächs, dass sie ganz bei ihrem Gegenüber sind und dessen Worte ernst nehmen. Unausgesprochene Botschaften werden verbalisiert. Hierdurch wird ein Austausch darüber erleichtert.

Neue Pflegesituation

Das gestrige Gespräch mit Herrn Maricelli und seiner Tochter hat Frau Gaukler sehr zum Nachdenken angeregt. Besonders die Worte der Tochter beschäftigen sie noch heute. Eigentlich hat sie sich immer als sehr empathischen Menschen gesehen. Dass sie die Situation dieser Familie nicht mehr hinterfragt hat, tut ihr sehr leid. Aus jetziger Sicht kann Frau Gaukler nachvollziehen, wie schmerzhaft es sein muss, nach all diesen Schicksalsschlägen auch noch ungebeten mit einer Heimunterkunft konfrontiert zu werden. Sie beschließt, Herrn Maricelli heute nochmal aufzusuchen. Der ältere Herr freut sich sehr über ihr Kommen. Im persönlichen Gespräch erfährt sie nochmal mehr über ihn und seine Familie. Unter anderem äußert er: „Meine Tochter hat so viel zu tun. Aber in ein Heim möchte ich nicht. Ich bin so gerne bei meiner Familie. Aber sie hat so viel Arbeit mit mir." Frau Gaukler nickt mit dem Kopf und erwidert: „Mmmh, verstehe. Meinen Sie, dass Sie sich freuen bei Ihrer Tochter zu sein, aber auch gleichzeitig Angst haben, sie zu überfordern?" „Ja, ich weiß auch nicht. Wir sind in der Familie immer füreinander da. Aber ich will keine Last sein. Wenn es nicht klappt, vielleicht gibt es dann noch eine andere Lösung. Ich möchte wirklich keine Last sein. Das beschäftigt mich sehr." Frau Gaukler sieht ihn wieder nickend an: „Dann freuen Sie sich sehr, wären vielleicht aber auch beruhigt, wenn wir gemeinsam noch andere Möglichkeiten in Betracht ziehen? Nur falls es nötig sein sollte? Würde Sie das beruhigen?" Herr Maricelli fühlt sich verstanden: „Ja, das wäre gut. Können Sie mir helfen?"

AUFGABE 6

Frau Gaukler nimmt sich nochmal Zeit für Herrn Maricelli und führt ein wichtiges Gespräch mit ihm. Sie wählt ihre Worte dabei mit Bedacht und ist offen für die Gefühle ihres Gegenübers – sie hört also bewusst zu (aktives Zuhören).

Im Folgenden finden Sie kommunikationsfördernde und -hemmende Verhaltensweisen für ein aktives Zuhören. Bitte markieren Sie, welches Verhalten kommunikationsfördernd zum aktiven Zuhören in Gesprächssituationen ist.

den anderen ausreden lassen
mit dem Kopf nicken
verschlossene, abwehrende Gestik und Mimik
wegblicken
zustimmende Äußerungen wie „mmh"
verschlossene, abwehrende Körperhaltung
Gesagtes zusammenfassen
Rückfragen stellen
Blickkontakt halten
spiegeln
verbalisieren
frühzeitiges Interpretieren/Deuten
widersprechen
Thema wechseln
zentrale Aussagen zusammenfassen
ungebeten Ratschläge
unterbreiten
ungefragt zu Beginn des Gesprächs eigene Ideen äußern

AUFGABE 7

An dem Gespräch zwischen Frau Gaukler und Herrn Maricelli wird deutlich, dass aktives Zuhören die Voraussetzung zum „Spiegeln" ist. Was ist hierbei unter „Spiegeln" zu verstehen?

AUFGABE 8

Welche Aussage ist nicht korrekt?

a) Unterschiedliche Kommunikationsanforderungen erfordern eine hohe Qualifikation und Flexibilität in der Gesprächsführung seitens der Pflegenden.
b) Durch aktives Zuhören können Bagatellisierungen und Verharmlosungen vorgebeugt werden. Es wird sich voll und ganz auf den Gesprächspartner konzentriert.
c) Empathie gehört nicht zu den Merkmalen einer patientenzentrierten Gesprächsführung, da hierbei zu viele Emotionen störend für die Therapie sein können.
d) Empathie gehört zu den drei Merkmalen, welche laut dem Psychotherapeuten Carl R. Rogers zur Anerkennung und Zuwendung gegenüber einem Klienten genutzt werden müssen.

AUFGABE 9 Welche Aussagen sind korrekt? (Es sind mehrere Antworten möglich.)

a) Zu**hören** heißt nicht Zu**stimmen.**
b) Rückfragen sind beim aktiven Zuhören nicht kommunikationsfördernd.
c) Schuldzuweisungen können in Ausnahmesituationen hilfreich sein.
d) Indem Pflegende mögliche Ängste der Patientinnen und Patienten ansprechen, erleichtern sie ihnen das Sprechen darüber.

AUFGABE 10 Bitte beenden Sie den folgenden Satz mit Ihren eigenen Worten.

Empathie in der Pflege ist für mich wichtig, weil ...

Tab. 1.1 Situationsmerkmale, Kapitel 1

Handlungsanlass	• Magenkarzinom • Komplikationen während OP • Intensivstationsaufenthalt • Weit fortgeschrittenes Krebswachstum • Lungenmetastasen
Kontext	• Universitätsklinikum
Akteure	• Patient Herr Maricelli (64 Jahre) • Tochter Anastasia Maricelli (23 Jahre) • Entlassungsmanagement Frau Gaukler
Erleben / Deuten / Verarbeiten	**Patient Herr Maricelli** • Zukunftsängste, Unsicherheit • Trauer • Angst um Verlust von Familienbezug **Tochter Anastasia Maricelli** • Wahrnehmung von großer Trauer aufgrund nicht empathischen Verhaltens • Gefühl, übergangen worden zu sein **Entlassungsmanagement Frau Gaukler** • Überdenken von Arbeitsroutinen • Individuelle Patientensituation beachten
Handlungsmuster	• Selbstreflexion • Benennen von schwierigen Situationen • Klärende Kommunikation • Aktives Zuhören • Kommunikationsfördernde Verhaltensweisen

Was erwartet Sie in diesem Kapitel?

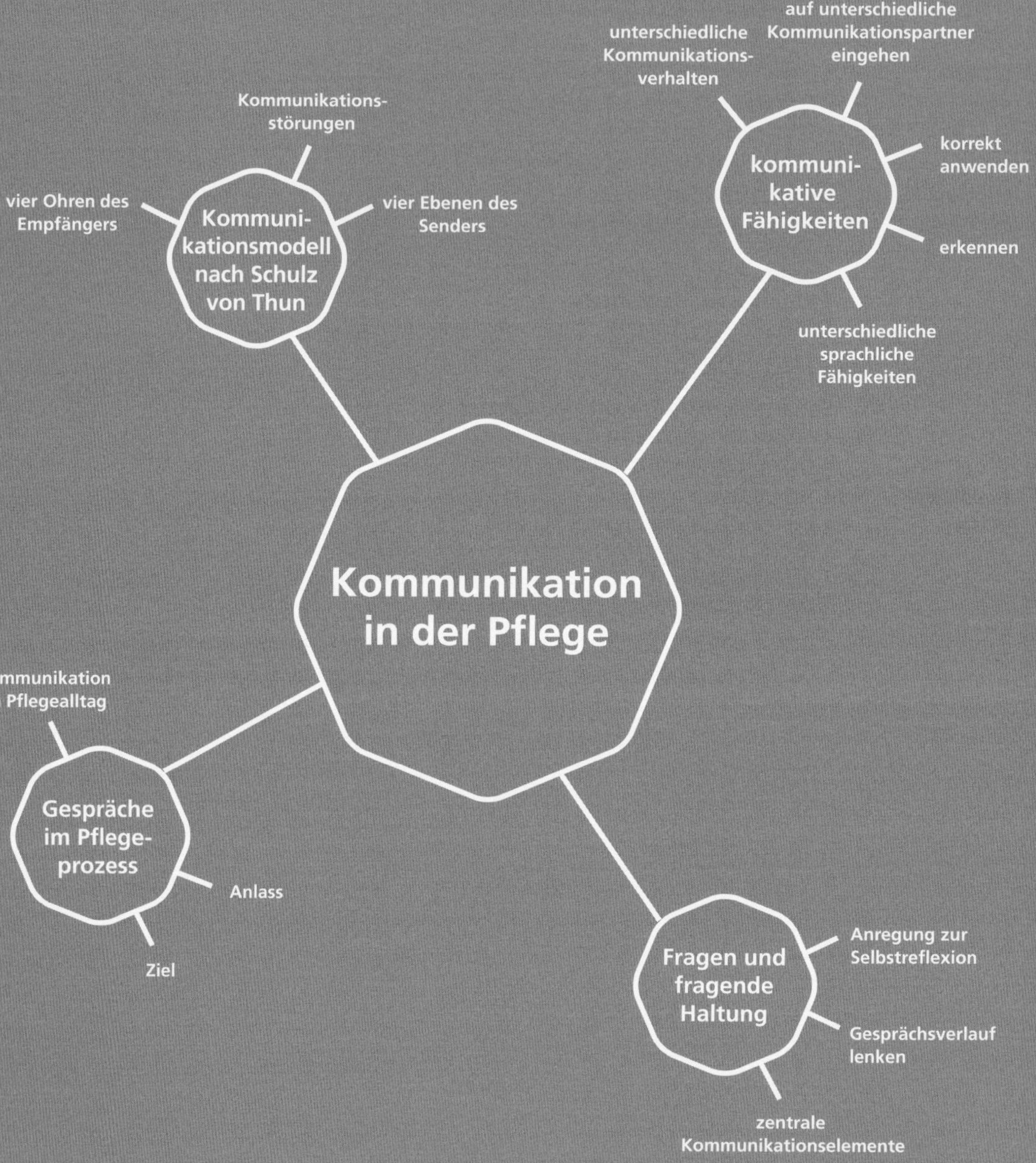

2 KOMMUNIKATION IN DER PFLEGE

Warum ist das Thema wichtig für Pflegefachpersonen?

Wer sich für eine Ausbildung in der Pflege entscheidet, wird schnell feststellen, dass Kommunikation hier eine besonders wichtige Rolle spielt. Dabei geht es nicht allein um den netten Small Talk zwischendurch. Vielmehr gehören weitreichende kommunikative Kompetenzen zum Berufsbild einer Pflegefachperson. Kommunikative Fähigkeiten und Flexibilität sind nötig, um sich auf die unterschiedlichen Gesprächspartner einstellen zu können. Nicht nur die zu pflegenden Menschen gehören hierzu. Auch Angehörige, Ärztinnen und Ärzte sowie Kolleginnen und Kollegen aus weiteren Berufsfeldern zählen zu den täglichen Kommunikationspartnern. Pflegefachpersonen müssen dabei individuell auf das Kommunikationsverhalten und die sprachlichen Fähigkeiten eingehen können. Auch Menschen mit Kommunikationsstörungen gilt es, anhand spezieller Verhaltensrichtlinien sowie Maßnahmen beim kommunikativen Prozess zu unterstützen.
Im Pflegeprozess kommt es also darauf an, durch geeignete Gesprächstechniken eine gelingende Gesprächsführung zu erreichen. Schwerpunkte in der Praxis bilden unter anderem Aufnahmegespräche, Informationsgespräche, Beratungsgespräche, Krisengespräche oder Entlastungsgespräche. Aber auch die wichtige Position der Pflege als Vermittler, zum Beispiel zwischen Patientinnen und Patienten einerseits und Ärztinnen und Ärzten andererseits, steht und fällt oft mit der richtigen Art zu kommunizieren. Kommunikation beeinflusst das Wohlergehen des Gegenübers, die Qualität der Informationsweitergabe und nicht zuletzt eine gelungene Teamgemeinschaft.

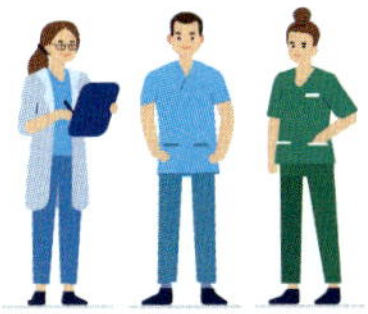

Pflegesituation

Marie Rosenthal weiß um die Herausforderungen und Hürden ihres Berufs. Dennoch, seit sie sich vor einigen Jahren für die Ausbildung zur Gesundheits- und Kinderkrankenpflegerin entschieden hat, liebt sie ihre Tätigkeit. Lange Zeit hat Marie Rosenthal auf einer Kinderintensivstation gearbeitet. Nun stellt sie sich seit kurzem einer neuen interessanten Aufgabe. Das gleiche Klinikum hat im sozialpädiatrischen Zentrum der Klinik eine Ambulanz für Kinder mit Trisomie 21 und deren Familien eröffnet. Diese spezielle Form der Sprechstunde steht allen betroffenen Familien offen, die Fragen und möglicherweise Sorgen in Bezug auf den Gesundheitszustand ihres Kindes haben. Die ambulanten Sprechstunden sollen einen Raum schaffen, in dem die Eltern oder weitere Angehörige ihr Kind ohne Zeitdruck einem multiprofessionellen Team vorstellen können. Hierzu zählen Pflegefachpersonen, Kinderärzte, Physiotherapeuten, Ergotherapeuten, Sprachtherapeuten sowie Diplom-Heilpädagogen. Die Kinder werden untersucht, um den Gesundheits- und Entwicklungsstatus festzustellen. Ziel ist es, dadurch das Entwicklungspotenzial des Kindes zu erkennen und entsprechende Fördermaßnahmen einzuleiten. Den Eltern soll geholfen werden, die Stärken in ihrer Familie zu erkennen und diese vor allem für die individuellen Bedürfnisse ihrer Kinder zu nutzen.

Die Pflegefachfrau steht voll und ganz hinter ihrer Aufgabe im Team. Sie liebt die Zusammenarbeit mit den Kindern und freut sich jeden Tag darauf. Allerdings muss Frau Rosenthal auch feststellen, dass die Interaktion mit den Angehörigen bzw. den Eltern manchmal nicht so leicht ist. Viele sind besorgt oder haben schlechte Erfahrungen gemacht. Doch die kommunikativen Kompetenzen, die hierbei hilfreich sind, kennt die Pflegefachfrau schon sehr gut aus ihren vorherigen praktischen Erfahrungen.

Heute sind zum ersten Mal die kleine Isabella und ihre Eltern, Herr und Frau Stieger, in der Sprechstunde. Als Isabella vor vier Jahren zur Welt kam, wussten ihre Eltern zunächst nichts von der Behinderung ihrer Tochter. Sie hatten sich bewusst gegen eine Pränataldiagnostik entschieden. Kurz nach der Geburt hatte das Mädchen Anpassungsstörungen und Probleme mit dem Sauerstoff. Sie musste intensivstationär behandelt werden und wurde ihrer Mutter aus dem Armen genommen. Erst am nächsten Tag durfte sie kurz zu ihr. Am gleichen Tag kam ein Arzt zu der jungen Mutter und versuchte auf etwas unbeholfene Weise zu erklären, dass vielleicht eine Trisomie 21 vorliegen könnte. Dieser Verdacht sei aber noch nicht bestätigt. Dann verließ er wieder das Zimmer und Frau Steinert war mit ihren Gedanken allein. Vier Tage dauerte die Ungewissheit an. Am fünften Tag kam ein anderer, unbekannter Arzt. Während er in seine Akte blickte, erwähnte er wie beiläufig, dass sich der Gentest als positiv herausgestellt hatte. Heute ist Isabella ein aufgewecktes Mädchen und macht ihren Eltern sehr viel Freude. Diese möchten sie, so gut es nur geht, fördern und ihr ein möglichst autonomes Leben bieten. Die Pflegefachfrau Marie Rosenthal betritt das Zimmer und begrüßt die Familie. Isabella ist in der Spielecke mit einem Bagger beschäftigt und lächelt freundlich zu ihr rüber. Frau Rosenthal und die Eltern nehmen derweil in der Sitzecke Platz. Das erste Informationsgespräch zwischen der Pflegerin und den Eltern verläuft sehr positiv. Es herrscht eine angenehme und entspannte Atmosphäre. Es scheint, dass Herr und Frau Stieger sich verstanden und mit ihrem Kind gut aufgehoben fühlen. Dann klopft es an der Tür. Der Kinderarzt Dr. Thomas Melker tritt ein. Er lächelt und begrüßt alle freundlich. Unter dem Arm scheint er mehrere Akten zu tragen. Er sieht zunächst die kleine Isabella nicht und wirft einen Blick in eine seine Unterlagen. Dann fährt er fort: „So, schon wieder ganz schön spät geworden." Sofort verfinstert sich Frau Stiegers Gesichtsausdruck und sie reagiert mit den Worten: „Nun, wir hatten eine sehr angenehme Unterhaltung bisher. Aber wenn Sie Wichtigeres zu tun haben, können wir auch gerne wieder gehen. Das ist übrigens Isabella, unserer Tochter, um die es hier eigentlich geht. Nur falls Sie das interessieren sollte!" Der Arzt sieht irritiert zu seiner Kollegin. Dann äußert er: „Ich wollte mich eigentlich nur dafür entschuldigen, dass ich so spät dran bin. Und Isabella konnte ich gerade nicht sehen, da sie hinter Ihnen gespielt hat. Aber natürlich freue ich mich sehr, sie kennenzulernen." Mit diesen Worten hockt Dr. Melker sich auf den Boden und redet herzlich mit dem kleinen Mädchen.

AUFGABE 1

Was verbinden Sie mit Kommunikation in der Pflege? Nutzen Sie das untenstehende Mindmap als Vorlage für Ihre persönlichen Erfahrungen und Ideen.

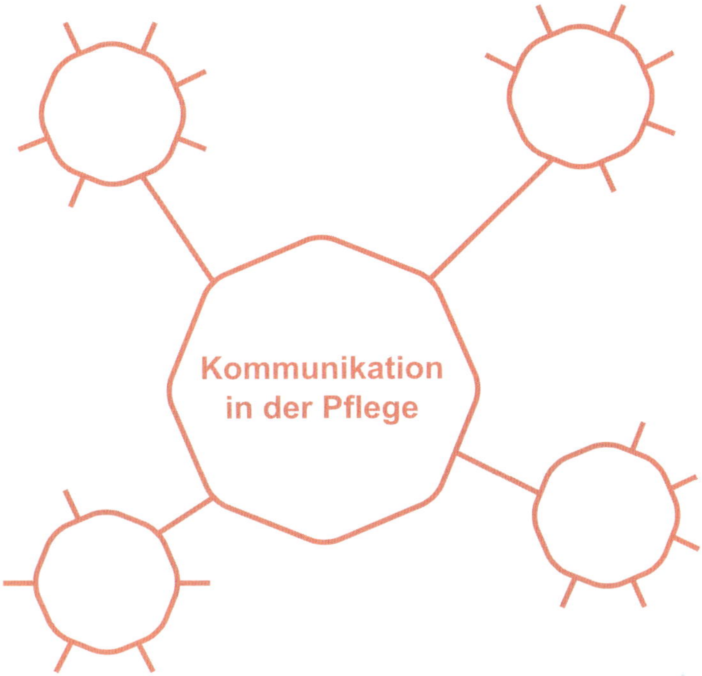

AUFGABE 2

Wozu benötigen Pflegefachpersonen kommunikative Fähigkeiten? Entwirren Sie den Buchstabensalat.

Pflegende brauchen kommunikative Fähigkeiten z. B. in folgenden Situationen:	**Gesuchte Begriffe**
Beim Ausbalancieren von ____________________.	*ÄENH NUD ZINASTD*
Beim Erkennen der eigenen ____________________ und Gefühle.	*TPINNTIOREETNER*
Beim ____________________ auf den Gesprächspartner, z. B. durch ____________________ an die Sprache des Gegenübers.	*SELNEITNEL* *SUNAAPGNS*
In unterschiedlichen Gesprächssituationen, wie z. B. der gezielten ____________________.	*AFNIWNTIOGTBSRIEAOERE*

AUFGABE 3 Das Kommunikationsmodell nach Schulz von Thun bezeichnet vier Ebenen der Kommunikation als Quadrat einer Nachricht. Das Modell verdeutlicht, dass jede Nachricht mehrere mögliche Botschaften enthalten kann, die vom Sender der Nachricht geschickt werden können. Der Empfänger hingegen kann mit vier Ohren eine Botschaft aufnehmen. Die folgende Abbildung verdeutlicht das Modell.

Vier Ebenen des Senders:
1. Sachinhalt: Die eigentliche Sache, worüber informiert wird.
2. Selbstoffenbarung: Das momentane Befinden des Sprechers.
3. Beziehung: Die Beziehung der beiden Gesprächspartner.
4. Appell: Der Zweck, wozu der Sender veranlassen will.

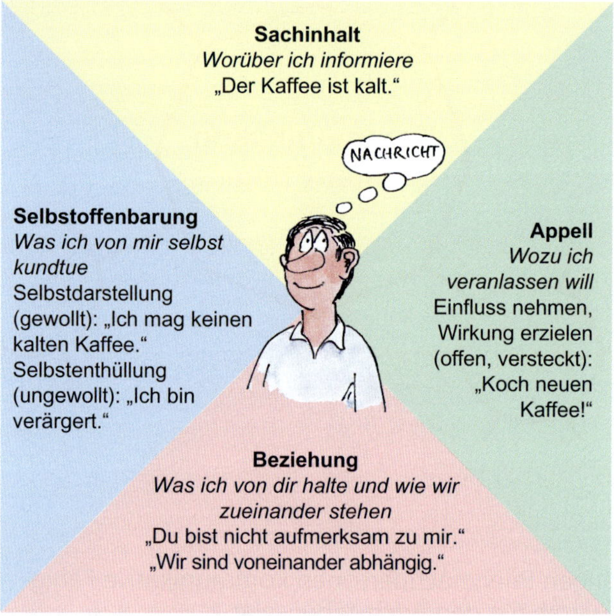
Sachinhalt
Worüber ich informiere
„Der Kaffee ist kalt."
NACHRICHT
Selbstoffenbarung
Was ich von mir selbst kundtue
Selbstdarstellung (gewollt): „Ich mag keinen kalten Kaffee."
Selbstenthüllung (ungewollt): „Ich bin verärgert."
Appell
Wozu ich veranlassen will
Einfluss nehmen, Wirkung erzielen (offen, versteckt): „Koch neuen Kaffee!"
Beziehung
Was ich von dir halte und wie wir zueinander stehen
„Du bist nicht aufmerksam zu mir."
„Wir sind voneinander abhängig."

[L142]

Vier Ohren des Empfängers:
1. Sach-Ohr: Wie ist der Sachverhalt zu verstehen? Um welche Informationen, Argumente und Entscheidungen geht es?
2. Selbstoffenbarungs-Ohr: Wer ist der Sender? Was gibt der Sender von sich preis?
3. Beziehungs-Ohr: Wie redet der Sender mit mir? Wen glaubt er vor sich zu haben? Wie steht er zu mir?
4. Appell-Ohr: Wozu möchte mich der Sender veranlassen? Was soll ich aufgrund seiner Mitteilung denken oder fühlen?

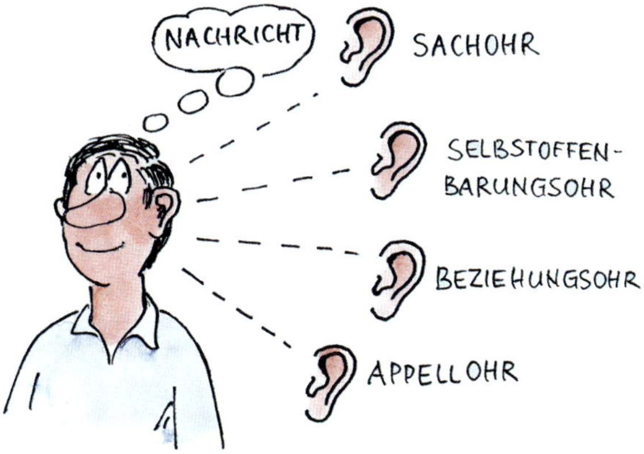

[L142]

AUFGABE 3a

Betrachten Sie das Kommunikationsmodell nach Schulz von Thun im Zusammenhang mit der Pflegesituation. Auf welcher Ebene könnte Dr. Melker die Botschaft „So, schon ganz schön spät geworden" gesendet haben? Und auf welchem Ohr hat möglicherweise Frau Stieger die Nachricht empfangen?

AUFGABE 3b

Zwischen dem Kinderarzt und Isabellas Mutter liegt anscheinend eine der häufigsten Kommunikationsstörungen vor. Um welche Störung handelt es sich und wie kommt sie zustande?

AUFGABE 3c

Die Neigung, auf bestimmten Ohren „besser" zu hören als auf anderen, hängt oft von der Persönlichkeit des Empfängers oder seinen Erfahrungen ab. So gibt es z. B. sehr hilfsbereite Menschen, die schnell auf der Appellebene reagieren. Worauf könnte Frau Stiegers Art der Reaktion eventuell zurückgeführt werden?

Neue Pflegesituation

Pflegefachfrau Marie Rosenthal war sofort klar, was gerade in der Kommunikation zwischen Dr. Melker und Isabellas Mutter geschehen war. Aber auch der Kinderarzt erkannte die Situation und reagierte empathisch und verständnisvoll, sodass sich die Stimmung schnell wieder entspannte und die Sprechstunde in einem angenehmen Rahmen fortgeführt werden konnte. Marie Rosenthal ist froh, in ihrer Zeit als Pflegerin bereits viele Erfahrungen im Bereich der Kommunikation gesammelt zu haben. Insbesondere die Interaktion mit den Eltern auf der Kinderintensivstation war hierfür eine gute Schule. Neben zahlreichen Informationsgesprächen gab es auch viele Krisengesprächen. Die Pflegefachfrau stand in direktem Kontakt mit sehr vielen Eltern, die beim Anblick ihres Kindes auf einer Intensivstation zusammenbrachen.

Hier die richtige Form der Kommunikation zu finden, war nicht immer leicht. Aber Marie Rosenthal darf auf viele Situationen zurückblicken, die die Angehörigen mehr als aufgebaut haben. Darauf und auf die Möglichkeit, dies in ihrem Beruf umsetzen zu können, ist sie stolz.

AUFGABE 4 Was sind die signifikanten Unterschiede zwischen einem Informationsgespräch und einem Krisengespräch? Bitte ergänzen Sie die Tabelle mit den jeweils korrekten Aussagen aus dem Schüttelkasten.

Informationsdefizite
anstehende Untersuchungen
Gespräch bei existenzbedrohenden Diagnosen (z. B. Krebs)
Informationsdefizite abbauen
Wunsch nach Aufklärung
Sicherheitsgefühl steigern
informierte Entscheidungen ermöglichen
Aussprache über Probleme
Begleitung und Information in schwierigen Zeiten
Umgang mit der Erkrankung unterstützen
Krisenintervention
bei neuen Situationen (z. B. Kostumstellung)
fortdauernd
auf Wunsch des Patienten, z. B. nach Aufklärung
medizinische Informationen werden vom Arzt gegeben
z. B. im Patientenzimmer (Schutz der Intimsphäre wahren)
ruhiger Raum, um gute Gesprächsatmosphäre zu ermöglichen
Fragen bzgl. Verhalten vor Untersuchungen, Operationen u. a. beantwortet die Pflegefachperson
plötzlicher Bedarf
Gefühle des Gegenübers zulassen und annehmen (Zeit und Raum geben)
sachlich, fachlich korrekt und verständlich informieren
jede Pflegefachperson

Gespräche im Pflegeprozess		
Gespräche	**Informationsgespräch**	**Krisengespräch**
Anlass	• •	•
Ziele	• •	• •
Wann?	• •	• •
Wer?	• •	•
Wo?	•	•
Wie?	•	•

AUFGABE 5

Welche Antworten sind richtig?

Kommunikation im Pflegealltag …

a) findet ständig statt.
b) beinhaltet auch Formulare und Dokumentationssysteme.
c) ermöglicht den Austausch zwischen den therapeutischen Teams.
d) bietet Informationen über die Pflegehandlungen.

INFOKASTEN

Fragen und eine fragende Haltung:
Eine fragende Haltung und Fragen sind sehr wichtige Kommunikationselemente. Sie können einen Gesprächsverlauf beeinflussen und das Gespräch lenken. Hierzu gibt es unterschiedliche **Fragetechniken,** die unterschiedliche Ziele verfolgen. Wichtig für die Pflege: Fragen haben nicht nur das Ziel, dass man eine Antwort erhält. Sie können die Gefragten ebenso zur Selbstreflexion anregen. Hierdurch werden keine Lösungen vorgegeben, sondern zu pflegende Menschen oder Angehörige können bei der eigenen Suche danach unterstützt werden. Hierdurch erhalten die Gefragten u.a. auch das Gefühl, dass an ihrer Situation Interesse besteht.

AUFGABE 6

Welche Fragetechniken sind Ihnen bereits bekannt? Die nachfolgenden Zeilen bieten Ihnen die Möglichkeit, diese aufzuzählen.

- Geschlossene Fragen

AUFGABE 7 Welche Begriffe werden gesucht?

1. Kommunikation über Kommunikation:

   M____________________

2. Zurückgemeldete Nachricht, die dem Gesprächspartner zeigt, wie seine Nachricht, bzw. sein Verhalten wahrgenommen wird:

   F____________________

3. Um ein konstruktives Gespräch zu führen, sollten Pflegefachpersonen durch Ich-Botschaften kommunizieren, z. B. „Ich habe das Gefühl, dass Sie mit der jetzigen Therapie nicht wirklich zufrieden sind, oder?". Die folgenden geläufigen Begriffe sollten vermieden werden:

   m____________________, w____________________

AUFGABE 8 Bitte fügen Sie die passenden Begriffe in den Lückentext ein.

Flexibilität – Wohlbefinden – Gesprächstechniken – Pflegealltag – Kommunikationsanforderungen – Grundeinstellung – Distanz

In der Pflege gibt es viele unterschiedliche ____________________. Um diese zu bewältigen, brauchen Pflegefachpersonen Einfühlungsvermögen, ____________________ sowie die Fähigkeit, Situationen richtig einschätzen zu können. Ebenfalls von sehr hoher Bedeutung bei einem Gespräch mit zu pflegenden Menschen und deren Angehörigen ist ein professioneller Grat zwischen Nähe und ____________________. Die passenden ____________________ geben die Möglichkeit, ein Gespräch in eine Richtung zu führen, was bei der Interaktion eine große Rolle spielt. Allerdings ist die ____________________ (Grundhaltung) gegenüber dem Geschehen ebenso wichtig. Für alle Pflegenden sollte oberste Priorität haben, dass eine gelungene Kommunikation mit zu pflegenden Menschen und/oder deren Angehörigen immer deren ____________________ unterstützt und den ____________________ erleichtert.

Tab. 2.1 Situationsmerkmale, Kapitel 2

Handlungsanlass	• Kommunikationsstörung • Sender-Empfänger-Problem • Sich angegriffen fühlen aufgrund schlechter Erfahrungen
Kontext	• Klinikum, sozialpädiatrisches Zentrum
Akteure	• Pflegefachfrau Marie Rosenthal • Kinderarzt Dr. Melker • Patientin Isabella Stieger (4 Jahre) • Isabellas Eltern, Herr und Frau Stieger
Erleben / Deuten / Verarbeiten	**Pflegefachfrau Marie Rosenthal** • Weitreichende Erfahrungen bezüglich kommunikativer Kompetenzen in der Pflege • Erkennen des Kommunikationsproblems **Kinderarzt Dr. Melker** • Empathische, deeskalierende Reaktion **Frau Stieger** • Übertragung schlechter Erfahrungen auf aktuelle Situation • Fühlt sich angegriffen • Will ihr Kind schützen
Handlungsmuster	• Sachliche Einschätzung der Situation • Kommunikationsproblem analysieren • Empathische Haltung gegenüber dem Gesprächspartner • Handlungsmöglichkeiten erkennen und abwägen • Nutzung von Fachwissen bezüglich einer gelingenden Kommunikation in der Pflege

Was erwartet Sie in diesem Kapitel?

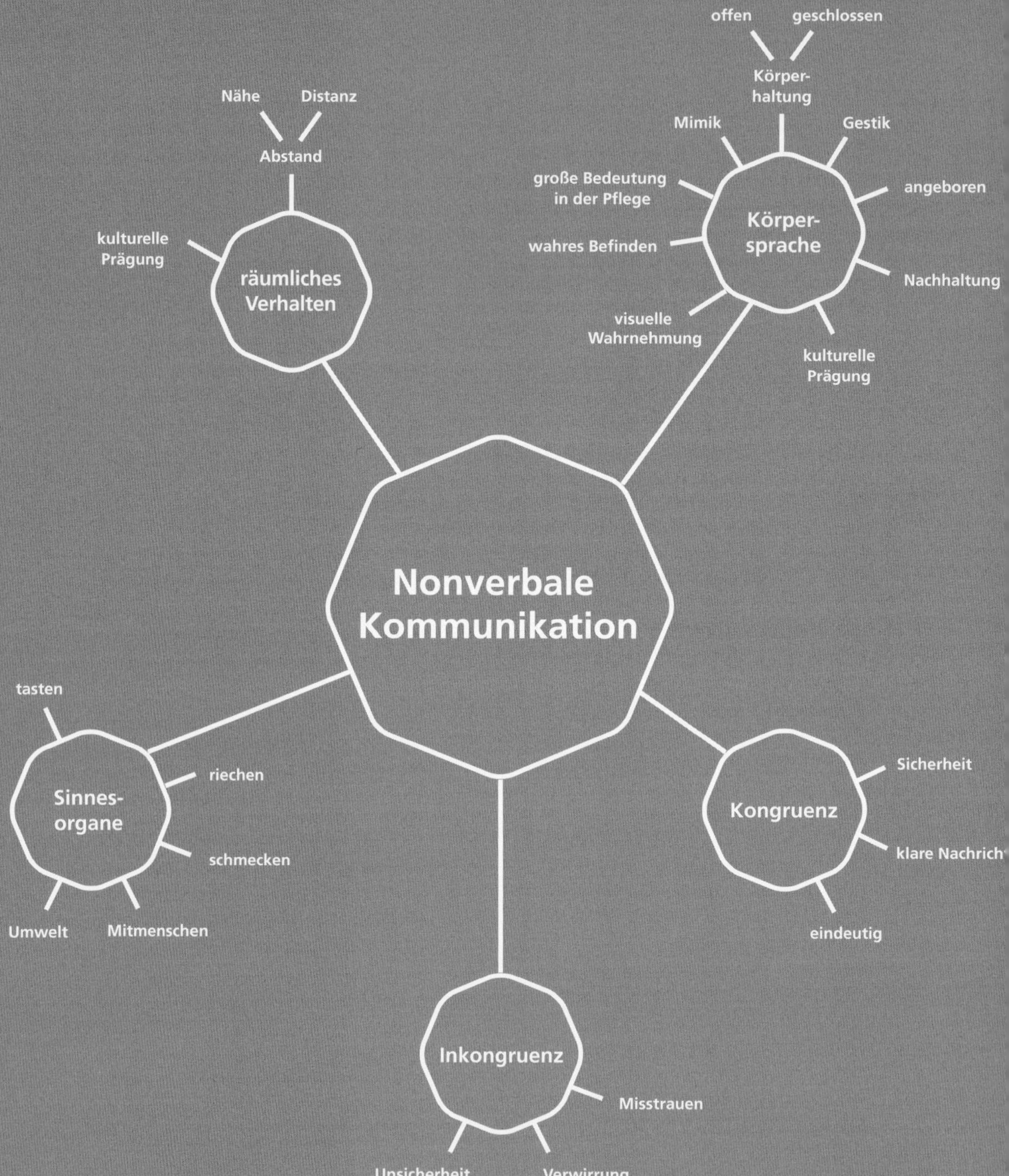

3 NONVERBALE KOMMUNIKATION

Warum ist das Thema wichtig für Pflegefachpersonen?

In der Pflege hat man es als Pflegefachperson sowie auch schon als Pflegeauszubildender nicht selten mit schweren Schicksalsschlägen bei den zu pflegenden Menschen und deren An- und Zugehörigen zu tun. Eine große Herausforderung dieses Berufs liegt darin, fachliche Kompetenzen mit einem Einfühlungsvermögen für den Gemütszustand der zu pflegenden Menschen in Einklang zu bringen. Der Umgang mit Personen in kritischen Lebenssituationen ist Teil des Berufsbildes, wobei die nonverbale Kommunikation eine große Rolle spielt. Angesichts der vielen unterschiedlichen Pflegesituationen, mit welchen es sich schon im ersten Ausbildungsdrittel auseinanderzusetzen gilt, sollten Pflegeauszubildende die Möglichkeiten der nonverbalen Kommunikation erkennen und den enormen Wert einer positiven Körpersprache und -haltung verstehen. Ebenso sollte reflektiert werden, welche Reaktionen negative nonverbale Signale auslösen können. Ein Verständnis gegenüber nonverbaler Kommunikation ausgehend von den zu pflegenden Menschen kann dazu beitragen, diverse Kontexte aus anderen Blickwinkeln zu sehen und dadurch einen empathischen Umgang zu fördern.

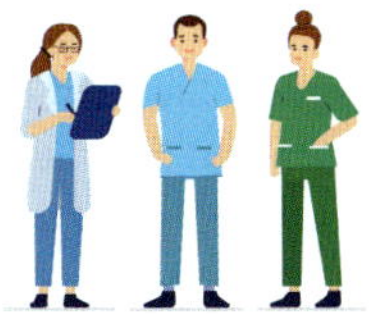

Pflegesituation

Auf dem Stationsflur ertönt ein lautes Geräusch. Das rote Licht über der Tür von Patientenzimmer 302 zeigt an, dass von hier ein Notruf abgesendet wurde. Sofort setzt sich die Pflegefachfrau Maria Martinez in Bewegung, Pflegeschülerin Shiva Barman folgt ihr aufgeregt. Es ist ihr erster praktischer Einsatz. Vor kurzem hat sie die Ausbildung zur Pflegefachfrau begonnen und sie befindet sich nun auf der internistischen Station eines großen Klinikums. Schnell erreichen die beiden Frauen Zimmer 302 und gehen hinein. Die Tür zum Badezimmer ist geöffnet. Die Notrufklingel wurde von Pflegefachmann Jens Augustin betätigt. Dieser ist im Bad und kümmert sich um Frau Widermann. Jens Augustin fand sie bei seinem Rundgang neben der Toilette liegend vor. Die 64-jährige, kachektische Frau wurde gestern aufgrund eines stark verschlechterten Allgemeinzustands und einer Exsikkose stationär aufgenommen. Seit einigen Tagen leidet sie an Diarrhö. Die Situation im Badezimmer könnte daraufhin weisen, dass Frau Widermann während des Toilettengangs aufgrund einer plötzlichen Synkope vom Toilettensitz rutschte und auf den Boden fiel. Der Pflegefachmann nimmt seine Kolleginnen wahr und bittet sie um Hilfe: „Ich habe sie neben der Toilette gefunden. Sie war schon wieder ansprechbar, konnte aber allein nicht aufstehen und ist noch leicht verwirrt. Holt ihr bitte das Bett, damit wir sie reinlegen können. Frau Widermann, wissen Sie, wo Sie sind? Geht es Ihnen wieder etwas besser? Verdammt, das Telefon klingelt heute ohne Pause!“ Während er sich nach dem Zustand der Patientin erkundigt, nimmt er das Stationstelefon in die Hand und guckt drauf. Frau Widermann erwidert nickend: „Ja, es geht schon. Mir ist schwindelig geworden. Dann wurde alles dunkel. Und dann lag ich plötzlich neben der Toilette. Es tut mir leid, dass ich so eine Schweinerei gemacht habe.“ Shiva Barman und Maria Martinez fahren Frau Widermanns Patientenbett so nah wie möglich an das Badezimmer heran. Gemeinsam heben sie die sehr geschwächte Frau vom Boden auf und legen sie auf das Bett. Schnell greift Frau Widermann nach der Bettdecke und bedeckt ihren Intimbereich. Zusammengekauert liegt sie im Bett. Ihre dünnen Finger umklammern das obere Ende der Bettdecke, die sie angespannt bis zum Kinn hochzieht, so als wolle sie darunter verschwinden. Sie sieht traurig aus und starrt an die Wand. Shiva Barman kommt sie sehr niedergeschlagen vor, sie traut sich aber nicht, etwas zu ihr zu sagen. Sie geht zu ihren beiden Kollegen ins Badezimmer, um zu helfen. Jens Augustin und Maria Martinez stehen mit dem Rücken zur Patientin, den Blick Richtung Toilette gerichtet. Jens Augustin: „Shiva, kannst du bitte mal gucken, ob noch eine Reinigungskraft da ist? Wir müssen das hier so schnell wie möglich sauber machen. Gleich kommt eine Neuaufnahme und die anderen Zimmer sind alle belegt! Alle Patienten werden immer zu uns geschickt, da kann ich noch so oft sagen, dass wir keinen Platz mehr haben!" Er dreht sich um und verdreht genervt die Augen. Shiva Barman betrachtet den Boden. Frau Widermann hat unter sich gelassen, Fliesen und Toilette sind verschmutzt mit dünnflüssigem Stuhlgang und Urin. „Ja, natürlich", antwortet die Auszubildende und geht Richtung Stationsflur. Dabei sieht sie Frau Widermann nochmal an, welche die drei Pflegefachpersonen beobachtet. Die Schülerin versucht, Blickkontakt mit ihr aufzunehmen und ihr ein Lächeln zu schenken. Doch die Patientin schaut schnell wieder ins Leere und zieht die Decke über Mund und Nase, während sie ihre Augen fest zusammendrückt.

AUFGABE 1 Definieren Sie den Begriff nonverbale Kommunikation.

AUFGABE 2 Bitte ergänzen Sie die fehlenden Begriffe.

kulturelle – angeboren – Gestik – Nachahmung – Distanz – Körpersprache

Die ________________ ist der wichtigste Teil der nonverbalen Kommunikation. Jeder Mensch kommuniziert körpersprachlich durch seine Körperhaltung, Mimik und ________________. Ebenso sagt der räumliche Abstand etwas über die nonverbale Kommunikation aus. Ist der Abstand zwischen zwei Gesprächspartnern gering, so kann dies Nähe zwischen den Personen ausdrücken, während größerer Abstand auf ________________ hindeuten kann. Hierbei spielt der ________________ Aspekt eine große Rolle. Je nach Herkunftsland empfinden Menschen räumliche Nähe, Augenkontakt oder andere nonverbale Kommunikationsmittel als mehr oder weniger angenehm. Als Pflegefachperson gilt es, hierauf in der Interaktion mit zu pflegenden Menschen mit Migrationshintergrund besonders zu achten. Auch bei der Körpersprache können je nach Herkunft Unterschiede bestehen, denn Körpersprache wird durch ________________ erlernt. Sie ist teilweise kulturell geprägt und teilweise ________________.

AUFGABE 3 Frau Widermanns Körperhaltung spiegelt einen gewissen Gemütszustand wider. Welche Haltungen beobachten Sie bei ihr und worauf könnten diese schließen lassen?

AUFGABE 4

Wie empfinden Sie die Situation? Was würden Sie möglicherweise anders machen?

AUFGABE 5

Beurteilen Sie die folgende Aussage.

	Richtig	Falsch
Die Wirkung nonverbaler Kommunikation ist stärker als die ausschließlich verbale Kommunikation.		

Neue Pflegesituation

Als Shiva Barman den Raum verlassen hat, bemerkt der Pflegefachmann die zusammengekauerte Frau Widermann und hört, wie sie krampfhaft versucht, ihr Schluchzen und Weinen zu unterdrücken. Sofort fällt ihm auf, dass sein Verhalten gerade nicht korrekt war. Sein Tag heute war sehr stressig und als stellvertretende Stationsleitung musste er viele Dinge managen, die ihn überforderten. Doch das alles kann Frau Widermann nicht wissen. Jens Augustin geht zu ihr, hockt sich auf Augenhöhe neben ihr Bett und greift vorsichtig nach ihrer Hand, welche noch immer die Bettdecke fest gepackt vors Gesicht hält. Durch die Berührung lässt die ältere Dame locker und guckt mit feuchten Augen hervor. Der Pflegefachmann lächelt sie an und drückt ihre Hand. Er nimmt sich trotz Stress einen Moment lang Zeit und beobachtet die sichtlich mitgenommene Frau. Erst dann beginnt er, mit ruhiger Stimme zu reden und fragt nochmal, wie es ihr geht. „Entschuldigen Sie bitte, Frau Widermann, dass ich gerade nicht richtig auf Sie eingegangen bin. Machen Sie sich bitte keine Gedanken. Das Wichtigste ist, dass wir Sie jetzt wieder auf die Beine kriegen! Ich gebe gleich alles an die Ärztin weiter." Frau Widermann atmet jetzt ruhiger, lächelt zurück und erwidert den Händedruck.

AUFGABE 6

Welche nonverbalen Kommunikationsmittel nutzt der Pflegefachmann im Nachhinein?

AUFGABE 7

Richtig oder falsch?

	Richtig	Falsch
Der Gebrauch von Gesten hängt stark von Persönlichkeit, Temperament, Selbstbewusstsein und Kulturkreisen ab.		
Eine geschlossene Körperhaltung signalisiert in den meisten Fällen Zufriedenheit.		
Der wesentliche Unterschied zwischen verbaler und nonverbaler Kommunikation besteht darin, dass Sprache besser kontrolliert werden kann als Mimik oder Gestik.		

INFOKASTEN

Übereinstimmung von verbaler und nonverbaler Kommunikation:
Im Regelfall sollte die Körpersprache das gesprochene Wort erklären oder verstärken. Das einfachste Beispiel hierfür ist das Wort „Ja" in Zusammenhang mit einem Kopfnicken oder „Nein" mit einem Kopfschütteln. Aber Vorsicht! Körpersprache kann je nach Kulturkreis stark variieren und hat nicht immer die gleiche Bedeutung!
Äußert eine Pflegefachperson gegenüber einem zu pflegenden Menschen „Ich hoffe, es geht Ihnen bald besser", ist der Person dabei zugewandt und schenkt ein freundliches Lächeln oder setzt andere positive, nonverbale Kommunikationsmittel ein, so stimmt die verbale Aussage mit der Körpersprache überein: **Die Information ist kongruent.** Eine solche Kongruenz ist bei Pflegebeziehungen enorm wichtig. Denn so fühlen sich zu pflegende Menschen verstanden und wertgeschätzt.
Fragt eine Pflegefachperson jedoch nach dem Befinden und wendet sich dabei von dem zu pflegenden Menschen ab, kann dies den Eindruck erwecken, sie sei nicht interessiert. **Es liegt eine inkongruente Botschaft vor,** denn das gesprochene Wort bekundet Interesse am Menschen, die Körpersprache vermittelt jedoch Desinteresse. Ein Vorgang, der im Alltagsstress leicht passieren kann, bei welchem jedoch große Vorsicht geboten sein sollte. Denn bei den zu pflegenden Menschen entstehen so leicht Gefühle wie Misstrauen und Unsicherheit. Sie fühlen sich in ihrer Situation nicht ernst genommen und ggf. sogar verlassen. Diese Gemütszustände sind bei einer ganzheitlichen Pflege unbedingt zu vermeiden.

Neue Pflegesituation

Endlich Feierabend, was für ein Tag! Jens Augustin verlässt nach der Übergabe seine Station und geht Richtung Umkleide. Dabei muss er nochmal an die Situation mit Frau Widermann denken. Er ärgert sich, dass er gerade gegenüber der Auszubildenden nicht direkt besser gehandelt hat. Eigentlich steht für ihn ein empathischer Umgang mit den zu pflegenden Menschen an oberster Stelle. Denn als Pflegeauszubildender fiel er in seiner praktischen Prüfung genau aus einem solchen Grund durch, deshalb wollte er es zukünftig besser machen. Damals war er sehr nervös und fühlte sich enorm überfordert. Deshalb konzentrierte er sich voll und ganz darauf, jede Handlung perfekt auszuführen: die Händedesinfektionszeit auf die Sekunde genau eingehalten, die Vitalzeichenkontrolle, die Dokumentation, alles war perfekt einstudiert und wurde korrekt durchgeführt. Während er den zu pflegenden Menschen fragte, wie es ihm ging, war er schon mit der Leerung des Urinbeutels beschäftigt. Und die Drainagen durfte er nicht vergessen anzusehen! Als er mit dem Patienten „durch" war, wünschte er noch eine gute Besserung, während er schon dabei war, aus dem Zimmer zu gehen. In Gedanken war er schon längst bei der nächsten Patientin, wo er den Blutzuckerwert messen musste. Trotz einer perfekten Umsetzung des Fachwissens bestand der heutige Pflegefachmann damals seine Prüfung nicht. Beim Reflexionsgespräch wurde er auf die auffällige Inkongruenz angesprochen. Die Praxisanleiterin und der prüfende Pflegepädagoge erinnerten den damaligen Schüler daran, dass er es mit einem jungen Mann zu tun hatte, bei welchem postoperativ eine nicht heilbare Krankheit diagnostiziert wurde. Der zweifache Familienvater wollte dennoch dem Schüler die Prüfung ermöglichen. Doch währenddessen musste er mehrmals Tränen aus dem Gesicht wischen. Kurz zuvor waren seine Frau und seine kleinen Töchter zu Besuch.

AUFGABE 8

Der Pflegefachmann Jens Augustin ist seinerzeit aufgrund von Inkongruenz durch die praktische Prüfung gefallen. Was bedeutet der Begriff im Zusammenhang mit einer verbalen und nonverbalen Information?

AUFGABE 9

Bitte beenden Sie den Satz.

Je kongruenter Pflegefachpersonen kommunizieren, desto …
a) mehr Störungen können in der Unterhaltung entstehen.
b) unsicherer werden die zu pflegenden Menschen.
c) klarer und eindeutiger ist die Nachricht für die zu pflegenden Menschen.
d) weniger muss auf Gestik und Mimik geachtet werden.

AUFGABE 10

Denken Sie an Ihre praktischen Einsätze. Fallen Ihnen Beispiele für kongruente sowie für inkongruente Kommunikation ein? Bitte beschreiben Sie jeweils eine Situation.

SITUATIONSMERKMALE

Tab. 3.1 Situationsmerkmale, Kapitel 3

Handlungsanlass	• Plötzliche Synkope einer exsikkierten Patientin mit Diarrhö
Kontext	• Klinikum, internistische Station
Akteure	• Pflegefachfrau Maria Martinez • Pflegeschülerin Shiva Barman • Pflegefachmann Jens Augustin • Patientin Frau Widermann (64 Jahre)
Erleben / Deuten / Verarbeiten	**Pflegeschülerin Shiva Barman** • Aufregung aufgrund neuer Berufserfahrungen • Mitleid • Wunsch zu helfen, jedoch unbeholfen in Situation **Pflegefachmann Jens Augustin** • Stress, Überforderung • Reflektieren und Erkennen des eigenen Fehlverhaltens • Bedürfnis der Wiedergutmachung **Patientin Frau Widermann** • Scham, Trauer, Angst, Anspannung • Fühlt sich schutzlos und ausgeliefert
Handlungsmuster	• Kommunikation in der Pflege richtig anwenden • Körpersprache kompetent anwenden • Personen- und situationsbezogene Kommunikation • Emotionen erkennen und reagieren • Selbstreflexion

Was erwartet Sie in diesem Kapitel?

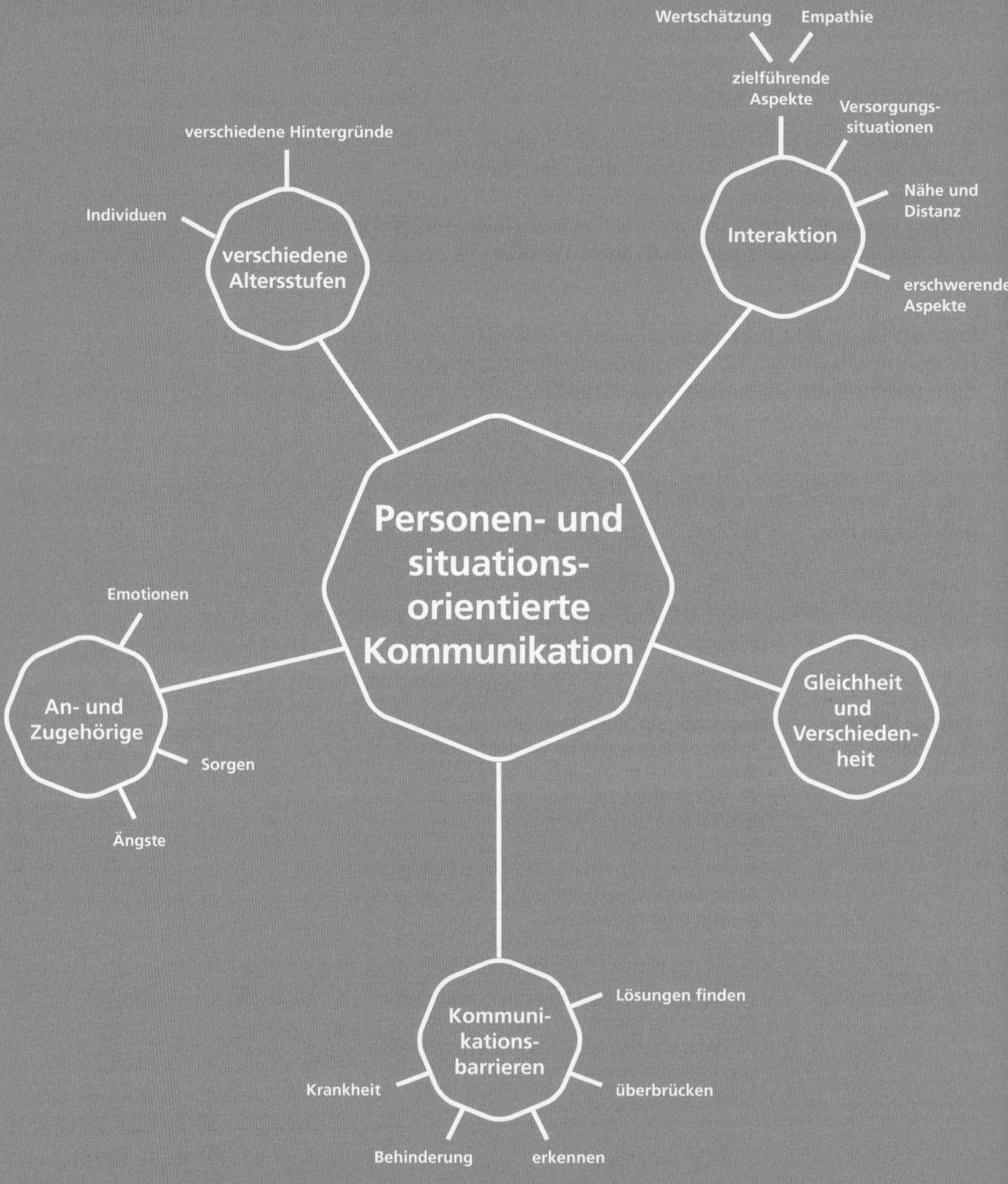

4 PERSONEN- UND SITUATIONSORIENTIERTE KOMMUNIKATION

Warum ist das Thema wichtig für Pflegefachpersonen?

In der Pflege gilt es, die Kommunikation und Interaktion mit Menschen aller Altersstufen und ihren Bezugspersonen personen- und situationsbezogen zu gestalten sowie eine angemessene Information sicherzustellen. Dies beinhaltet, einen individuellen Zugang zu pflegenden Menschen zu schaffen, um eine kurz- oder langfristige professionelle Pflegebeziehung sicherstellen zu können. Unterschiedliche Pflegesituationen bedürfen unterschiedlicher Interaktionsformen. Pflegefachpersonen müssen daher in der Lage sein, pflegeberufliche Kommunikationssituationen dahingehend zu gestalten, dass auch bei unterschiedlichen Zielsetzungen oder Sichtweisen verständigungsorientiert kommuniziert und eine gemeinsame Entscheidungsfindung nicht aus den Augen verloren wird. Eine personen- und situationsorientierte Kommunikation zu verfolgen, bedeutet aber auch, Kommunikationsbarrieren bei zu pflegenden Menschen, insbesondere bei spezifischen Gesundheitsstörungen oder Formen von Behinderungen, zu erkennen und unterstützende bzw. kompensierende Maßnahmen einzusetzen. Letztlich soll jede Interaktion geprägt sein von Empathie, Wertschätzung, Achtsamkeit und Kongruenz. So wie es auch in der Pflegeberufe-Ausbildungs- und Prüfungsverordnung (PflAPrV) verankert ist.

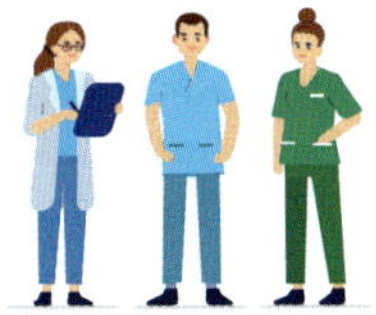

Pflegesituation

19.30 Uhr in der Notaufnahme – heute ist mal wieder viel los. Karim Hadad, die anderen Pflegefachpersonen und das ärztliche Personal haben alle Hände voll zu tun. Der letzte Patient war ein junger Mann, der sich bei einem Sturz mit dem Mountainbike mehrere Frakturen zugezogen hat. Jetzt geht es auch schon weiter ins nächste Behandlungszimmer. Der Pflegefachmann und seine Kollegin, die Pflegefachfrau Lorella Campone, gehen vor und machen sich schon einmal ein Bild von der Situation, bis der zuständige Arzt hinzukommt. Mit dabei ist der Pflegeschüler Raffael Müller. Er hat aktuell seinen Einsatz in der Notaufnahme und verfolgt das teils hektische Geschehen mit großer Aufmerksamkeit. Die drei Pflegenden betreten das Behandlungszimmer. Dort sitzt ein Junge auf der Liege und hält sich schmerzverkrampft den Bauch. Auf einem Stuhl daneben sitzt ein Mann mit verärgertem Gesichtsausdruck, anscheinend der Vater des Jungen. Karim Hadad begrüßt beide und stellt sich und seine Kollegen vor. Dann sieht er in die Unterlagen, die bei der Aufnahme ausgefüllt wurden: Daniel Berger, 12 Jahre alt, starke Unterleibsschmerzen. Karim Hadad und Lorella Campone bemerken die angespannte Situation und wie sehr der Junge leidet. Die Pflegefachfrau verlässt den Raum und kommt, so schnell es geht, auf Anordnung des Arztes mit einer Infusion gegen die Schmerzen zurück. Währenddessen versucht Karim Hadad, einige Informationen zu erhalten, doch die Interaktion erweist sich schnell als kompliziert. Der junge Patient schüttelt bei Fragen nur mit gequältem Gesichtsausdruck den Kopf. Sein Vater gibt dem Pflegefachmann aufgebracht zu verstehen, dass sein Sohn gehörlos ist. Mit verärgerter Tonlage fährt er fort: „Das hatte ich aber auch schon bei der Aufnahme angegeben, das muss doch da drinstehen! Wir warten jetzt schon so lange!

Sehen Sie nicht, was für Schmerzen mein Sohn hat? Eine Frechheit!" Der Auszubildende Raffael Müller verfolgt etwas geschockt die Situation. Bisher waren alle Patientinnen und Patienten immer so dankbar, wenn man sich mit ihnen unterhalten hat und sie endlich an der Reihe waren. Karim Hadad behält die Ruhe und erklärt: „Es tut mir sehr leid, wir hatten einige schwere Vorfälle heute, sodass Sie etwas warten mussten. Jetzt sind wir aber bei Ihnen, versprochen. Meine Kollegin holt etwas gegen die Schmerzen und dann werden wir gemeinsam mit dem Arzt sehen, was Ihrem Sohn fehlt." Da kommt auch schon Lorella Campone mit der Infusion. Nach einiger Zeit wirkt die Schmerzmedikation endlich. Die beiden Pflegefachpersonen wenden sich nun erneut dem jungen Patienten zu. Auch sein Vater wirkt beruhigter. Nach dem Gespräch werden die weiteren Maßnahmen über den Arzt veranlasst. Die Pflegefachpersonen und der Auszubildende verlassen den Behandlungsraum. Raffael Müller kann es sich nicht verkneifen: „Oje, auf solche Angehörige kann man aber auch gut verzichten, oder?" Seine Kollegen versuchen, ihm die Lage zu verdeutlichen. Karim Hadad: „Weißt du, Raffael, natürlich ist es nicht schön, wenn man unfreundlich angegangen wird. Und da müssen wir manchmal auch klare Grenzen setzten. Aber wir dürfen als Pflegefachpersonen auch nicht vergessen, in was für schweren Situationen sich die Menschen hier teilweise befinden. Viele haben Angst, sind besorgt oder leiden unter starken Schmerzen. Hier hast du einen Vater erlebt, der sich um sein Kind sorgte, welches durch seine Hörstörung noch nicht mal in der Lage war, sich direkt mitzuteilen. Versuch mal, dich da hineinzuversetzen. Ein Konflikt in dieser pflegerischen Versorgungssituation wäre alles andere als hilfreich gewesen. Wir dürfen uns nicht beleidigen lassen, aber es liegt auch in unserer Hand, die Interaktion zu den Patienten und ihren Angehörigen in eine Richtung zu lenken, die uns alle weiterbringt. Dafür muss man auf die verschiedenen Situationen und auch Menschen eingehen können. Das ist nicht immer leicht, aber letzten Endes macht es einen Großteil dieses besonderen Berufes aus." Raffael Müller glaubt zu verstehen, worauf der Pflegefachmann hinauswill.

AUFGABE 1 Wie deuten Sie diese Pflegesituation? Haben Sie Verständnis für Herrn Berger? Wie beurteilen Sie die Reaktion der Pflegefachpersonen?

AUFGABE 2 Welche Aspekte bei der pflegerischen Interaktion erschweren zunächst die Pflegebeziehung? Nennen Sie weitere Gründe, die bei einer Interaktion bzw. Kommunikation zwischen Pflegefachpersonen und zu pflegenden Menschen hinderlich sein können.

AUFGABE 3 Richtig oder falsch?

	Richtig	Falsch
Pflegefachpersonen gestalten die Kommunikation von Menschen aller Altersstufen und ihren Bezugspersonen in unterschiedlichen Pflegesituationen unter Einsatz verschiedener Interaktionsformen.		
Pflegefachpersonen reflektieren bestehende Konflikte in verschiedenen Versorgungssituationen, wobei Ansätze zur Konfliktschlichtung nicht zu ihrem Aufgabengebiet zählen.		

	Richtig	Falsch
Phänomene von Macht und Machtmissbrauch können in pflegerischen Handlungsfeldern auftauchen und eine personen- und situationsorientierte Kommunikation zerstören.		
Es gibt viele verschiedene Formen von Kommunikationsbarrieren. Die meisten sind leider nicht zu überwinden.		
Es gibt zahlreiche Möglichkeiten, Kommunikationsbarrieren bei zu pflegenden Menschen aller Altersstufen zu überbrücken. Wichtig ist es, sie zunächst zu erkennen.		
Empathie und Wertschätzung in der Pflege haben ihre Grenzen, wenn Kommunikationsbarrieren auch nach mehreren Versuchen nicht abgebaut werden können.		
Nähe und Distanz spielen bei der personen- und situationsorientierten Kommunikation eher eine untergeordnete Rolle.		

AUFGABE 4

Bitte entwirren Sie den Buchstabensalat.

Kommunikation und Beratung müssen personen- und situationsorientiert gestaltet werden, weil …

	Gesuchte Begriffe
jeder Mensch unterschiedliche ________________ hat.	*ÜHIEDNTRGENI*
unterschiedliche Pflegesituationen unterschiedliche ________________ benötigen.	*MRINEATIOTRSFOKNNE*
Kommunikationsbarrieren auch aufgrund von Gesundheitsstörungen und ________________ entstehen können.	*BNHENDEINRUGE*
auch Angehörige und Bezugspersonen mit ihren ________________ in Versorgungssituationen involviert sein können.	*ASNTHINCE*

AUFGABE 5

Nennen Sie fünf Grundregeln im Umgang mit gehörlosen/schwerhörigen Menschen.

Neue Pflegesituation

Der Pflegeauszubildende Raffael Müller hat seinen nächsten Einsatz in einer Pflegeeinrichtung. Die Arbeit hier unterscheidet sich sehr von den Einsatzbereichen im Klinikum. Aber Raffael Müller hat Freude bei der Interaktion mit den meist hochbetagten Bewohnern und Bewohnerinnen. Heute kommt ein Neuzugang. Ilse Elster ist 82 Jahre alt und bezieht eines der Zimmer. Die orientierte Frau ist sehr freundlich und freut sich über den Einzug. Raffael darf ihr beim Einrichten des Zimmers helfen. Dann möchte er ihr die Notfallklingel und die Sprechanlage erklären. Frau Elster versteht das alles nicht so recht. Immer wieder macht sie es falsch. Es scheint ihr sichtbar unangenehm zu sein. Raffael Müller wiederholt alles, diesmal etwas langsamer. Dann erklärt er ihr den Fernseher. „Hmmm … das klappt irgendwie auch nicht", denkt sich der Pflegeauszubildende. „Und wenn Sie Musik, also Radio hören wollen, dann drücken Sie einfach auf diesen Knopf. Dann sehen Sie hier direkt diese Zeichen." Frau Elster schüttelt überfordert den Kopf: „Ich denke, für heute machen wir erstmal Pause. Ich habe mein Leben lang keinen Fernseher gehabt, das überfordert mich gerade alles, junger Mann." „Kein Problem", erwidert Raffael Müller. Er hilft Frau Elster noch ein bisschen und lässt sie dann erstmal in Ruhe. Im Nachbarzimmer wohnt der 92-jährige Herr Mücke. Raffael Müller fällt ein, dass er nach der Tageszeitung gefragt hat. Die will er ihm noch schnell bringen. Der Schüler klopft und tritt ein: „Herr Mücke, ich habe noch die Zeitung für Sie!" „Danke!", entgegnet dieser und hält ein Handy in seiner Hand. „Legen Sie sie einfach auf den Tisch. Ich schreibe gerade über WhatsApp mit meinem Sohn in Hongkong. Also, ich kann mir nicht helfen, aber auch nach all den Jahren finde ich diese Emojis irgendwie lächerlich. Sie nicht auch?" Raffael Müller lacht: „Ja, schon ein bisschen. Sie können jetzt sogar Ihr Persönliches erstellen. Das sieht dann aus wie Sie! Haben Sie Lust?" Herr Mücke grinst: „Na, das gibt dann aber viele Likes, oder?!" Beide lachen herzlich – vielleicht ein andermal ☺

AUFGABE 6 Was können Sie aus der neuen Pflegesituation reflektierend mitnehmen?

AUFGABE 7 Haben Sie schon einmal einen zu pflegenden Menschen vorschnell falsch eingeschätzt und waren im Nachhinein überrascht? Bitte notieren Sie Ihre Erinnerungen.

INFOKASTEN

Gleichheit und Verschiedenheit:
Beziehungen, die sich durch ein Streben nach Gleichheit und nach Verminderung von Unterschieden auszeichnen, nennt man auch **symmetrische Beziehungen.** Hier sind die Kommunikationspartner bestrebt, eine spiegelbildliche Beziehung zu erreichen und aufrechtzuerhalten. Eine andere Form der Beziehung ist diejenige, die auf Verschiedenheiten der Kommunikationspartnern basiert. Eine solche **komplementäre Beziehung** oder auch Interaktion resultiert aus sich ergänzenden Unterschiedlichkeiten. Die Partner besitzen unterschiedliche Handlungsmöglichkeiten, die sich ergänzen können. Dabei kann ein Kommunikationspartner dem anderen gegenüber eine über- oder untergeordnete Rolle einnehmen. Gleichheit und Verschiedenheit können sich ebenfalls auf eine personen- und situationsorientierte Kommunikation auswirken.

AUFGABE 8

Nennen Sie Beispiele für eine typische symmetrische Beziehung.

AUFGABE 9

Nennen Sie Beispiele für eine typische komplementäre Beziehung.

AUFGABE 10

Wo liegen in beiden Fällen mögliche Probleme bei der Interaktion?

AUFGABE 11

Der Psychologe und Psychotherapeut Carl R. Rogers (1902–1987) ist bekannt für sein Konzept der klientenzentrierten Gesprächsführung. Er äußerte einmal die Worte: „Es ist im Leben sehr selten, dass uns jemand zuhört und wirklich versteht, ohne gleich zu urteilen. Dies ist eine sehr eindringliche Erfahrung."

Wie würden Sie dieses Zitat beurteilen und wie steht es Ihrer Meinung nach im Zusammenhang mit der personen- und situationsorientierten Kommunikation? Notieren Sie Ihre Gedanken.

AUFGABE 12 Richtig oder falsch? Bitte markieren Sie die korrekte Antwort.

	Richtig	**Falsch**
Kommunikation verläuft entweder symmetrisch oder komplementär.		
Die folgende Kommunikation ist komplementär: Zwei Eltern treffen sich auf dem Elternsprechtag und diskutieren über die Qualität der Schule.		
Die folgende Kommunikation ist symmetrisch: Die Ärztin und der Patient treffen sich im Patientenzimmer und führen ein Gespräch bezüglich der anstehenden Therapie.		
Eine Störung in der Kommunikation liegt dann vor, wenn ein Gesprächspartner davon ausgeht, dass das Gespräch symmetrisch ist, der andere aber der Meinung ist, es sei komplementär.		

SITUATIONSMERKMALE

Tab. 4.1 Situationsmerkmale, Kapitel 4

Handlungsanlass	• Versorgung von gehörlosem Kind mit starken Schmerzen • Konfrontation mit verärgertem Angehörigen • Interaktion mit älteren Menschen in Bezug auf Medienverständnis
Kontext	• Notaufnahme • Pflegeeinrichtung
Akteure	• Pflegefachmann Karim Hadad • Pflegefachfrau Lorella Campone • Pflegeschüler Raffael Müller • Patient Daniel Berger (12 Jahre) • Herr Berger (Daniels Vater) • Pflegeheimbewohnerin Ilse Elster (82 Jahre) • Pflegeheimbewohner Herr Mücke (92 Jahre)
Erleben / Deuten / Verarbeiten	**Pflegefachmann Karim Hadad** • Berufserfahrung • Verständnis für schwierige Situationen der zu pflegenden Menschen und Angehörigen **Pflegeschüler Raffael Müller** • Irritation bezüglich angespannter Pflegesituation • Erleben von überraschenden Pflegesituationen aufgrund vorschneller Einschätzungen **Herr Berger (Daniels Vater)** • Wut, Anspannung • Sorgen, Ungewissheit **Pflegeheimbewohnerin Ilse Elster** • Überforderung, Anstrengung **Pflegeheimbewohner Herr Mücke** • Verständnis und aktive Nutzung sozialer Medien
Handlungsmuster	• Erläuterung der personen- und situationsbezogenen Kommunikation • Verständnisförderung für schwierige Pflegesituationen • Individuelle Betrachtung der Akteure in Pflegesituationen • Selbstreflexion (ggf. Vorurteile gegenüber speziellen Zielgruppen, z. B. älteren Menschen)

Was erwartet Sie in diesem Kapitel?

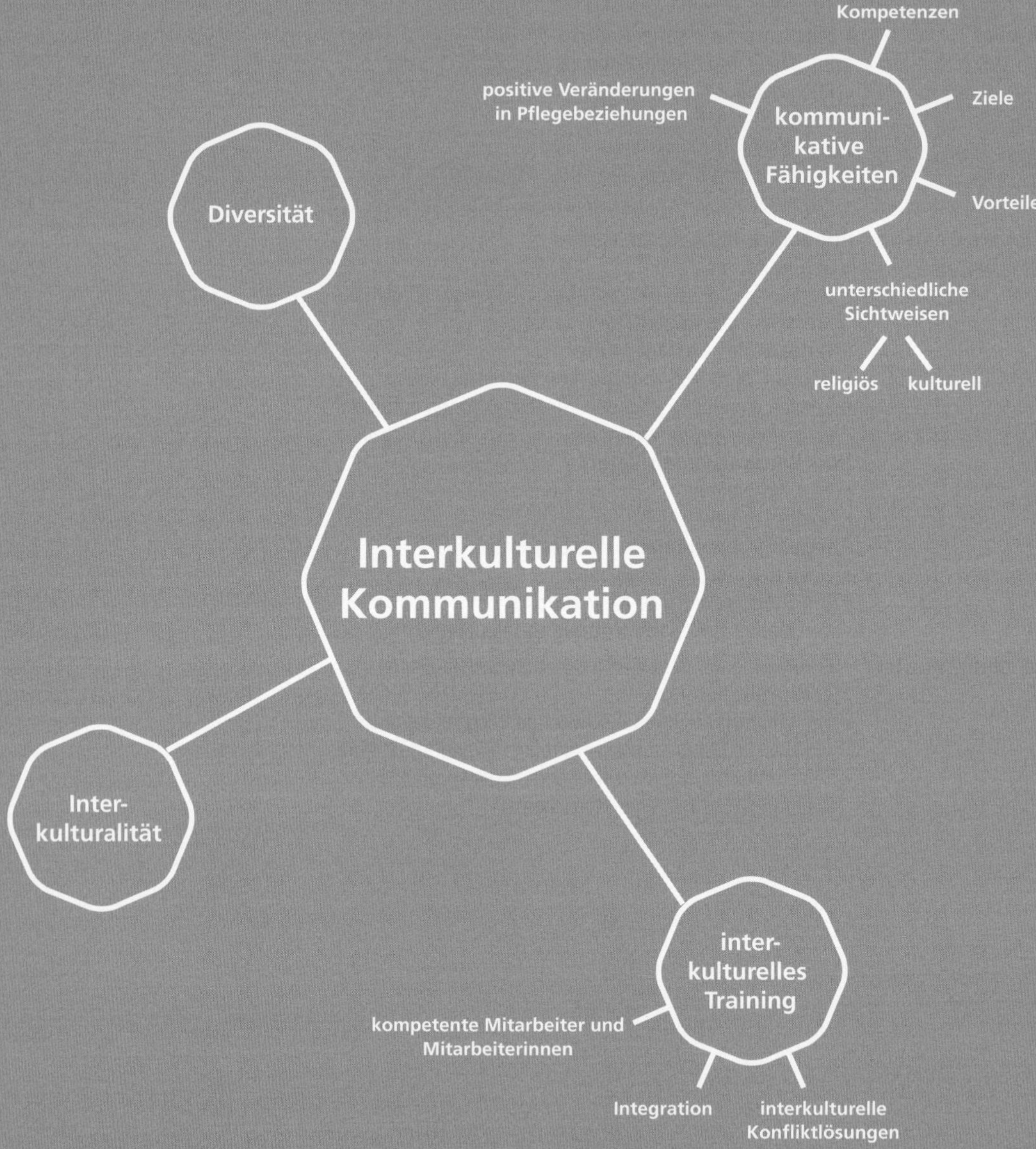

5 INTERKULTURELLE KOMMUNIKATION

Warum ist das Thema wichtig für Pflegefachpersonen?

Es gibt zahlreiche Gründe, weshalb eine kultursensible Pflege sehr wichtig ist. Unter anderem geht es dabei um die demografische Entwicklung und fortschreitende Globalisierung, welche beispielsweise die Beratung, Betreuung und Pflege von Migrantinnen und Migranten aller Altersstufen hervorruft. Es gilt auch hier, eine gute Versorgung zu gewährleisten und Versorgungsdefizite abzubauen. Dazu zählen natürlich auch eine gute Verständigung und die Förderung der Informationsweitergabe. Denn da, wo die Kommunikation gestört ist, können sich schnell Barrieren bilden. Personenbezogen zu pflegen, bedeutet auch, dass sich Pflegefachpersonen mit den Lebensumständen von Menschen mit Migrationshintergrund auseinandersetzen (z.B. Geschlechterrolle, Kultur oder Religion). Eine interkulturelle Kommunikation öffnet also auf vielen Ebenen Türen und sorgt für ein wichtiges Miteinander verschiedener Kulturen. Dabei muss dies nicht ausschließlich auf die Pflegebeziehungen zwischen Pflegefachpersonen und zu pflegenden Menschen ausgerichtet sein. Viele pflegerische und medizinische Fachpersonen kommen ebenfalls aus dem Ausland. Auch hier kann die richtige Form der Kommunikation wegweisend für eine angenehme und zielführende Zusammenarbeit sein.

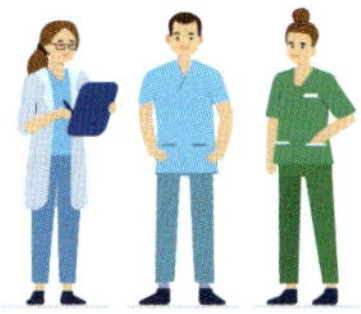

Pflegesituation

Es klingelt – Sahba Ahmadi öffnet die Haustür. Im Vorgarten stehen ein Mann und eine Frau, die dem 62-jährigen Iraner bisher unbekannt sind. Die Frau stellt sich und ihren Kollegen freundlich vor: „Herr Ahmadi, wir hatten telefoniert. Mein Name ist Susanne Ströber. Ich bin die Pflegedienstleitung des SAPV-Pflegedienstes, der speziellen ambulanten palliativen Versorgung für Ihre Mutter. Das hier ist mein Kollege, der Pflegefachmann Andreas Rieder." Sahba Ahmadi lächelt und bittet beide hinein. Susanne Ströber sieht sich kurz um: „Ein schönes Haus haben Sie!" Sahba Ahmadi erwidert: „Danke, ja wir fühlen uns sehr wohl. Ich bin mit meiner Frau und meinen Kindern schon vor 20 Jahren nach Deutschland gekommen. Ursprünglich komme ich aus dem Iran, aus Teheran. Ich wurde durch meine Firma hierher versetzt. Am Anfang war es nicht ganz leicht. Sie wissen schon, die deutsche Sprache kann sehr kompliziert sein und ich habe einen hohen Anspruch, was eine gute Ausdrucksform angeht. Aber wir haben uns eigentlich schnell eingelebt." „Und Ihre Mutter, lebt sie schon lange bei Ihnen?", fragt die Pflegefachfrau. „Nein, meine Eltern lebten bisher noch in Teheran. Vor einem Jahr ist mein Vater verstorben. Seither hat meine Mutter stark abgebaut. Ich habe sie, so oft es geht, besucht, aber ihr Zustand kam mir immer schlechter vor. Wissen Sie, sie ist jetzt 87 Jahre alt. Mit 19 Jahren hat sie meinen Vater geheiratet. Das ist nicht leicht." Die Pflegefachpersonen nicken verständnisvoll. Sahba Ahmadi fährt fort, während sie einen langen Flur entlang gehen. „Und dann hat es auch nicht lange gedauert, bis bei meiner Mutter ein Magenkarzinom festgestellt wurde. Die Metastasierung ging sehr schnell, besonders in die Lunge. Meine Frau und ich waren uns dann sofort einig, dass wir sie zu uns holen. Jetzt ist sie seit drei Monaten hier. Wir haben viel Zeit auf einer Palliativstation verbracht und ich muss sagen, dass es ihr seither etwas besser geht. Aber natürlich schreitet die Erkrankung fort. Wir wollen ihr, so lange wie möglich, eine schöne Zeit bei uns bereiten. Zum Glück haben wir ein großes Haus und genug Platz." „Das finde ich ganz toll von Ihnen! Ich freue mich, Frau Ahmadi kennenzulernen", entgegnet Andreas Rieder. Sahba Ahmadi sieht ihn ein wenig skeptisch an: „Ja, also, wie soll ich sagen." Da kommt seine Frau um die Ecke. Sie macht einen sehr eleganten Eindruck. Ihr Haar trägt sie lang und offen. Sie begrüßt alle freundlich und entschuldigt sich, dass sie es so eilig hat. Sahba Ahmadi wendet sich wieder den Pflegefachpersonen zu: „Meine Frau ist Professorin an der Universität. Sie arbeitet sehr viel. Zu meiner Mutter nochmal: Wie Sie sehen, entsprechen wir nicht dem Klischee, was vielleicht manche Deutschen von uns haben könnten. Meine Frau arbeitet hart an ihrer Karriere. Wir haben drei Töchter, die es ihr gleichtun. Die Proteste vieler Frauen und auch Männer 2022 in unserem Land haben wir mit großem Interesse und Zuspruch verfolgt. Meine Mutter ist jedoch noch eine andere Generation. Ihr sind Traditionen sehr wichtig. Verstehen Sie mich nicht falsch – auch sie ist eine sehr gebildete Frau. Ich habe viel von ihr gelernt. Aber sie ist auch eine sehr stolze Frau mit eigenen Ansichten, Werten und Weltanschauungen. Ich kann verstehen, wenn man nicht immer ihre Denkweisen nachempfinden kann, besonders mit einem ganz anderen kulturellen Hintergrund. Nehmen Sie es bitte nicht persönlich, aber ich weiß zum Beispiel nicht, wie sie auf Sie als Pfleger reagieren wird. Dazu kommt die Sprachbarriere – meine Mutter mag es gar nicht, wenn sie nicht für sich selbst reden kann. Es ist nicht immer leicht." Andreas Rieder überlegt nickend. Sie klopfen und betreten das Zimmer der Mutter. Diese liegt in ihrem Bett und sieht in ein Buch. Ihre Haare sind komplett verhüllt. Als sie aufblickt und den Pflegefachmann sieht, sagt sie etwas in ihrer Muttersprache zu ihrem Sohn – es hört sich nicht besonders erfreut an und ihr Gesicht macht ebenfalls einen sehr unzufriedenen Eindruck.

AUFGABE 1 Kulturelle Kommunikation kann man mit einem Eisberg vergleichen: Es ragt nur die Spitze aus dem Wasser, ein Großteil ist zunächst unsichtbar. Was kann bei der Kommunikation mit Menschen mit Migrationshintergrund zunächst sichtbar sein (Spitze des Eisbergs) und welche Bereiche sind vorerst unbekannt (Eisberg unter Wasser)? Beziehen Sie sich zur Verdeutlichung auf die Pflegesituation von Sahba Ahmadi und seiner Mutter.

AUFGABE 2

Bitte markieren Sie im Folgenden die Begriffe und Beschreibungen, die für eine interkulturelle Kommunikation stehen.

- Reflexion der eigenen Kultur
- Desinteresse
- Bewusstsein schaffen
- interkulturelles Handeln
- wegblicken
- kompetenter Umgang mit kultureller Unterschiedlichkeit
- festgefahrene Meinungen
- Machtdemonstration
- verbale Gewalt
- eigene Interpretationen
- Fähigkeit zur Herstellung einer Kooperation
- interkulturelle Sensibilität
- Verschlossenheit
- Wahrnehmung unterschiedlicher Lebenszusammenhänge
- eigene Sichtweisen überordnen
- Ziel- und Interessenskonflikte ohne Wunsch nach Lösung
- Fähigkeit kulturelles Wissen zu reflektieren
- moralisieren
- Bedarfe wahrnehmen
- Perspektivenwechsel
- Meinungen überstülpen
- Wahrnehmung von Identität
- Kulturdimensionen
- Polarisierung
- Verständnislosigkeit
- interkulturelles Wissen
- Schuldzuschreibungen

AUFGABE 3

Was versteht man **nicht** unter Diversität?

- ☐ Diversität (Diversity) ist ein Konzept der Soziologie, das für die Unterscheidung und Anerkennung von Gruppen und individuellen Merkmalen benutzt wird.
- ☐ Diversität lässt sich auf individueller, institutioneller und struktureller Ebene betrachten.
- ☐ Diversität ist der Überbegriff für die Nichtanpassung an eine fremde Kultur.
- ☐ Diversität beschreibt die Individualisierung in der Arbeitswelt.

AUFGABE 4

Was ist Interkulturalität?

- ☐ Interkulturalität bezieht sich auf die Existenz verschiedener Kulturen und eine gleichberechtigte Interaktion zwischen ihnen sowie die Möglichkeit, durch Kommunikation und die gegenseitige Achtung gemeinsame kulturelle Ausdrucksformen zu schaffen.
- ☐ Interkulturalität ist das respektvolle Spiegeln eigener Sichtweisen auf die Werte anderer Kulturen.
- ☐ Interkulturalität ist der zweifelhafte Versuch, Kultur einem speziellen Handlungsmuster unterzuordnen.

AUFGABE 5 Warum ist gerade die kultursensible Altenpflege ein sehr wichtiges Thema?

Neue Pflegesituation

Der Zustand von Frau Ahmadi hat sich seit dem ersten Besuch des SAPV-Teams verschlechtert. Sahba Ahmadi hätte seine Mutter gerne durchgehend zu Hause versorgen lassen, aber ihre Schmerzen sind in letzter Zeit so stark geworden, dass er es nicht mehr verantworten konnte. Auch seine Mutter war mit einem erneuten Aufenthalt auf der Palliativstation einverstanden, um ggf. die Medikation neu einzustellen. Die Pflegefachpersonen vom ambulanten Pflegedienst haben sich viel Mühe gegeben, in dieser schweren Phase für die Familie Ahmadi eine gute Beziehung aufzubauen. Dies ist auch der älteren iranischen Dame positiv aufgefallen. Sie bemerkte, dass ihr durch Unterhaltungen, übersetzt durch Sohn oder Schwiegertochter, Interesse entgegengebracht wurde. Die sonst eher zurückhaltende Frau fing an, sich zu öffnen. Umso mehr freut sie sich, als sich plötzlich die Tür ihres Zimmers auf der Palliativstation öffnet und der Pflegefachmann Andreas Rieder eintritt. Die beiden begrüßen sich herzlich und sofort bietet Frau Ahmadi ihm iranische Leckereien an. Sie zeigt auf einen Stuhl und macht so verständlich, dass Andreas Rieder sich bitte setzen soll. „Sehr gerne. Aber ich habe noch jemanden mitgebracht. Wenn Sie erlauben, das hier ist Frau Abdi. Sie arbeitet am Institut für kulturelle Kompetenzen und hat sich heute Zeit genommen, uns unter anderem als Dolmetscherin zu helfen. Aber vielleicht wollen Sie sich auch noch ein bisschen austauschen. Sie hat, genau wie Sie, ebenfalls eine sehr interessante Lebensgeschichte." Die Frauen begrüßen sich und es scheint direkt eine positive Stimmung zu herrschen. Frau Ahmadi ist mittlerweile durch ihre Krebserkrankung stark gezeichnet. Doch heute blüht sie ein wenig auf. Sie erzählt sehr viel und möchte dem Pflegefachmann einiges erklären, warum sie sich z. B. oft sehr skeptisch gegenüber Fremden zeigt. Sie gibt zu verstehen, dass sie sich darüber im Klaren ist, nicht mehr lange zu leben. Frau Ahmadi spricht über ihre Ängste, aber auch über ihr erfülltes Leben. Sie erklärt, was sie sich für ihren Tod wünscht und wie das Versterben eines Angehörigen in ihrem Land gehandhabt wird. Die drei unterhalten sich lange und machen noch einen weiteren Termin für einen Besuch aus. Frau Ahmadi freut sich sehr darauf.

AUFGABE 6 Warum ist eine interkulturelle Kommunikation in der Pflege so wichtig? Was beobachten Sie für eine Veränderung bei Frau Ahmadi? Notieren Sie Ihre Überlegungen.

___

___

___

INFOKASTEN

Interkulturelles Training im Gesundheitsbereich:
Interkulturelle Kompetenzen, so wie die interkulturelle Kommunikation, erweisen sich gerade in der Pflege wichtiger denn je. Kliniken und Pflegeeinrichtungen beschäftigen zunehmend **interkulturell kompetente Mitarbeitende.** So bestehen mittlerweile zahlreiche Möglichkeiten, sich hiermit intensiver auseinanderzusetzen. **Spezielle interkulturelle Trainings** im Gesundheitsbereich qualifizieren Beschäftigte für ein Miteinander mit anderen Kulturen und die interkulturelle Kommunikation. Solche Trainings beziehen sich zum einen auf die Interaktion mit zu pflegenden Menschen, zum anderen aber auch auf die Zusammenarbeit mit internationalen Pflegefachpersonen. Durch die teils großen kulturellen Unterschiede vieler Herkunftsländer haben interkulturelle Trainings einen hohen Stellenwert, wenn es um eine gelungene Integration von ausländischen Pflegenden in Deutschland geht. Meist haben solche Trainings einen sehr praxisorientierten Ansatz. Mögliche Inhalte sind interkulturelle Konfliktlösungen oder kulturell und religiös differierende Sichtweisen auf Gesundheit, Krankheit und Tod. Ziel ist es, ein produktives Arbeitsklima zu schaffen – innerhalb des Teams sowie in den Pflegebeziehungen mit den zu pflegenden Menschen.

Neue Pflegesituation

Frau Ahmadi ist kurze Zeit nach der Einweisung auf die Palliativstation verstorben. Glücklicherweise war der Abschied im Haus ihres Sohns gemeinsam mit ihrer Familie möglich. Sie konnte sich noch einige Male mit dem Pflegefachmann Andreas Rieder und Frau Abdi treffen und hat diese Zusammenkünfte sehr genossen. Die Pflege der iranischen Dame brachte für Andreas Rieder wichtige Erkenntnisse mit sich. Er war sich zwar immer darüber bewusst, dass Menschen mit Migrationshintergrund es teilweise sehr schwer haben können und auch in der pflegerischen Versorgung manches nicht so leicht ist. Doch nach der Begegnung mit Frau Ahmadi und ihrer Familie hat er erst richtig verstanden, was es bedeutet, nur „die Spitze des Eisbergs“ zu sehen. Er hat gelernt, aktiv zuzuhören und sich für andere Kulturen zu sensibilisieren. Seither ist es ihm ein Bedürfnis, interkulturelle Kommunikation so gut es geht in die Pflege einfließen zu lassen. Hierzu besucht er interkulturelle Trainings, die ihn in vielerlei Hinsicht weiterbringen. Seine Pflegedienstleitung begrüßt dieses Engagement sehr. Und aufgrund der zahlreichen zu pflegenden Menschen mit Migrationshintergrund, die das SAPV-Team zu versorgen hat, sollen solche Trainings zukünftig für alle Mitarbeitenden zugänglich sein.

AUFGABE 7

Welche Inhalte eines interkulturellen Trainings im Gesundheitsbereich wären Ihrer Meinung nach sinnvoll?

AUFGABE 8 Sind Sie bereits mit dem Thema interkulturelle Kommunikation in der Pflegepraxis in Kontakt gekommen? Wenn ja, was waren Ihre Erfahrungen? Haben Sie einen positiven Umgang mit Menschen anderer Kulturen erlebt oder fiel Ihnen eher auf, was man hätte besser machen können? Schreiben Sie Ihre Erinnerungen auf. Überlegen Sie, wie Sie sich zukünftig mit diesem Thema auseinandersetzen möchten.

____

____

____

____

SITUATIONSMERKMALE

Tab. 5.1 Situationsmerkmale, Kapitel 5

Handlungsanlass	• Magenkarzinom mit Metastasierung, u. a. in der Lunge
Kontext	• SAPV (spezialisierte ambulante Palliativversorgung) • Palliativstation
Akteure	• Patientin Frau Ahmadi (87 Jahre) • Sahba Ahmadi, Sohn der Patientin (62 Jahre) • Frau Ahmadi, Ehefrau des Sohns • Pflegedienstleitung Susanne Ströber • Pflegefachmann Andreas Rieder • Dolmetscherin Frau Abdi
Erleben / Deuten / Verarbeiten	**Patientin Frau Ahmadi** • Skepsis und Abweisung gegenüber Neuem und Fremden • Traditionell, stolz **Sahba Ahmadi** • Modern, fortschrittlich, offen • Emotional eingebunden • Hoffnung auf Verständnis für Verhaltensmuster seiner Mutter **Pflegefachmann Andreas Rieder** • Konfrontation mit interkulturellen Barrieren • Offen für neue Handlungsmuster
Handlungsmuster	• Entwicklung von Vertrauen durch gelungene Interaktion • Neue Kommunikationswege finden und dadurch Wohlbefinden steigern • Mehr sehen als nur die „Spitze des Eisbergs" • Interventionen einleiten, neue Wege erfolgreich beschreiten • Lösen von festgefahrenen Einstellungen

Ideensterne – jetzt sind Sie an der Reihe!

Jedes Kapitel soll Sie dazu anregen eigene Erfahrungen und Emotionen zu überdenken.

Bitte gehen Sie hierzu einmal in sich und reflektieren Sie diverse Pflegeerfahrungen. Hierbei können Sie nicht nur das Erlebte wiedergeben, sondern auch neue Ideen hinzufügen, wie Sie sich zukünftig in verschiedenen Pflegebeziehungen verhalten möchten.

Nutzen Sie dazu die folgenden und alle weiteren Ideensterne in diesem Buch für Ihre Notizen (siehe Beispiel „Empathie").

Die folgenden Fragestellungen können Ihnen bei der Bearbeitung behilflich sein:

- Was verbinde ich mit dem Thema?
- Was nehme ich aus dem Kapitel mit?
- Wie werde ich zukünftig in der Pflegepraxis handeln?

Jede Ihrer Ideen ist willkommen! Viel Spaß!

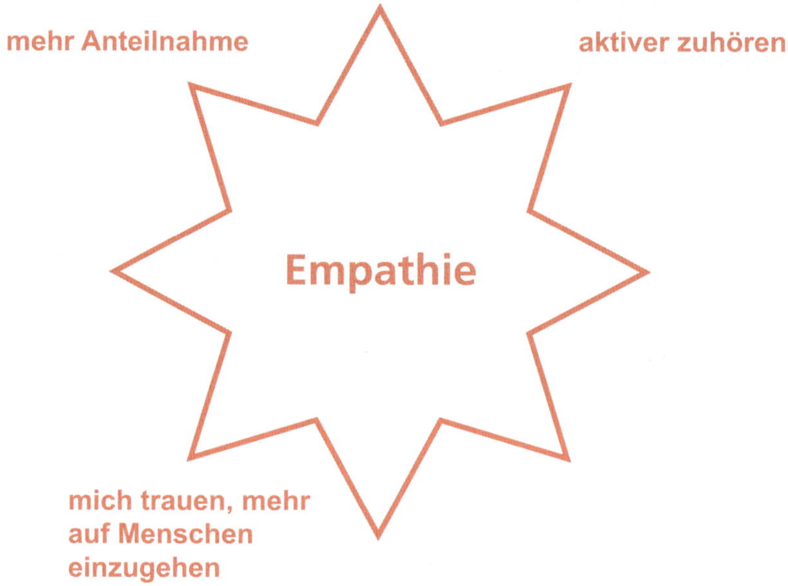
mehr Anteilnahme
aktiver zuhören
Empathie
mich trauen, mehr auf Menschen einzugehen

Nonverbale Kommunikation

Interkulturelle Kommunikation

SELBSTREFLEXION

Bei welchen Themen und Aufgabenstellungen der letzten Kapitel habe ich mich sicher gefühlt?

Welche Themen und Aufgabenstellungen der letzten Kapitel waren für mich schwieriger zu bearbeiten?

Wo genau lagen meine Verständnisprobleme?

Was kann ich machen, um diese Verständnisprobleme zu überwinden?

Nach der Bearbeitung der Kapitel haben sich folgende Fragen an meine Praxisanleiterin oder meine Lehrerin ergeben:

Welche kapitelbezogenen Themen, die innerhalb der Fragestellungen nicht behandelt wurden, würden mich interessieren?

Gibt es Erlebnisse aus meinen Praxiserfahrungen, die ich mit den bearbeiteten Fallbeispielen und Aufgabenstellungen in Verbindung bringen kann? Kamen mir Situationen bekannt vor?

Was nehme ich für meinen nächsten praktischen Einsatz mit?

Was erwartet Sie in diesem Kapitel?

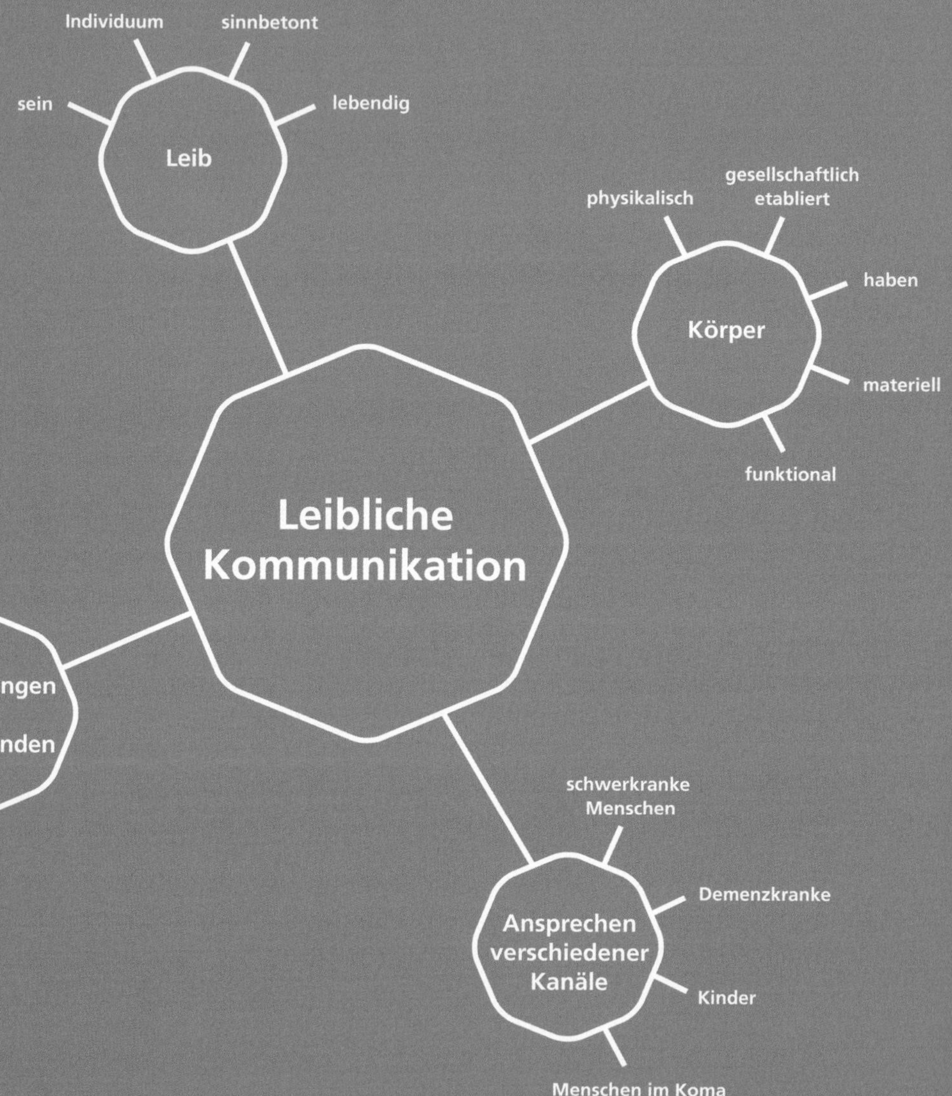

6 LEIBLICHE KOMMUNIKATION

Warum ist das Thema wichtig für Pflegefachpersonen?

In der Pflege spielt die Unterscheidung zwischen Körper und Leib eine wesentliche Rolle. Die beiden Begriffe sprechen unterschiedliche Dimensionen des Menschen an. Der Körper bezieht sich ganz allgemein auf die physikalischen, funktionalen und materiellen Aspekte. Hiermit kann auch ein toter Körper gemeint sein. Allerdings hat sich der Begriff Körper in der Gesellschaft mehr durchgesetzt (z. B. Körpergefühl, Körperkult, Körperlichkeit, Bodyshaming). Doch eigentlich ist es der weniger geläufige Begriff Leib, der für den lebendigen Aspekt des Menschen steht. Der Leib meint ein sinnbetontes Dasein sowie die Repräsentation des Individuums. Eine Aussage, die den Unterschied zwischen Körper und Leib gut beschreibt, ist: „Einen Körper **hat** man, ein Leib **ist** man."
Für die Pflege ist die leibliche Kommunikation sehr wichtig. Hierdurch können verschiedene Kanäle angesprochen werden, die gerade für zu Pflegende eine große Bedeutung haben. Insbesondere auch schwerstkranke Menschen, Intensivpatientinnen und -patienten, an Demenz erkrankte Menschen oder Kinder profitieren von dieser weitreichenden Form der Interaktion, die zu den wichtigsten Kommunikationsarten gehört.

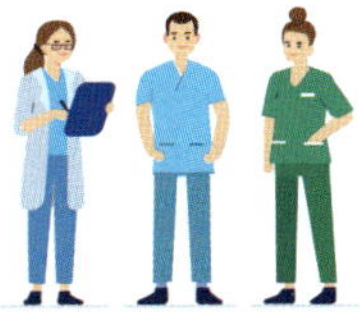

Pflegesituation

Louise Schöneberg ist erst 42 Jahre alt. Sie war immer eine sehr attraktive Frau, gab viel auf ihr äußeres Erscheinungsbild. Ihrer Lebensgefährtin war es sehr wichtig, dies an die Pflegefachpersonen der Intensivstation weiterzugeben. Indem diese ihr bei der täglichen Körperpflege etwas von ihrem damaligen Schönheitsideal wiedergeben, ist es vielleicht nicht ganz so schlimm für sie, denkt sich Louises Partnerin jedes Mal, wenn sie ihre Freundin besucht und ihr zärtlich die Hand hält. Louise ist seit einem Monat im Wachkoma. Grund hierfür ist ein Hirntumor, der sehr plötzlich in das Leben der jungen Frau trat. Was die Zukunft für sie bereithält, ist zum aktuellen Zeitpunkt noch unklar. Es besteht zurzeit kein Heilverfahren, das der Patientin sicher dazu verhelfen könnte, wieder vollständiges Bewusstsein zu erlangen.

Um Louises Wahrnehmung in dieser schweren Phase zu fördern, investieren die Pflegerinnen und Pfleger viel Zeit in das Pflegekonzept der Basalen Stimulation. Mit Erfolg – es zeigen sich interessante Reaktionen bei der Patientin. Nina Katzenberg ist eine der Pflegefachfrauen. Sie hat erst vor kurzem die Fachweiterbildung zur Intensivpflege absolviert. In ihrem Praxisalltag durfte sie jedoch bisher nur sehr wenige Erfahrungen mit Wachkomapatienten machen. Umso interessanter sind ihre Beobachtungen und die ihrer Kolleginnen und Kollegen. Heute hat Nina Katzenberg wieder Dienst. Sie bereitet alles für die Körperpflege bei Louise Schöneberg vor. Jedes Mal, wenn sie ihr Zimmer betritt, sieht sie sich den Körper der Frau an und empfindet eine starke Form des Mitgefühls. Sie selbst ist 41 Jahre alt und hat noch so viele Pläne und Ziele für ihr Leben. Was wohl Louises waren? Kopf und Gesicht der Patientin sind heute stark verschwitzt. Die Atmung ist schnell und erscheint hektisch. Die Pflegefachfrau berührt sanft die

Hand und spricht mit beruhigender Stimme zu ihr. Sie nennt sie und sich selbst beim Vornamen. Irgendwie hat Nina Katzenberg das Gefühl, dass Louise Schöneberg das besser gefällt. Mit dem Erklingen ihrer Stimme und der ersten Berührung kommt auch Frau Schönebergs Atmung zur Ruhe. Das Gesicht der Patientin scheint sich zu entspannen. Ihre Muskeln lösen sich und werden zunehmend locker. Die Pflegefachfrau beginnt mit der Körperpflege, indem sie wichtige Elemente der Basalen Stimulation einfließen lässt. Schon kurz darauf wirkt die Patientin positiv verändert. Auch, wenn sie nicht aktiv in Form von Äußerungen auf die Pflege reagiert, verspürt Nina Katzenberg eine Veränderung. Und wie immer denkt sich die Pflegefachfrau, dass es keine kommunikationsunfähigen Personen gibt. Jeder Mensch verhält sich so, dass er auf seine Umwelt Einfluss ausüben und Kommunikation erfahren oder erwidern kann. Wichtig ist dabei, dass man lernt, auch sein eigenes Verhalten dahin auszurichten, verschiedene Formen der Kommunikation wahrzunehmen und anzuwenden. So wie diese Form der leiblichen Kommunikation. Nina Katzenberg ist stolz, dies durch ihren Beruf in so wichtigen Momenten weitergeben zu können.

AUFGABE 1 Geben Sie in eigenen Worten wieder, wie Sie den Unterschied zwischen Körper und Leib verstehen.

AUFGABE 2 Welche Aussagen treffen auf die leibliche Kommunikation zu? Mehrere Antworten können korrekt sein.

1. Das Spüren der Leiblichkeit anderer Menschen (z. B. Stimme, Geruch, Blick).
2. Das Erfahren von Gegenständen oder Situationen (z. B. gemeinsamer Rhythmus beim Marschieren).
3. Die physikalische Funktionalität eines Körpers therapieren.
4. Die dynamische Struktur der Lebendigkeit ansprechen.
5. Den materiellen Aspekt eines Menschen ertasten.
6. Das, was man hat, ansprechen.
7. Das, was man ist, ansprechen.

AUFGABE 3 Warum spielt in der Pflege insbesondere die Basale Stimulation eine so große Rolle, wenn es um die leibliche Kommunikation geht?

AUFGABE 4 Nennen Sie vier Wege für eine leibliche Kommunikation mit zu pflegenden Menschen.

Neue Pflegesituation

Die Pflegefachfrau Nina Katzenberg macht als Intensivpflegerin täglich viele neue und interessante Erfahrungen. Schon in der Ausbildung wurde ihr bewusst, wie wichtig Kommunikation in ihrem Beruf ist. Dass man niemals gar nicht kommunizieren kann, wusste sie bereits. Egal ob verbal oder nonverbal – die Pflegefachfrau fand es schon immer faszinierend, wie sehr sich gesprochene Worte oder nur eine kleine Gestik auf Situationen auswirken können. Der enorme Einfluss der leiblichen Kommunikation wurde ihr jedoch erst im Laufe ihres Berufslebens als Pflegerin bewusst. Sie erinnert sich in diesem Zusammenhang immer gerne an Frau Berger, die sie in ihrer Pflegeausbildung kennenlernen durfte. Frau Berger lebte in einer Pflegeeinrichtung. Die 82-jährige Frau war an Alzheimer-Demenz erkrankt. Der Umgang mit ihr war nicht immer leicht. Wenn Frau Berger etwas nicht wollte, reagierte sie manchmal aggressiv. Panisch fing sie an, zu kratzen und wild um sich zu schlagen. Die Pflegefachpersonen, die sich um sie kümmerten, waren sehr zuvorkommend. Aber auch sie hatten Zeitdruck und viele weitere Bewohnerinnen und Bewohner zu versorgen. An entspannten Tagen, so nahm es Nina Katzenberg damals wahr, war auch Frau Berger zunehmend entspannt. Doch bei der Interaktion mit Menschen, die gestresst oder gereizt waren, verfiel die ältere Dame wieder in ein aggressives Muster. Einmal, als es besonders schlimm war, hatte Nina Katzenberg die Idee, ihr eine Geschichte vorzulesen. „Einen Versuch ist es wert", dachte sich die damalige Schülerin und begann, mit ruhiger Stimme aus einem Buch vorzulesen. Zunächst zeigte sich kein Erfolg, doch dann fasste Frau Berger Vertrauen. Sie setzte sich neben Nina Katzenberg und ließ zu, dass diese vorsichtig ihre Hand berührte. Hier und da sahen sich die Frauen an und spürten jeweils die Leiblichkeit des anderen. Für die Pflegefachfrau war das ein sehr besonderer und schöner Moment. Bis heute hofft sie, dass Frau Berger es ebenso empfand.

AUFGABE 5

„Die Leiblichkeit des anderen spüren." Wie verstehen und bewerten Sie diese Aussage? Haben Sie bereits wie Nina Katzenberg und Frau Berger Erfahrungen in Ihrem Pflegealltag machen dürfen, wo Sie ähnlich empfanden? Notieren Sie Ihre Gedanken.

INFOKASTEN

Auswirkungen von Gegenständen:
Es ist interessant, dass bei der leiblichen Kommunikation nicht nur Menschen, sondern auch Gegenstände eine wichtige Rolle spielen. Sie können eine sehr beruhigende Wirkung mit sich bringen, worüber sich Pflegende in der Praxis stets bewusst sein sollten. So kann z. B. der Einfluss eines geliebten Stofftiers oder des Schnüffeltuchs in der Pädiatrie eine durchaus bedeutendere Position einnehmen, als die beruhigenden Worte der Pflegefachpersonen. Hierbei wird der Leib auf eine besondere Weise angesprochen. Wie tief diese Form der leiblichen Kommunikation im Menschen verwurzelt sein kann, zeigt sich auch im Umgang mit z. B. demenzkranken Menschen.

Neue Pflegesituation

Nina Katzenberg kann heute nicht zum Dienst kommen. Ihre vierjährige Tochter leidet nun schon seit mehreren Tagen an einem starken Magen-Darm-Infekt. Die Mutter bekommt die kleine Laila kaum dazu, etwas zu essen oder zu trinken. Letzte Nacht war es so schlimm, dass sie den Entschluss fasste, mit ihrer Tochter in die nächste Kinderklinik zu fahren. Hier soll Laila über Infusionen wieder zu Kräften kommen. Diese zeigen schnell Wirkung. Doch etwas anderes ist im Moment für das kleine Mädchen weitaus schlimmer, als ihr gesundheitlicher Zustand. Im Wartebereich hat sie ihren Kuscheltiger Streifi liegenlassen. Als Nina Katzenberg schnell nachsehen wollte, war er nicht mehr zu finden. Seither weint ihre Tochter bitterlich. So lange das kleine Mädchen denken kann, ist Streifi ihr bester Freund. Egal, wie dreckig er ist und durch wie viele Pfützen er mal wieder gezogen wurde, Streifis Geruch bedeutet für Laila Geborgenheit und Sicherheit. Es klopft am Patientenzimmer. Eine Kinderkrankenpflegerin betritt Lailas Zimmer mit einer neuen Infusion. Dann guckt sie das Mädchen an und sagt verwundert: „Sag mal, hast du das auch gerade gehört?" Laila schüttelt den Kopf. „Na, draußen auf dem Flur. Vielleicht bilde ich mir das ein. Moment, ich muss nochmal nachsehen." Laila und ihre Mutter blicken der Pflegerin nach, wie sie das Zimmer verlässt. Die Tür steht noch leicht offen, als plötzlich Streifi seine kleine Freundin ansieht. Die Freude, welche plötzlich im Zimmer zu spüren ist, scheint überwältigend. Die Kinderkrankenpflegerin überreicht Laila ihren kleinen Tiger. Diese drückt ihn ganz fest an sich und bedeckt ihn mit tausend Küsschen. Dann kuschelt sie ihr kleines Gesicht tief in sein Fell und schnuppert ganz intensiv an ihm. Lailas Körper erhält kurz darauf die wichtige Infusion, aber Leib und Seele könnten nicht glücklicher sein, als in diesem Moment mit Streifi.

AUFGABE 6 Durch Streifi gelingt bei der kleinen Laila eine besondere Form der leiblichen Kommunikation. Aber auch die damalige Pflegeschülerin Nina Katzenberg fand einen eigenen Weg, um zu der an Demenz erkrankten Frau Berger durchzudringen. Haben Sie Ideen, welche Möglichkeiten durch leibliche Kommunikation in der Pflegepraxis noch bestehen, um beispielsweise ängstliche zu pflegende Menschen zu beruhigen? Vielleicht haben Sie auch einmal etwas bei Kolleginnen oder Kollegen beobachten dürfen, was Ihnen besonders positiv aufgefallen ist. Notieren Sie Ihre Gedanken und tauschen Sie sich gerne hierzu mit weiteren Pflegeschülerinnen und -schülern aus.

SITUATIONSMERKMALE

Tab. 6.1 Situationsmerkmale, Kapitel 6

Handlungsanlass	• Wachkoma aufgrund eines Hirntumors • Aggression durch Demenzerkrankung • Infusionstherapie aufgrund von Magen-Darm-Infekt
Kontext	• Intensivstation • Pflegeeinrichtung • Kinderklinik
Akteure	• Patientin Louise Schöneberg (42 Jahre) • Patientin Frau Berger (82 Jahre) • Pflegefachfrau Nina Katzenberg (41 Jahre) • Laila, Nina Katzenbergs Tochter (4 Jahre)
Erleben / Deuten / Verarbeiten	**Patientin Louise Schöneberg** • Positive Veränderungen durch beruhigende Pflege • Erwidern der leiblichen Kommunikation trotz Wachkoma **Patientin Frau Berger** • Aggressives Verhalten • Zunehmende Unruhe durch unruhige Umwelt **Pflegefachfrau Nina Katzenberg** • Verantwortung, leibliche Kommunikation in die Pflege zu integrieren • Stolz über erfolgreiche Interaktion • Interessiert und engagiert **Patientin Laila** • Erkrankung nicht das primäre Problem • Große Trauer durch Verlust des Kuscheltiers (Angst, Verlust) • Seelenfrieden trotz Erkrankung durch Auffinden des Kuscheltiers
Handlungsmuster	• Emotionsarbeit • Erkennen von Leib und Körper • Individuelle pflegerische Interventionen • Feststellen des individuellen Pflegebedarfs • Leibliche Kommunikation als wichtigen Teil der Pflegearbeit anerkennen

Was erwartet Sie in diesem Kapitel?

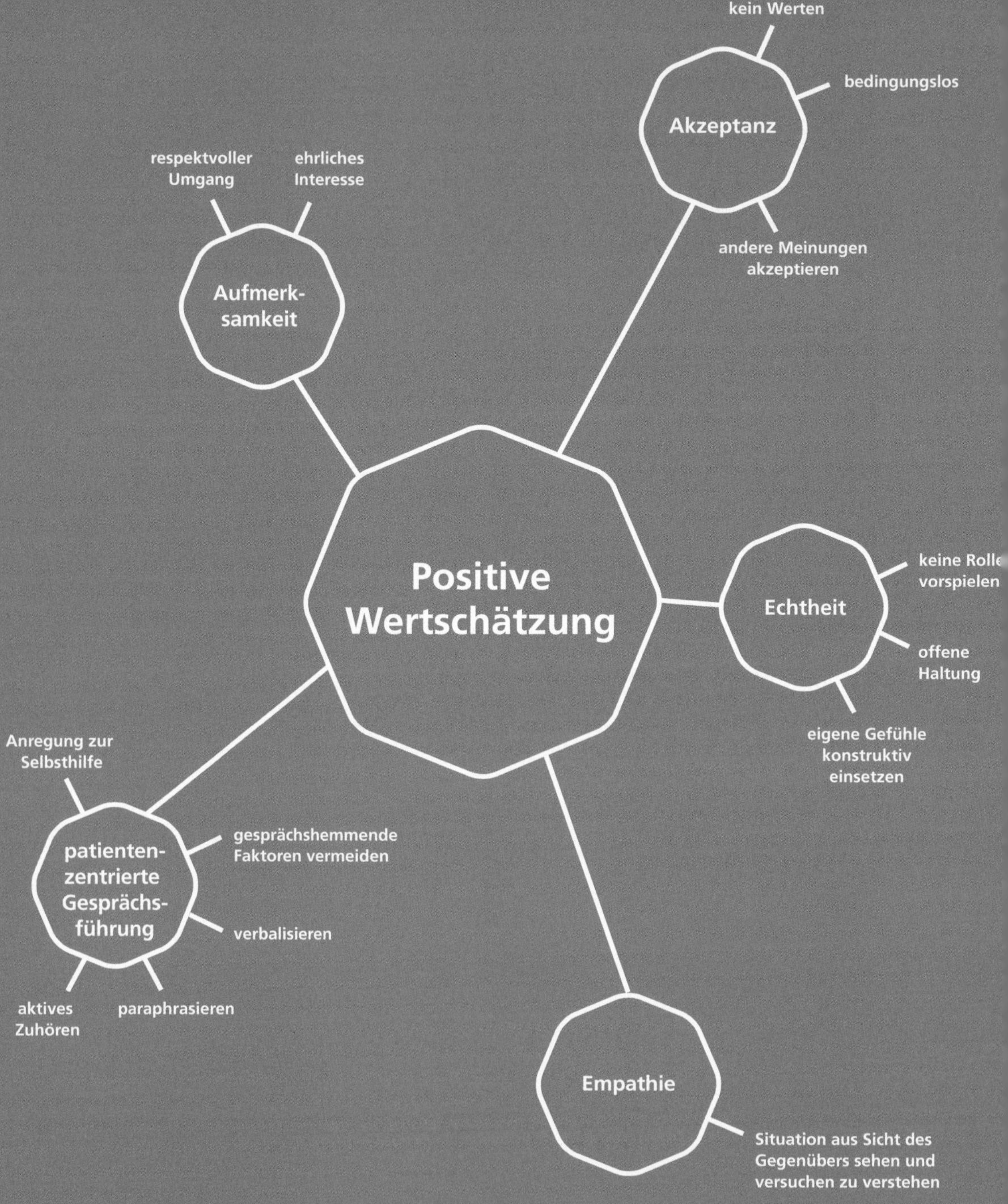

7 POSITIVE WERTSCHÄTZUNG

Warum ist das Thema wichtig für Pflegefachpersonen?

Wird einem Menschen Wertschätzung entgegengebracht, so begegnet man ihm mit Respekt, Freundlichkeit und Wohlwollen. Durch Aufmerksamkeit und ehrliches Interesse wird der Mensch als Ganzes wertgeschätzt. Pflegefachpersonen sind zwangsläufig mit Situationen konfrontiert, die für die zu pflegenden Menschen möglicherweise unangenehm sein können. So kann zum Beispiel davon ausgegangen werden, dass eine Unterstützung oder sogar die komplette Übernahme der Körperpflege für viele zu pflegende Menschen eine große Überwindung darstellt. Gerade ältere Menschen, die auf ein langes, selbstständiges Leben zurückblicken, fühlen sich möglicherweise durch die Hilfsbedürftigkeit nicht mehr wie gewohnt geachtet. Aber auch zu pflegende Kinder bemerken sehr schnell, ob ihnen wertschätzende Aufmerksamkeit entgegengebracht wird, oder ob sie in einer Vielzahl von Patientinnen und Patienten untergehen. Für Pflegefachpersonen liegt hier eine sehr große Verantwortung. Durch eine positive Wertschätzung haben sie die Möglichkeit, Akzeptanz entgegenzubringen. Sie sind es, die durch eine direkte Interaktion zu pflegenden Menschen aufzeigen können, dass diese, unabhängig von ihrem Gesundheitszustand und vielen weiteren Faktoren, geachtet und bedingungslos akzeptiert werden.

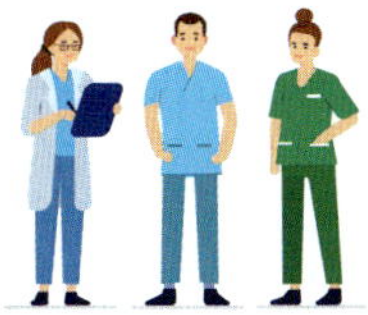

Pflegesituation

Anastasia Kovalenko ist Pflegefachfrau mit Vertiefung in der Kinderkrankenpflege. Nach ihrer Ausbildung arbeitete sie fünf Jahre in einer Kinderklinik, dann wechselte sie in eine Kinderarztpraxis. Hier fühlt sie sich sehr wohl. Sie und ihre Kolleginnen und Kollegen haben es zwar nicht mehr mit schwerkranken Kindern zu tun, dafür muss aber oft umso mehr Einfühlungsvermögen und Geduld bei den kleinen Patientinnen und Patienten aufgebracht werden.

Anastasia Kovalenko bereitet einen Behandlungsraum vor. Als nächstes ist der kleine Louis dran. Louis ist zwei Jahre und acht Monate alt. Heute soll er die Schutzimpfung gegen FSME erhalten. Die Pflegefachfrau kennt den Jungen bereits von vorigen Impfungen. Sie weiß, dass er jedes Mal sehr große Angst hat. Für das gesamte Praxisteam ist jede Behandlung mit ihm nicht einfach und man muss viel Zeit einplanen. Wohlwissend um die Angst des kleinen Jungen, bereitet die Pflegefachfrau ein Buch mit einem großen Traktor darauf vor. Sie hofft, dass Louis hierdurch ein wenig abgelenkt wird. Dann geht sie zum Wartezimmer, um ihn und seine Begleitperson hinein zu bitten. Louis spielt in einer Ecke mit großen Legosteinen. Heute ist nicht seine Mutter, sondern seine Großmutter, Frau Reitmüller, bei ihm. „Hallo Louis! Schön, dass wir uns mal wiedersehen! Du darfst jetzt mit mir kommen", sagt Anastasia Kovalenko lächelnd. Louis schaut ängstlich zu seiner Großmutter. „Omi auch!", erwidert er schnell und läuft zu ihr in ihre Arme. Die Frauen lächeln und gehen Richtung Behandlungszimmer.

Die Pflegefachfrau möchte den Jungen beruhigen. Das Buch interessiert den Kleinen momentan aber leider überhaupt nicht. Anastasia Kovalenko bemerkt, wie er immer ängstlicher wird und ihm die Tränen in die Augen steigen. „Keine Angst, Louis, die Ärztin kommt gleich. Soll ich dir schon mal deinen Pulli ausziehen oder soll das lieber die Oma machen?" Louis schaut hoch. Er blickt lächelnd zu seiner Großmutter. Dann stellt er sich hin und fängt an, allein seinen Pullover auszuziehen. Darunter trägt er ein Hemd mit Druckknöpfen. Louis öffnet jeden Knopf und zieht seine Arme heraus. Anastasia Kovalenko ist erstaunt über den plötzlichen Wandel: „Ja Wahnsinn, Louis! Das ist ja toll! Und ganz allein! Das konntest du beim letzten Mal aber noch nicht. Das finde ich jetzt wirklich ganz, ganz super!" Alle lächeln. „Das ist nett, dass Sie das bemerkt haben. Vielen Dank. Er ist so stolz, dass er es jetzt selbst kann. An- und ausziehen klappen wunderbar. Nicht immer, aber oft.", sagt Louis' Großmutter.

Dann betritt die Ärztin das Zimmer. Frau Dr. Höderath hat einen sehr guten Ruf und ist sehr freundlich zu den Kindern. Allerdings hat sie immer sehr viel zu tun, heute besonders. Als sie am Morgen sah, dass Louis zu impfen ist, war sie nicht begeistert. Das Wartezimmer ist voll und sie hat keine Zeit für Verzögerungen. Sie begrüßt alle freundlich und geht direkt zum Spritzentablett. Anastasia Kovalenko möchte die Ärztin aufklären: „Louis kann sich jetzt schon ganz allein an- und ausziehen. Ohne Hilfe!" Doch Dr. Höderath ist gerade in Gedanken und hat die Worte ihrer Kollegin nicht richtig wahrgenommen. Sie geht nicht darauf ein und bewegt sich samt Spritze in Richtung des Jungen. „So, Louis. Dann wollen wir mal!" Der Junge zuckt zusammen und läuft zu seiner Großmutter.

AUFGABE 1 Ein Zitat des österreichischen Schriftstellers Ernst Ferstl lautet: „Wertschätzung ist eine der schönsten Formen von Anerkennung." Was könnte Ihrer Meinung nach hiermit gemeint sein? Was empfinden Sie in Bezug auf diese Worte?

AUFGABE 2 Warum ist es gerade als Pflegefachperson so wichtig, eine wertschätzende Haltung einzunehmen?

AUFGABE 3 Bitte beenden Sie den folgenden Satz:

Positive Wertschätzung ist …

a) die vollständige und bedingungslose Akzeptanz des zu pflegenden Menschen als Person.
b) die vollständige Akzeptanz eines zu pflegenden Menschen, wenn dessen Meinungen und Anschauungen mit den eigenen übereinstimmen.
c) eine Bagatellisierung der Situation, um den zu pflegenden Menschen zu beruhigen.

AUFGABE 4 Eine positive Wertschätzung hat nicht nur Auswirkungen auf zu pflegende Menschen. Auch Pflegefachpersonen können hiervon profitieren. Wie kann sich Ihrer Meinung nach eine positive Wertschätzung auf Sie und Ihre Arbeit auswirken?

Neue Pflegesituation

Louis Großmutter hat ihren Enkel nach überstandener Impfung wieder zu seiner Mutter gebracht. Zuerst eskalierte Situation ein wenig, aber nachdem die Pflegefachfrau die Ärztin nochmal auf seine Fortschritte hinwies, ging diese ebenfalls darauf ein und Louis beruhigte sich.

Nachdem sie und ihr Enkel noch ein bisschen zusammen gespielt haben, befindet sich Frau Reitmüller nun auf dem Heimweg. Die ältere Frau ist ein wenig geschafft vom Tag, hat aber noch einiges vor sich. Daheim kümmert sie sich um ihren Ehemann, bei dem nach zwei Schlaganfällen seit kurzem die gesamte Körperpflege übernommen werden muss. Viel Geld hat das Paar nicht. Beide bekommen eine geringe Rente und haben keine Ersparnisse. Sie wohnen in einem Häuserblock im fünften Stock zur Miete. Die Wohnung ist sehr klein, hat aber einen Balkon. Herr und Frau Reitmüller haben sich trotz der Größe hier immer sehr wohl gefühlt. Die Nachbarn sind freundlich und man hält zusammen. An der Wohnungstür hört Frau Reitmüller schon ihren Yorkshire-Terrier Billy laut bellen. „Armer Kerl, den ganzen Tag hier eingesperrt. Hoffentlich ist das gut gegangen.", denkt sie sich. Der Arztbesuch mit Louis war spontan. Ihre Tochter konnte nicht früher von der Arbeit weg und rief sie an. Für solche Fälle steht ein kleines Katzenklo auf dem Balkon, aber Billy geht nicht immer dort hinein. Frau Reitmüller öffnet die Tür. Sie riecht gleich, dass es heute nicht geklappt hat. Auf dem Fußboden verteilt liegen mehrere Hundehaufen. In dem Moment klingelt es an der Tür. Sie schaut auf die Uhr: „Ach, herrje! Der Pflegedienst! Das auch noch!" Kurze Zeit später betritt der Pflegefachmann Hassan Yilmaz die Wohnung. Er verzerrt angeekelt das Gesicht. Frau Reitmüller möchte am liebsten im Boden versinken.

AUFGABE 5

Die Situation, in der sich der Pflegefachmann Hassan Yilmaz befindet, ist gerade in der ambulanten Pflege keine Seltenheit. Pflegende haben es öfter mit Situationen in Haushalten zu tun, die, beispielsweise aufgrund der hygienischen Umstände, unangenehm sein können.

Welche Gedanken und möglicherweise Vorurteile könnte der Pfleger in dieser Situation haben?

AUFGABE 6 Bitte formulieren Sie eine kurze Kommunikation zwischen Herrn Yilmaz und Frau Reitmüller, in welcher der Pflegefachmann der Dame mit einer positiven Wertschätzung entgegenkommt.

Frau Reitmüller: „Mein Gott, Herr Yilmaz, Sie sind so früh dran. Das ist mir so unangenehm. Bitte entschuldigen Sie!"

Herr Yilmaz:

Frau Reitmüller:

Herr Yilmaz:

INFOKASTEN

Patientenzentrierte Gesprächsführung

Nach dem Psychotherapeuten Carl R. Rogers hängt eine hilfreiche Beziehung entscheidend von der Grundhaltung des Therapeuten ab. So wendet sich in der **klientenzentrierten Gesprächspsychotherapie** der Therapeut bewusst dem Menschen (Klienten) zu. Rogers geht hierbei auf drei Merkmale eines Therapeuten ein, durch welche dieser Anerkennung gegenüber seinem Klienten äußern kann. Die von Rogers formulierten Merkmale sind ebenso für die patientenzentrierte Gesprächsführung in der Pflege geeignet. Wichtig bei der patientenzentrierten Gesprächsführung ist, dass dem zu pflegenden Menschen keine vorgefertigten Lösungsmöglichkeiten, Interpretationen oder Ratschläge angeboten werden. Pflegefachpersonen sollen unterstützen und zur Selbsthilfe anregen, ohne direkten Einfluss zu nehmen.

AUFGABE 7

Bitte nennen Sie die drei Merkmale der patientenzentrierten Gesprächsführung in der Pflege. Beschreiben Sie kurz deren Bedeutung. Die folgende Abbildung zur klientenzentrierten Gesprächsführung (KZG) nach Rogers wird Ihnen dabei behilflich sein.

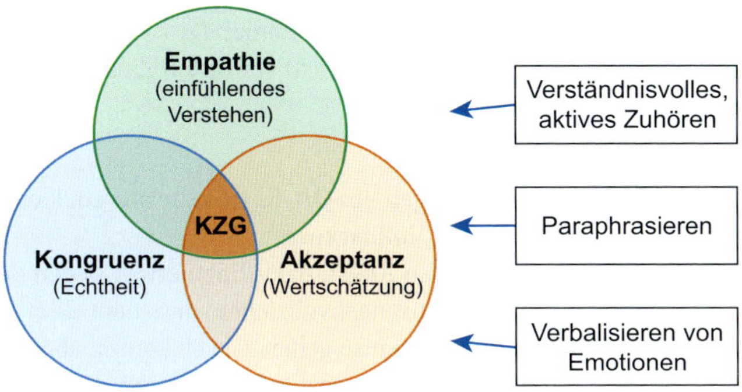

AUFGABE 8

Unten finden Sie mehrere Begriffe. Bitte markieren Sie diejenigen, welche als Techniken und Mittel zur patientenzentrierten Kommunikation dienen.

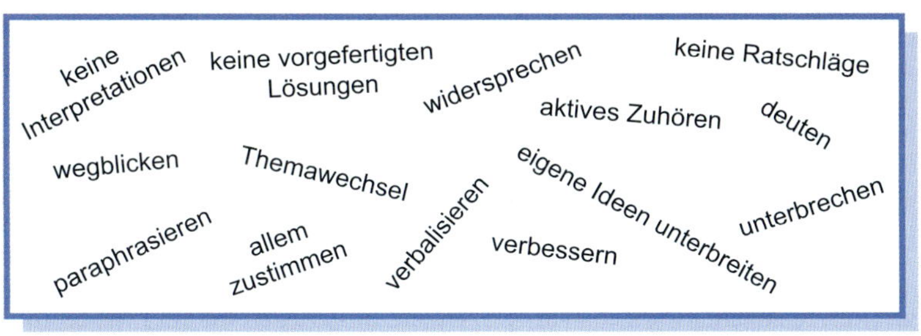
keine Interpretationen
keine vorgefertigten Lösungen
widersprechen
keine Ratschläge
aktives Zuhören
deuten
wegblicken
Themawechsel
eigene Ideen unterbreiten
unterbrechen
paraphrasieren
allem zustimmen
verbalisieren
verbessern

AUFGABE 9 Im Folgenden finden Sie diverse Gespräche zwischen Pflegefachpersonen und zu pflegenden Menschen. Welche Unterhaltungen sind nach Rogers zielführend und welche nicht?

Gespräch 1:
Bewohnerin: „Ich habe nachts hier solche Angst. Ich höre immer Stimmen auf dem Flur und dann kann ich nicht mehr schlafen."

Pflegefachfrau: „Jetzt beruhigen Sie sich erstmal. Da kann doch gar nichts sein. Nachts schlafen alle und wir reden nicht vor ihrem Zimmer. Keine Sorge, das bilden Sie sich nur ein."

Gespräch 2:
Patient: „Ich bin etwas nervös wegen der OP. Es ist zwar nur ein kleiner Eingriff, aber ich hatte noch nie eine Vollnarkose."

Pflegefachmann: „Sie haben also Angst, dass Ihnen etwas wegen der Narkose passiert? Ich kann das sehr gut nachvollziehen, dass man da etwas nervös ist. Das würde mir bestimmt genauso gehen. Gleich kommt aber noch die Anästhesistin und klärt sie über den gesamten Vorgang auf. Mit ihr können Sie offen über Ihre Bedenken offen sprechen. Brauchen Sie noch etwas, was ich Ihnen bringen kann?"

Gespräch 3:
Patientin: „Ich fühle mich irgendwie nicht so gut. Ich weiß nicht, wie ich es beschreiben soll. Es ist so ein Gefühl, als ob …"

Pflegefachfrau: „Ja, das glaube ich Ihnen! Ich kann Ihnen auch genau sagen, woher das kommt. Ich habe Ihnen gesagt, nehmen Sie die Schonkost. Das andere Menü war zu fettig für Sie! Habe ich es Ihnen gesagt oder nicht?"

Gespräch 4:
Bewohner: „Entschuldigung., ich habe mich neben mein Bett übergeben. Ich glaube, die Bettwäsche hat auch etwas abbekommen. Ich habe es nicht mehr zur Toilette geschafft. Es tut mir sehr leid."

Pflegefachrau: „Ok, lassen Sie mich mal sehen. Ihr Pullover ist auch etwas schmutzig. Machen Sie sich keine Gedanken. Das kriegen wir alles wieder hin. Ich würde sagen, ich gucke mal, ob ich eine Reinigungskraft finde und wir zwei gehen dann gemeinsam ins Bad. Dann helfe ich Ihnen mit dem Waschen. Wie geht es Ihnen denn? Ist Ihnen jetzt im Moment noch übel? Warten Sie, ich ziehe schnell meine Handschuhe an."

SITUATIONSMERKMALE

Tab.7.1 Situationsmerkmale, Kapitel 7

Handlungsanlass	• Impfung • Übernahme der Körperpflege aufgrund von Schlaganfall
Kontext	• Kinderarztpraxis • Ambulante Krankenpflege
Akteure	• Pflegefachfrau Anastasia Kovalenko • Patient Louis (knapp drei Jahre) • Frau Reitmüller, Louis' Großmutter • Kinderärztin Dr. Höderath • Pflegefachmann Hassan Yilmaz
Erleben / Deuten / Verarbeiten	**Pflegefachfrau Anastasia Kovalenko** • Emphatisches Verhalten • Eingehen auf jungen Patienten • Erkennen von positiven Auswirkungen einer wertschätzenden Haltung auf die Gesamtsituation **Patient Louis** • Angst vor Impfungen • Erkennt Wertschätzung ihm gegenüber und öffnet sich • Stolz, was er schon kann **Kinderärztin Dr. Höderath** • Gestresst, unter Zeitdruck • In Gedanken versunken • Aufmerksamkeit liegt nicht beim zu impfenden Patienten **Frau Reitmüller** • Viel Arbeit • Belastende Gefühle • Scham **Pflegefachmann Hassan Yilmaz** • Konfrontation mit unangenehmer (unhygienischer) Situation • Ekel
Handlungsmuster	• Wahrnehmung unterschiedlicher Reaktionen von zu pflegenden Menschen und Angehörigen ausgehend von unterschiedlichen Interaktionen • Selbstreflexion • Empathie durch Wertschätzung • Unangenehmen Situationen entgegenwirken • Wertschätzung auch gegenüber Angehörigenarbeit in den Fokus stellen • Motivation und Kräfte fördern

Was erwartet Sie in diesem Kapitel?

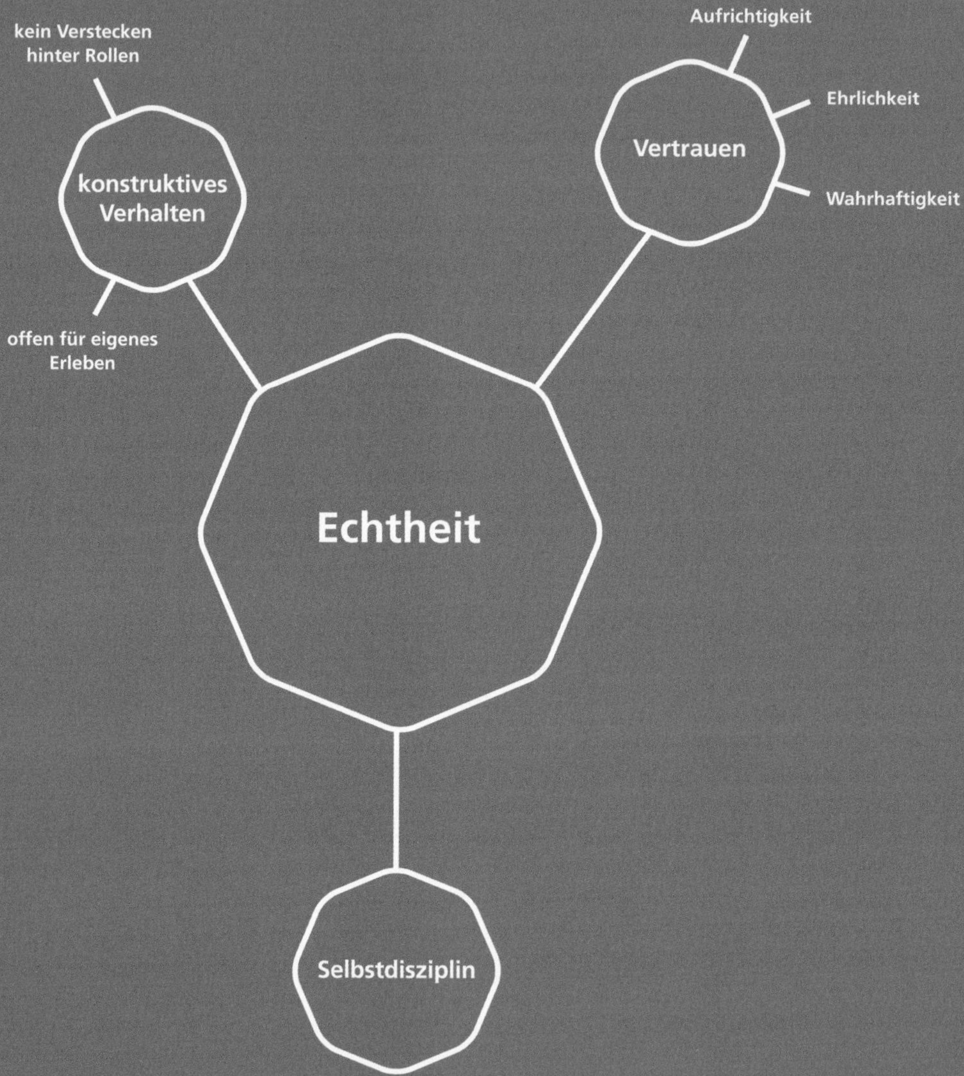

8 ECHTHEIT

Warum ist das Thema wichtig für Pflegefachpersonen?

Um in Pflegebeziehungen einen Zugang zu pflegenden Menschen aufzubauen, ist es wichtig, authentisch zu sein. Die Echtheit von Pflegefachpersonen ist sehr wichtig, denn Echtheit bewirkt Vertrauen. Charaktereigenschaften wie Aufrichtigkeit, Ehrlichkeit und Wahrhaftigkeit bedeuten, dass man nicht vorgibt, etwas zu sein, was man letztlich nicht ist. Scheinheiligkeit hingegen führt oft zu Spannungen in Beziehungen und sorgt für Misstrauen, was gerade bei der pflegerischen Versorgung sehr problematisch werden kann. Für Pflegende heißt das, dass sie sich nicht hinter einer Rolle verstecken, sondern sich offen gegenüber dem Menschen mit Pflegebedarf zeigen. Sie geben sich so, wie sie sind und bringen dabei Spannungen und eigene Gefühle konstruktiv zum Ausdruck. Die Echtheit einer Pflegefachperson zählt neben einer positiven Wertschätzung, Akzeptanz und Empathie zu den wichtigsten Elementen einer patientenzentrierten Kommunikation.

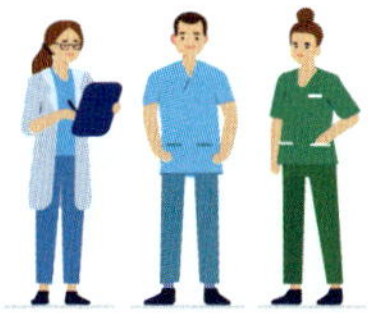

Pflegesituation

Eva Landowski arbeitet schon sehr lange in der Pflege. Die Arbeit als Pflegerin in der inneren Medizin hat ihr immer viel Freude bereitet. Doch in letzter Zeit fühlt sie sich zunehmend ausgebrannt. Die Auswirkungen der Corona-Pandemie im Klinikum haben ihr seinerzeit sehr zugesetzt. Die Pflegefachfrau merkt, dass sich seitdem etwas in ihr verändert hat. Zwar ist sie in ihrem Team und mit ihren Vorgesetzten nach wie vor zufrieden, doch die Arbeitsumstände sind, wie so oft, nicht optimal. Der zunehmende Zeitdruck macht ihr schwer zu schaffen und nimmt ihr teilweise die Freude an der Pflege. Vielleicht ist sie auch langsam zu alt für den stressigen Klinikalltag, denkt sie sich manchmal. Andererseits macht ihr so schnell auch niemand etwas vor – 35 Jahre Pflegeerfahrung machen sie zu einer Bereicherung der gesamten Station. Im täglichen Praxisalltag möchte sie aber so gut es geht den Schein wahren. Gerade für die Pflegeauszubildenden will Eva Landowski ein Vorbild guter Pflege sein. Aber sie ist sich darüber bewusst, dass sie dabei nicht mehr so authentisch wie früher ist. Mehr oder weniger spielt sie, übertrieben gesagt, die Rolle der „aufopfernden, guten Schwester". So kommt es ihr zumindest immer öfter vor. Je mehr sie sich innerlich von ihrem Beruf distanziert, desto mehr versucht sie, sich hinter der Rolle zu verstecken.

Es ist 9 Uhr, auf der Station ist wie immer viel los. Eva Landowski möchte einen jungen Patienten begrüßen, der neu aufgenommen wurde. Er heißt Jonas Kuckwitz und leidet an einer Nierenerkrankung. Aufgrund einer akuten schweren arteriellen Hypertonie sollen nun weitere diagnostische Verfahren durchgeführt werden. Eva Landowski und ihre Kollegin Marianna Patitz betreten das Patientenzimmer. Mit dabei ist die Pflegeschülerin Zeynep Dede. Eva Landowski wendet sich direkt mit auffällig mitleidiger Stimme dem 32-jährigen Patienten zu: „Hallo! Wie geht es Ihnen? Ich bin die Eva. Mensch, da haben Sie heute aber ganz schön was mitgemacht, oder? Das muss ja ein Riesenschock für Sie gewesen sein! Tut mir so leid! Aber wir machen wirklich alles, was in unserer Macht steht, damit Sie hier ganz bald wieder putzmunter rausmarschieren, versprochen!" Dabei geht sie zu ihm und hält ganz fest seine Hand. Die Geste wirkt auf alle etwas zu fürsorglich, fast schon mütterlich. Der junge Mann scheint etwas überrumpelt. Er zieht seine Hand vorsichtig zurück und erwidert: „Ja, ähm, das ist nett, danke. Aber eigentlich geht es mir gerade ganz gut. Ich kenne das ja auch schon alles. Meine Nieren machen mir schon länger Probleme. Wissen Sie denn schon, was für heute geplant ist?“ Eva Landowski nickt mit mitleidigem Blick und streichelt ihm über den Arm. Das Ganze wirkt etwas einstudiert und auch die Pflegeschülerin, die erst im ersten Ausbildungsjahr ist, empfindet die Situation als befremdlich. „Jetzt machen Sie sich mal keine Sorgen! Bleiben Sie einfach ruhig. Das wird schon wieder alles!“ Der Patient blickt sie verständnislos an: „Ich glaube, Sie verstehen mich nicht ganz. Ich bin keineswegs unruhig. Aber ich möchte gerne eine sachliche Auskunft darüber, welche Maßnahmen geplant sind.“ Eva Landowski lächelt und antwortet in ruhigem, verständnisvollem Ton: „Ja, das kann ich verstehen. Wir kümmern uns um alles. Eins nach dem anderen. Und wenn irgendetwas sein sollte, bitte zögern Sie nicht zu klingeln. Wir sind sofort für Sie da!“ Dann verlassen die Pflegefachfrauen und die Schülerin wieder das Zimmer, wobei Marianna Patitz und Zeynep Dede etwas verschämt gucken. Jonas Kuckwitz schüttelt ungläubig den Kopf. Kaum ist die Tür geschlossen, ist Eva Landowskis verständnisvoller Ton verschwunden. Eher genervt äußert sie mehr zu sich als zu ihren Kolleginnen: „Typisch! Da will man helfen und möglichst empathisch sein und das ist der Dank! Der Nächste, der einen rumkommandiert und meint, man ist hier nur irgendeine Hilfskraft. Von Dankbarkeit keine Spur mehr!“ Ihre Kolleginnen sehen sich fragend an.

AUFGABE 1 Die Pflegefachfrau Eva Landowski spricht von einem empathischen Verhalten ihrerseits. Was meinen Sie? Wo liegt der Unterschied zwischen Empathie und der Art und Weise, wie sie dem Patienten gegenübertritt?

AUFGABE 2 Was macht für Sie Echtheit in der Pflege aus?

AUFGABE 3 Wie könnte die Kommunikation zwischen Eva Landowski und dem Patienten Jonas Kuckwitz aussehen, wenn sich die Pflegefachfrau echt bzw. authentisch verhalten hätte. Versuchen Sie, den Dialog neu zu schreiben.

Eva Landowski: „Hallo! Mein Name ist Eva Landowski, ich bin Pflegerin hier auf der Station. Wie geht es Ihnen gerade?“

Jonas Kuckwitz:

___

___

___

Eva Landowski:

Jonas Kuckwitz:

Eva Landowski:

Jonas Kuckwitz:

Eva Landowski:

INFOKASTEN

Echtheit ist kein „Freifahrtschein" für jedes Verhalten:
Echt sein bedeutet, seinem Gegenüber kein falsches Bild von sich vorzuspielen. Allerdings darf eine solche Echtheit nicht als Ausrede benutzt werden, um einfach zu tun, was einem je nach Laune gerade in den Sinn kommt. Wenn also, ausgelöst durch schlechte Laune, zum Beispiel der Sinn danach besteht, einfach loszuschimpfen, dann mag das in diesem Moment auf die Gefühlslage der jeweiligen Person zutreffen. Echtheit in der Pflege bedeutet aber, Emotionen, auch wenn es um Spannungen geht, **konstruktiv** zum Ausdruck zu bringen.

Pflegende müssen nicht immer einer Meinung mit Interaktionspartnern sein, auch nicht in Pflegebeziehungen. Aber auch hier kann ein authentisches Ansprechen von Konflikten Situationen verbessern. Es geht also nicht darum, seinen Gefühlen einfach „freien Lauf zu lassen", je nachdem, wonach einem gerade der Sinn steht. Vielmehr geht es bei der Echtheit darum, Emotionen zu akzeptieren und daraus etwas Konstruktives zu gestalten. Auch wenn manchmal das Bedürfnis dominiert, oberflächlichen Impulsen wie Brüllen oder Schimpfen nachzugehen, hat dies nichts mit Echtheit zu tun. Solche Gefühlsausbrüche gilt es, gerade im beruflichen Rahmen kontrollieren zu können. Wahre Echtheit hingegen geht tiefer und zeigt in der Regel die authentische Bemühung, etwas Positives umzusetzen.

Neue Pflegesituation

Eva Landowskis Kollegin Marianna Patitz arbeitet seit drei Jahren mit ihr zusammen. Auch ihr ist mit der Zeit aufgefallen, dass sich etwas bei der erfahrenen Pflegerin verändert hat. Gerade, weil sie nicht möchte, dass Auszubildende ein falsches Bild von der pflegerischen Versorgung bekommen, findet sie es wichtig, Eva Landowski darauf anzusprechen. Das Verhalten, so zu tun, als ob alles wunderbar wäre, obwohl man eigentlich zutiefst unzufrieden ist, kennt Marianna Patitz sehr gut aus ihrem beruflichen Umfeld. Die zu pflegenden Menschen sollen trotz allem bestmöglich und verantwortungsbewusst versorgt werden. Dabei kann jedoch auch schnell Misstrauen entstehen. Die Patientinnen und Patienten merken, dass ihr Gegenüber nur eine Rolle spielt, und fühlen sich mitunter nicht ernst genommen. Marianna Patitz kennt es aber auch umgekehrt: Bei einem Praxiseinsatz in einem Pflegeheim wurde sie als Schülerin Zeugin, wie eine unangemessene Echtheit aussehen kann. Ein Kollege schien mit seiner Arbeit sehr überfordert. Vermutlich lösten auch persönliche Umstände sein Verhalten mit aus. Tatsache war, dass Marianna Patitz bemerkte, wie dieser Pflegefachmann ohne Zögern seine Launen an seinem Team und auch an Bewohnerinnen und Bewohnern ausließ. Auf einfache Fragen und Bitten reagierte er meist so gereizt, dass sich schon bald niemand der älteren Menschen mehr traute, einen Wunsch zu äußern. Natürlich war nicht jeder Tag so. Doch leider kam es sehr häufig vor, dass der Pfleger schon schlecht gelaunt zur Arbeit erschien. Es dauerte nicht lange, bis sein Verhalten von der Stationsleitung angesprochen wurde. Als Reaktion hierauf äußerte er, dass sein authentisches Verhalten gegenüber manchen Arbeitssituationen ehrlich und doch eigentlich auch anzustreben wäre: „Würde jeder ehrlich seine Meinung zum Ausdruck bringen, dann hätten wir wahrscheinlich bessere Arbeitsbedingungen in der Pflege. Aber die Tatsache, dass jeder immer nur so tut, als ob alles ok wäre, bringt uns nicht weiter. Und Menschen wie ich sind dann natürlich der Buh-Mann!", waren damals seine Worte.

AUFGABE 4

Wie beurteilen Sie das Verhalten des Pflegefachmanns in der Pflegeeinrichtung. Wo liegt das Problem?

AUFGABE 5

Überlegen Sie, was Echtheit für Sie selbst bedeutet. Wie gehen Sie mit dem Spagat zwischen Authentizität, Selbstdisziplin und spontanen emotionalen Ausbrüchen in Ihrem Berufsleben um?

SITUATIONSMERKMALE

Tab. 8.1 Situationsmerkmale, Kapitel 8

Handlungsanlass	• Nierenerkrankung mit akuter arterieller Hypertonie
Kontext	• Internistische Station, Klinikum • Pflegeheim
Akteure	• Pflegefachfrau Eva Landowski • Pflegefachfrau Marianna Patitz • Pflegeschülerin Zeynep Dede • Patient Jonas Kuckwitz • Pflegefachmann
Erleben / Deuten / Verarbeiten	**Pflegefachfrau Eva Landowski** • Langjährige Pflegeerfahrung • Negative Veränderung nach Corona-Pandemie • Unzufrieden, gestresst • Spielt eine Rolle (unecht, einstudiert) • Unprofessionelles Verhalten **Pflegefachfrau Marianna Patitz** • Verständnisvoll, aber auch in der Verantwortung, gute Pflege zu gewährleisten **Patient Jonas Kuckwitz** • Überrumpelt, unangenehm berührt • Fühlt sich nicht ernst genommen • Verärgert, offensiv **Pflegefachmann** • Negativ, gereizt, unzufrieden • Unprofessionelles Verhalten • Falsches Verständnis von Echtheit
Handlungs-muster	• Echtheit in der Pflege fördern • Falsch interpretierte Echtheit erkennen und reflektieren • Spannungen zwischen Rolle und eigentlichem Gefühlszustand erkennen und resultierende Diskrepanzen aufdecken • Klärende Kommunikation fördern

Was erwartet Sie in diesem Kapitel?

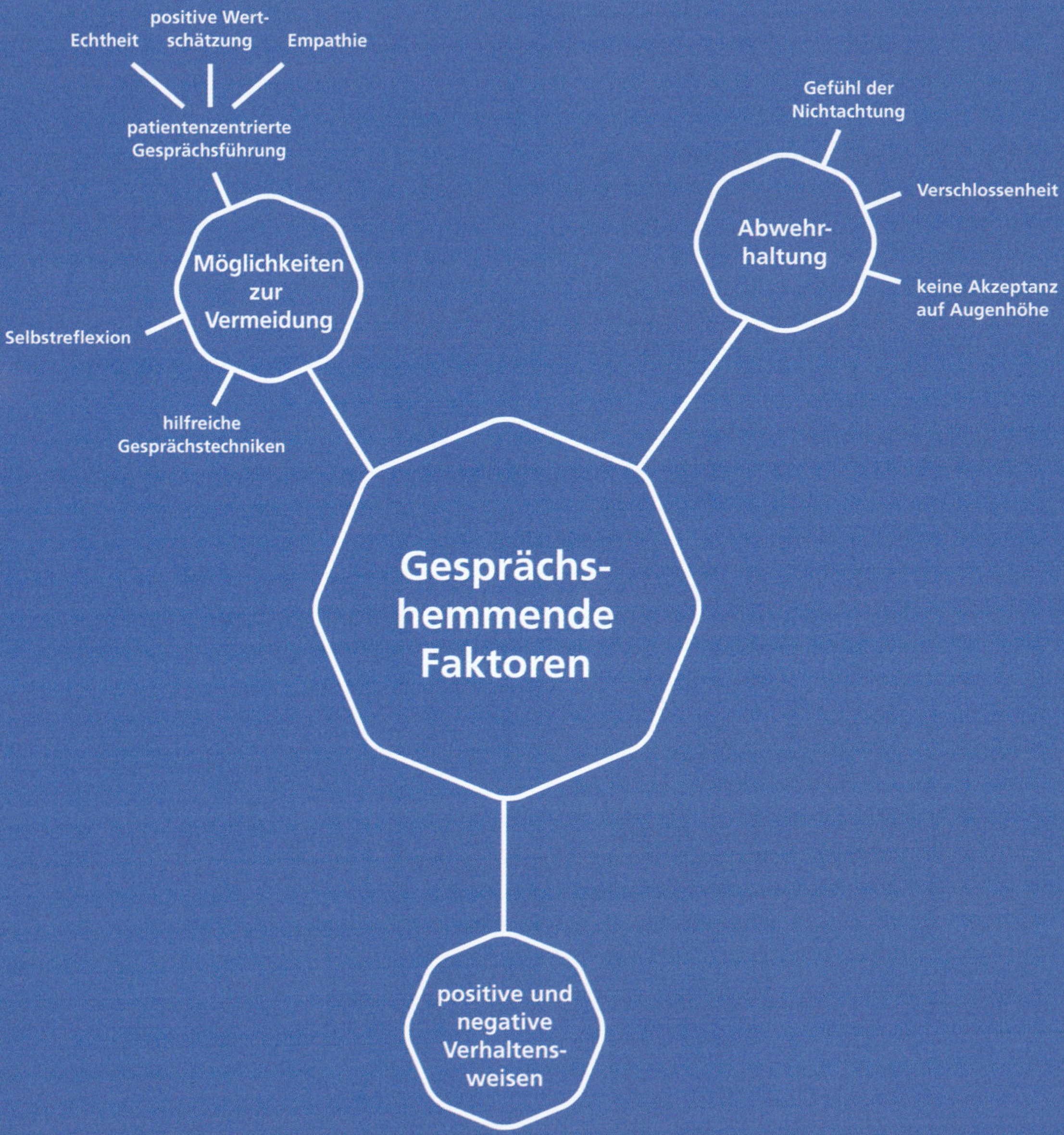

9 GESPRÄCHSHEMMENDE FAKTOREN

Warum ist das Thema wichtig für Pflegefachpersonen?

Kommunikation in der Pflege ist sehr wichtig. Pflegefachpersonen stellen oft wichtige Ansprechpartner für die zu pflegenden Menschen und ihre Angehörigen dar. Ebenso agieren sie als Vermittler, z. B. zu Arzt oder Ärztin, und benötigen daher kommunikative Kompetenzen. Jedoch kann eine Gesprächsführung auch durch verschiedene Faktoren gestört werden. Diese bezeichnet man als gesprächshemmende Faktoren. Für die Interaktion zwischen Pflegenden und zu pflegenden Menschen können hierdurch schwerwiegende Folgen entstehen. Eine solche Gesprächshemmung führt oft zu einer Abwehrhaltung. Der zu pflegende Mensch wird nicht darin bestärkt, seine Emotionen und Anliegen zu äußern, sondern er verschließt sich zunehmend. Gesprächshemmende Faktoren können das Gefühl auslösen, nicht beachtet bzw. nicht auf Augenhöhe akzeptiert zu werden. Pflegefachpersonen müssen sich dieser Konsequenzen bewusst sein und dementsprechend Verhaltensweisen, die zu solchen Barrieren führen, vermeiden.

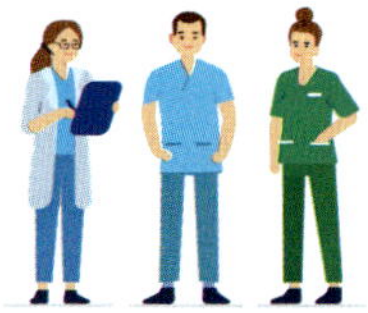

Pflegesituation

Heute ist der erste Tag für Jonas Müller in einer stationären Altenpflegeeinrichtung. Der Pflegeschüler freut sich, da er bisher nur den Klinikalltag seiner Ausbildungsstätte mitbekommen hat und dies nun sein erster Einsatz außerhalb ist. Er ist gespannt auf die Unterschiede und die Besonderheiten, die eine solche Pflegeeinrichtung ausmachen. Über den heutigen Tag begleitet ihn Markus Weber. Der Pflegefachmann arbeitet seit vier Jahren hier im Haus. Zunächst zeigt er ihm die verschiedenen Räumlichkeiten. Nach einem ersten Rundgang geht es nun durch die Zimmer der Station. Jonas Müller soll die Bewohnerinnen und Bewohner kennenlernen. Die beiden Männer klopfen an der ersten Tür und treten ein. Markus Weber begrüßt Herrn Becker mit einem freundlichen „Guten Morgen! Dürfen wir eintreten? Ich möchte Ihnen gerne jemanden vorstellen!". Herr Becker freut sich über das neue Gesicht. Nach einem kurzen Smalltalk erwähnt der 76-Jährige noch: „Ach, Herr Weber, was ich Ihnen noch sagen wollte. Ich würde heute gerne wieder das Mittagessen auf meinem Zimmer zu mir nehmen. Das war gestern sehr gemütlich und hat mir gutgetan. Manchmal genieße ich die Ruhe und kann dabei einfach ein bisschen fernsehen." Sofort erwidert der Pflegefachmann: „Ach was, Herr Becker. Das würde ich Ihnen nicht raten. Kommen Sie in den Gemeinschaftsraum zu den anderen. Das tut Ihnen gut, glauben Sie mir! Da steht auch ein Fernseher und Sie können sich ein bisschen unterhalten. Wir sehen uns dann gleich vorne! Bis später!"

Die Männer verlassen das Zimmer und steuern auf dem Flur die nächste Türe an. Wieder klopfen sie und treten ein: „Frau Schmidt? Hallo, ich bin es, Markus." „Oh, hallo Markus! Kommen Sie herein! Wen haben Sie denn da mitgebracht?", fragt die ältere Dame. „Das ist Jonas, unser Schüler." Die drei unterhalten sich eine kurze Zeit. Dann bemerkt Markus Weber, dass Frau Schmidt anscheinend etwas auf dem Herzen liegt: „Ist alles in Ordnung bei Ihnen? Sie wirken ein wenig bedrückt", fragt der Pflegefachmann. Frau Schmidt antwortet zögerlich: „Ach wissen Sie, mein Sohn muss morgen wieder beruflich ins Ausland. Dann sehe ich ihn wieder eine ganze

Weile nicht. Das tut mir immer so weh." Markus Weber lächelt, schüttelt dabei den Kopf und klopft ihr freundschaftlich auf die Schulter: „Ach, meine Liebe! Daran müssen Sie sich doch mittlerweile gewöhnt haben. Der ist doch so oft weg. Ist doch halb so schlimm! Er ist ja bis jetzt auch immer zurückgekommen, oder?" Er lacht Jonas Müller an und will die Stimmung dadurch auflockern. Der Pflegeschüler weiß nicht so recht, wie er reagieren soll. Er sieht Frau Schmidts trauriges Gesicht und irgendwie findet er die Situation gerade gar nicht zum Lachen. Die Dame versucht zu lächeln, doch es ist leicht zu erkennen, dass ihr eigentlich gar nicht danach ist. „Wissen Sie,", versucht sie erneut ihre Lage zu erklären, „ich weiß, dass er wiederkommt. Aber als Mutter macht man sich immer Sorgen, egal wie alt die Kinder sind. Das werden Sie auch noch erfahren, wenn Sie einmal Vater werden." „Ach du Schande! Dann lass ich das aber besser mal sein!", erwidert Markus Weber lachend. „So, jetzt ist aber Schluss mit Trübsal blasen! Heute Abend ist Bingo! Nicht vergessen!" Mit diesen Worten verlassen der Pflegefachmann und der Auszubildende wieder das Zimmer und gehen zum nächsten Bewohner.

„Sie schien sehr traurig, die Arme!", äußert sich Jonas Müller. „Ach was. Das ist immer das Gleiche, wenn der wegfährt. Ein bisschen Ablenkung, dann geht es ihr schon wieder gut. So, und zu guter Letzt hier noch Herr Bajewski. Klopf, klopf! Dürfen wir eintreten?" Ein mürrisches „Wenn's sein muss" ertönt aus dem Bewohnerzimmer. „Herr Weber, bitte setzen Sie sich einen Moment", fährt der Bewohner, Herr Bajewski, direkt fort. „Ich habe ein Problem mit der neuen Pflegerin. Ich möchte keinen Streit, aber irgendwie müssen wir da jetzt mal drüber reden. Vielleicht mal ein Gespräch mit ihr oder so. Das wäre, glaube ich, schon hilfreich." Markus Weber antwortet: „Ja, das hatten wir doch schon, das Thema. Und ich sage Ihnen auch nochmal, dass ich Sie verstehen kann. Ich habe auch schon öfter kleinere Auseinandersetzungen mit Kollegen hier gehabt. Glauben Sie mir, ich kann Ihr Anliegen vollkommen nachempfinden. Was glauben Sie, wie es mir manchmal bei der Arbeit geht. Das ist nicht immer leicht und macht alles Spaß. Aber weswegen ich eigentlich hier bin, schauen Sie mal, das hier ist Jonas, unser neuer …" Herr Bajewski fällt dem Pfleger ins Wort: „Nun, das ist ja schön und gut, dass Sie das auch kennen, aber das hilft mir reichlich wenig weiter, oder?" Der Pflegefachmann antwortet etwas überrascht: „Nun, wissen Sie, ich würde die ganze Situation aber auch mal so interpretieren, dass Sie gar nicht erst versucht haben, auf die neue Kollegin zuzugehen. Das ist natürlich auch nicht der richtige Weg. Haben Sie mal probiert, ein Gespräch aufzubauen? Haben Sie ihr mal ein Lächeln geschenkt? Finden Sie nicht, dass das alles zu einem guten Klima dazugehört? Und jetzt wollen Sie sich hinter ihrem Rücken beschweren. Moralisch auch etwas verwerflich, oder? Aber wissen Sie was? Ich werde noch einmal mit ihr reden und dann können wir ja mal einen Termin für ein klärendes Gespräch ausmachen, einverstanden?" „Klärendes Gespräch? Das können Sie sich jetzt auch schenken! Ich habe genug von dem Verein hier!", äußert sich der Bewohner sichtlich verärgert und verweist auf die Tür. Jonas Müller ist die Situation unangenehm für den Pflegefachmann. Doch eigentlich kann er den älteren Herrn gut verstehen.

AUFGABE 1 Welche Aussage ist falsch?

Gesprächshemmende Faktoren …

a) führen oft zu einer Abwehrhaltung.
b) bestärken ein Gefühl, dass persönliche Empfindlichkeiten nicht ernst genommen werden.
c) führen dazu, dass sich Patientinnen oder Patienten verschließen und nicht mehr sagen, was sie denken.
d) fördern indirekt das aktive Zuhören, das Paraphrasieren sowie das Verbalisieren.

AUFGABE 2

Sicherlich ist Ihnen aufgefallen, dass bei der Kommunikation in dieser Pflegesituation einiges schiefläuft. Welche gesprächshemmenden Faktoren sind Ihnen bei dem Pflegefachmann Markus Weber aufgefallen? Bitte notieren Sie diese in der nachfolgenden Tabelle und beschreiben Sie, inwiefern die Situation hierdurch problematisch werden könnte. Versuchen Sie, dabei die jeweiligen Fachbegriffe zu verwenden.

Gesprächshemmender Faktor (Fachbegriff)	Beschreibung der Situation
B________________	
D________________	
D________________ I________________ E________________	
I________________	
M________________	

AUFGABE 3

Sind Ihnen möglicherweise gesprächshemmende Faktoren in Ihrer eigenen Interaktion mit zu pflegenden Menschen oder Kolleginnen und Kollegen aufgefallen? Neigen Sie eventuell in manchen Situationen selbst dazu, ohne dass es Ihnen bisher bewusst war? Oder ist Ihnen ein solches Verhalten bei anderen Pflegefachpersonen in Ihrer praktischen Ausbildung aufgefallen? Welche Möglichkeiten fallen Ihnen ein, um zukünftig gesprächshemmende Faktoren zu vermeiden? Notieren Sie in den folgenden Zeilen Ihre Gedanken.

____

____

____

____

INFOKASTEN

Positiv und negativ wirkende Verhaltensweisen zum verständnisvollen Zuhören:

Als Grundlage der **klientenzentrierten Gesprächsführung** nach Rogers steht, neben dem Paraphrasieren und dem Verbalisieren emotionaler Erlebnisinhalte, das **verständnisvolle Zuhören.** Die von Rogers formulierte Gesprächsführung lässt sich auf die Pflege in Form einer patientenzentrierten Gesprächsführung übertragen.

Bei einer positiven wirkenden Verhaltensweise zum verständnisvollen Zuhören zeigt sich die Pflegefachperson dazu bereit, auf den zu pflegenden Menschen einzugehen. Es wird durch **nonverbale und/oder verbale Äußerungen** ein Gefühl von Verständnis vermittelt. Neben einem solchen positiv wirkenden Verhalten gibt es jedoch auch negativ wirkende Verhaltensweisen. Diese wirken sich negativ auf das verständnisvolle Zuhören aus und sind daher kontraproduktiv. Pflegende müssen sich dessen stets bewusst sein.

Neue Pflegesituation

Jonas Müller hat seinen Einsatz in der stationären Pflegeeinrichtung erfolgreich hinter sich gebracht. Seither ist nun einige Zeit vergangen und auch der nächste Schulblock wieder abgeschlossen. Im theoretischen Unterricht wurde dieses Mal ein Thema behandelt, dass Jonas Müller zunehmend interessiert: Kommunikation und Konfliktmanagement in der Pflege. Bei seinen Einsätzen merkt der junge Auszubildende doch immer wieder aufs Neue, wie wichtig eine kompetente Gesprächsführung im Pflegealltag ist. Und jeder praktische Einsatz bietet ihm zahlreiche Möglichkeiten, seine kommunikativen Kompetenzen zu verbessern. Jonas Müller findet das sehr spannend. Aktuell befindet er sich auf der Kinderstation seiner Ausbildungsstätte. Hier erlebt er vollkommen neue pflegerische Herausforderungen, insbesondere auch im Hinblick auf die Interaktion mit den Kindern und ihren Eltern. Viele Väter und Mütter suchen den Kontakt zu den Pflegefachpersonen. Nicht selten sind sie in großer Sorge um ihre Liebsten und sehr verängstigt. Jonas Müller darf bei mehreren Gesprächen dabei sein. Dabei ist er oft beeindruckt, wie empathisch die Pflegenden mit den verschiedenen Situationen umgehen.

So auch im Fall von Frau Schröder, deren einjährige Tochter aufgrund von Blut im Stuhlgang stationär aufgenommen wurde. Die besorgte Mutter äußert sich gegenüber dem Schüler und seiner Praxisanleiterin bezüglich ihrer Gefühle. Es macht den Anschein, dass sie zum ersten Mal vieles loswerden kann, was ihr auf der Seele liegt. Jonas Müllers Praxisanleiterin zeigt sich sehr verständnisvoll. Sie nimmt sich Zeit für Frau Schröder und gibt ihr die Möglichkeit, sich alles von der Seele zu reden. Die positiven Verhaltensweisen, welche die Pflegefachfrau hierbei anwendet, sind für den Auszubildenden ein sehr lehrreiches Beispiel für ein verständnisvolles Zuhören. Einmal mehr freut er sich auf seine Zukunft in diesem vielseitigen Beruf.

AUFGABE 4 Jonas Müller ist beeindruckt von den positiven Verhaltensweisen seiner Praxisanleiterin im Zusammenhang mit einem verständnisvollen Zuhören. Die nachfolgende Tabelle klärt Sie über negative Verhaltensweisen diesbezüglich auf, die es zu vermeiden gilt. Bitte ergänzen Sie die leeren Felder mit dem jeweils positiven Gegenpart.

Positive Verhaltensweisen	Negative Verhaltensweisen
	Blickkontakt ausweichen

Positive Verhaltensweisen	Negative Verhaltensweisen
	Den anderen unterbrechen
	Verschlossene, abweisende Körperhaltung
	Sofort selbst reden
	Von eigener Situation ausgehen
	Eigene Gefühle in den Vordergrund stellen

AUFGABE 5

Gespräche können durch viele verschieden Faktoren gestört werden. Bitte nennen Sie die drei möglichen Störungen der Kommunikation nach dem kommunikationstheoretischen Ansatz von Paul Watzlawick.

SITUATIONSMERKMALE

Tab. 9.1 Situationsmerkmale, Kapitel 9

Handlungsanlass	• Wünsche, Sorgen und Anliegen von Bewohnerinnen und Bewohnern
Kontext	• Stationäre Altenpflegeeinrichtung
Akteure	• Pflegeschüler Jonas Müller • Pflegefachmann Markus Weber • Bewohner Herr Becker (76 Jahre) • Bewohnerin Frau Schmidt • Bewohner Herr Bajewski
Erleben / Deuten / Verarbeiten	**Pflegeschüler Jonas Müller** • Erleben von unangemessenen Pflegesituationen • Mitgefühl • Verständnis für Bewohnerin und Bewohner **Pflegefachmann Markus Weber** • Runterspielen von Emotionen • Überstülpen eigener Interpretationen, Verurteilen • Stellt sich in den Mittelpunkt und übergeht Gesprächspartner **Bewohner Herr Becker** • Äußert Wünsche • Sieht Pflegefachpersonen als Ansprechpartner an (Form einer Vertrauensbasis) **Bewohnerin Frau Schmidt** • Traurig, besorgt • Fühlt sich in ihrer Gefühlslage nicht verstanden und ernst genommen **Bewohner Herr Bajewski** • Verärgert • Wunsch nach Klärung • Abblocken aufgrund der Interaktion mit Pflegefachmann
Handlungsmuster	• Gesprächshemmende Faktoren erkennen und intervenieren • Jede Kommunikation ernst nehmen • Kommunikationssperren reflektieren

Was erwartet Sie in diesem Kapitel?

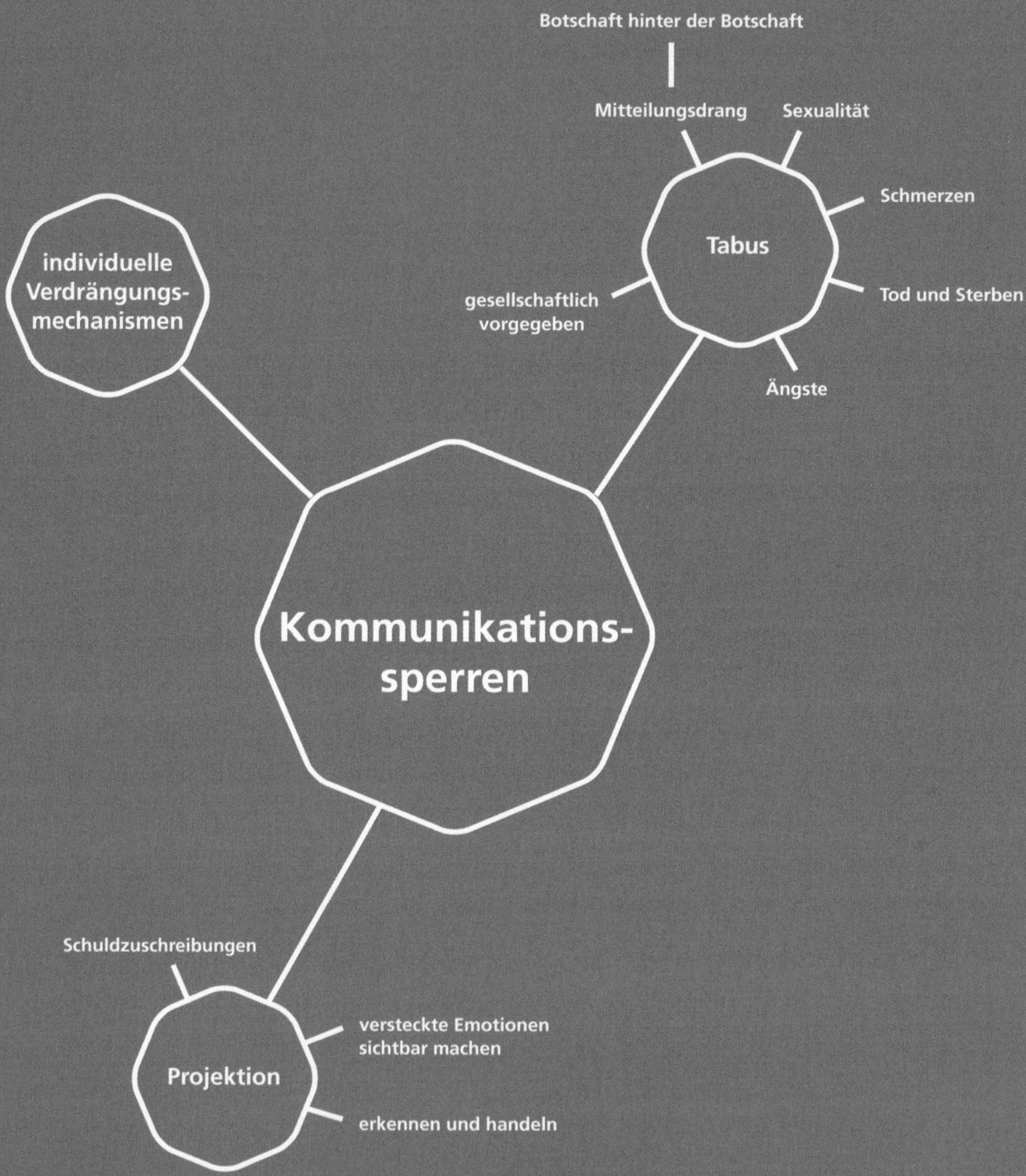

10 KOMMUNIKATIONS-SPERREN

Warum ist das Thema wichtig für Pflegefachpersonen?

Viele verschiedene Aspekte können eine gelingende Kommunikation blockieren. Manchen Menschen fällt es leicht, ihre Emotionen offen anzusprechen. Für viele stellt es allerdings eine große Hürde dar, insbesondere über Ängste oder Befürchtungen zu reden. In einer Pflegebeziehung kann dies umso schwerer sein, wenn sich die Beziehung zwischen dem zu pflegenden Menschen und der Pflegefachperson gerade erst entwickelt. Oft bedarf es eines großen Einfühlungsvermögens von Seiten der Pflege, Patientinnen und Patienten oder Bewohnerinnen und Bewohner dahingehend zu bestärken, gewisse Themen mitzuteilen. Diese können unter anderem jedoch wichtig in Bezug auf weitere Therapieziele bzw. -erfolge sein, z. B., wenn Schmerzen nicht angesprochen werden, da man stark und tapfer erscheinen will. Manchmal erfahren Pflegefachpersonen im Fall solcher Kommunikationssperren auf „Umwegen", dass etwas mit der Person, die es zu pflegen gilt, nicht stimmt. Eventuell zeigen diese Menschen einen versteckten Mitteilungsdrang. Sie suchen womöglich andere Wege, um auf ihre Gefühle aufmerksam zu machen, wenn sie diese nicht direkt ansprechen können. Die Herausforderung für Pflegende liegt darin, sensibel und empathisch auf solche Anspielungen zu reagieren. Es gilt also, die versteckte Botschaft zu erkennen.

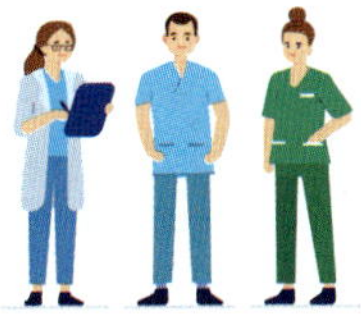

Pflegesituation

Sofia Martínez fühlt sich nicht wohl. Nicht nur das. Sie merkt, wie sie langsam, aber sicher in Panik verfällt. Am liebsten würde sie schreien und diese Menschen von sich wegstoßen. Aber das geht natürlich nicht. Alle würden denken, sie sei verrückt. Sie muss die Fassung bewahren und einfach mitmachen. Professionell bleiben, so wie es sich für eine angehende Ärztin gehört. Aber sie will es nicht, sie will es einfach nicht. Und dabei kann sie noch nicht einmal wegrennen, sondern ist an dieses Bett gefesselt. Und jetzt auch noch dieser junge Pfleger. Die 28-jährige Medizinstudentin hat es schlimm getroffen. Sie hatte einen schweren Autounfall, bei dem sie sich eine Beckenfraktur sowie eine Trümmerfraktur des rechten Oberarms zuzog. Beides musste operativ behandelt werden. Heute ist der zweite postoperative Tag. Die Schmerzen waren zunächst sehr stark, konnten aber mittlerweile gut medikamentös eingestellt werden. Noch kann die junge Frau das Patientenbett nicht verlassen. Ihre Verletzungen machen es unumgänglich, dass sie bei fast allen Tätigkeiten auf Hilfe angewiesen ist. Besonders bei der Körperpflege geht sie dabei durch die Hölle. Dabei sind alle hier auf der chirurgischen Station sehr nett und fürsorglich. Immer wieder sagt sie sich, dass sie sich nicht so anstellen darf. Aber heute kann sie nicht mehr.

Der junge Pflegefachmann Phillip Kunze hat seit längerer Zeit das erste Mal wieder Dienst. Er und seine Kollegin Tilda Franz sind heute für Sofia Martínez im Frühdienst zuständig. Phillip Kunze stellt sich freundlich vor und will alles für die Körperpflege im Bett vorbereiten. Als die beiden Pflegefachpersonen beginnen wollen, fängt die Patientin plötzlich furchtbar an zu weinen. Der Pflegefachmann ist besorgt: „Haben Sie Schmerzen? Brauchen Sie etwas?" Sofia Martínez schüttelt den Kopf und versucht, sich von ihm wegzudrehen. Vorsichtig fasst er ihre

Hand und versucht sie zu beruhigen: „Bitte, haben Sie keine Angst. Wir sind ganz vorsichtig und sagen Ihnen vor jedem Schritt, was wir als Nächstes machen. Sobald Sie Schmerzen haben, sagen Sie uns das und wir versuchen es auf eine andere Art, ok? Glauben Sie mir, Sie werden sich danach wie neu geboren fühlen. Tilda wird Ihnen jetzt ganz vorsichtig das Oberteil ausziehen und ich lege Ihnen sofort ein Handtuch über." „Nein, bitte. Ich möchte nicht gewaschen werden. Ich brauche das heute nicht", erwidert die Patientin. „Aber Frau Martínez, es wäre wirklich wichtig und würde Ihnen bestimmt guttun. Wir haben heute auch endlich mal etwas mehr Zeit. Das würde ich an Ihrer Stelle ausnutzen", erklärt die Pflegefachfrau und beide lächeln die junge Patientin an. „Ich glaube nicht, dass ich an Demenz leide und hier ein paar einfache Pflegekräfte brauche, die über meinen Körper bestimmen! Ich sagte nein!", entgegnet Sofia Martínez nun in einem ernsteren Ton. Die Pflegefachpersonen sind verwundert und verlassen letztlich wieder das Patientenzimmer.

Später kommt Tilda Franz nochmal zu der jungen Frau, um sich nach ihren Schmerzen zu erkundigen. Dieser scheint ihr Verhalten von eben unangenehm zu sein, doch sie versucht, es auf unfreundliche Art zu überspielen: „Jetzt gucken Sie doch nicht so eingeschnappt! Ich bin in den letzten Zügen meines Medizinstudiums, ich habe schon alles unter Kontrolle! Keine Sorge, Frau Oberschwester. Jetzt holen Sie mir einfach die Medikamente, die der Arzt angeordnet hat und gut ist!" Doch die Pflegefachfrau lässt sich nicht provozieren. Ihr ist schon ein paar Mal aufgefallen, dass ihre Patientin etwas zu bedrücken scheint. Die pflegerische Versorgung hat sich bereits mehrmals als nicht ganz einfach herausgestellt, insbesondere im Zusammenhang mit Körperkontakt. Tilda Franz versucht, auf die junge Frau einzugehen: „Frau Martínez, ich bin nicht eingeschnappt. Ich glaube, das wissen Sie auch. Aber ich möchte Ihnen gerne ans Herz legen, dass, falls es etwas gibt, was Sie einmal loswerden möchten, ich gerne zuhöre. Das ist nur ein Angebot, ok?" Die Pflegefachfrau schenkt Sofia Martínez ein warmes Lächeln. Diese nickt lächelnd zurück, während ihr die Tränen über die Wangen laufen.

AUFGABE 1 Die Pflegefachfrau geht, trotz herablassender Kommentare bezüglich ihres Berufs, auf die Patientin zu. Warum handelt Tilda Franz in dieser Situation so?

AUFGABE 2 Können Sie sich vorstellen, ebenfalls so zu agieren oder würde es Ihnen eher schwerfallen?

AUFGABE 3 Kommunikationssperren stellen sich gerade bei Themen ein, die von der Gesellschaft als Tabus angesehen werden. Welche Tabuthemen fallen Ihnen ein? Mit welchen wird man insbesondere in Pflegebeziehungen öfter konfrontiert? Lassen Sie bei den Antworten gerne persönliche Erfahrungen aus Ihrer Pflegepraxis miteinfließen.

AUFGABE 4

Richtig oder falsch? Markieren Sie die korrekten Aussagen.

	Richtig	Falsch
Viele Menschen wurden dahingehend geprägt, dass es sich „nicht gehört", über Tabuthemen zu reden.		
Um trotzdem über solche Emotionen sprechen zu können, öffnen sich manchmal „neue Ventile".		
Erst wenn ein zu pflegender Mensch von sich aus ein Tabu offen anspricht, kann die Pflege darauf eingehen.		
Tabus sind wichtig, damit nicht jeder mit seinem „Gefühlschaos" den Pflegeprozess behindert.		

AUFGABE 5

Die folgenden Begriffe müssen in die Abbildung eingefügt werden. Überlegen Sie, welche gesprächshemmenden Faktoren und Kommunikationssperren von Pflegefachpersonen ausgehen können und welche von zu pflegenden Menschen.

Projektionen
dirigieren
moralisieren
Tabus
interpretieren
sich identifizieren
Schuldzuschreibungen
bagatellisieren

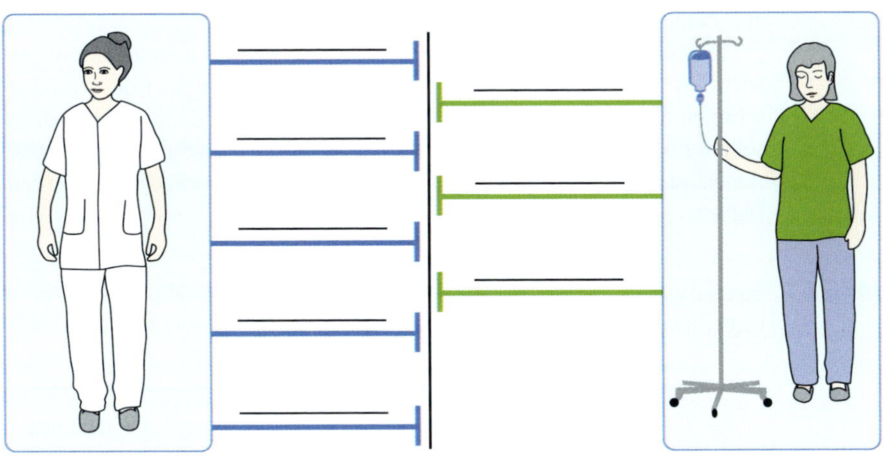

INFOKASTEN

Die Projektion:
Aus psychoanalytischer Sicht beschreibt eine Projektion eine **Verlagerung** eigener Vorstellungen, Gefühle und Konflikte auf einen anderen Menschen. Dies geschieht oft

unbewusst. Es werden also eigene Konflikte und Emotionen, die man mit sich herumträgt, auf eine andere Person projiziert, an welcher diese dann wahrgenommen und offen kritisiert werden. Etwas, das in einem Menschen steckt, worüber aber nicht gesprochen wird, kommt so zum Vorschein. Hierzu gehören in der Pflege oft verbale, unangemessene Angriffe.

AUFGABE 6 Ergänzen Sie den folgenden Lückentext mit den jeweils korrekten Begriffen.

erkennen – Botschaft – Vorwürfe – Schuldzuschreibung – verbal – Projektion – deprimiert – unangemessen

Manchmal kommt es dazu, dass Pflegende von zu pflegenden Menschen oder auch Angehörigen ____________________ angegriffen werden. Dabei stehen diese Attacken teilweise in keinem Zusammenhang mit der vorliegenden Situation und erscheinen ____________________. Hier liegt es an der Pflege, solche Botschaften nicht persönlich zu nehmen, auch wenn das nicht immer leicht ist. Vielmehr sollte die Tatsache, dass es sich um unberechtigte Vorwürfe handelt, Pflegefachpersonen zum Nachdenken anregen. Womöglich versteckt sich hier die eigentliche Botschaft hinter der ____________________, die gesendet wurde. Ein „Was gucken Sie denn so deprimiert? So geht es den Patienten bestimmt nicht besser!", obwohl die Pflegefachperson einen ganz normalen Gesichtsausdruck zeigte, kann vielleicht bedeuten, dass die zu pflegende Person selbst sehr ____________________ und traurig ist, es aber nicht offen kommunizieren will. Ein häufiger Fall von Projektionen ist die ____________________. Hierbei kann auch der Fall vorliegen, dass Menschen nicht wahrhaben wollen, für ihren Zustand selbst mitverantwortlich zu sein. Zum Beispiel, wenn COPD-Patienten ihre Luftnot nicht auf starkes Rauchen zurückführen, sondern auf eine falsche Behandlung.

Für Pflegende oder auch andere Personen sind Projektionen nicht immer leicht zu ____________________. Denn natürlich ist nicht jede Schuldzuschreibung oder verbale Attacke eine ____________________. Allerdings sollten Pflegende immer stutzig werden, wenn ihnen unangemessene Reaktionen oder unberechtigte ____________________ entgegengebracht werden. Dahinter stecken oft quälende Emotionen.

AUFGABE 7 Beschreiben Sie die Projektion im Fall von Sofia Martínez und den Pflegefachpersonen.

Neue Pflegesituation

Was Tilda Franz und Phillip Kunze nicht wissen können: Sofia Martínez wurde vor einem Jahr Opfer einer sexuellen Gewalttat. Ein „guter Freund", wie sie damals dachte, verabreichte ihr K.-o.-Tropfen und vergewaltigte sie. Dieses furchtbare, traumatische Erlebnis bestimmt seither ihr Unterbewusstsein. Die Medizinstudentin hat sich kurz darauf für eine Psychotherapie entschieden. Doch der Stress ihres Studiums und ihr Wille, Karriere als Ärztin zu machen, lassen es nicht immer zu, tiefsitzende Emotionen an die Oberfläche zu holen. Die Pflegefachfrau

Tilda Franz hat es durch ihre empathische Art geschafft, einen Zugang zu der jungen Frau zu bekommen. Vielleicht gerade, weil die beiden sich vorher nicht kannten und keine Vorurteile bestanden, traut sich Sofia Martínez, ein wenig von dem furchtbaren Erlebnis preiszugeben.

Tilda Franz ist schockiert. Plötzlich ergibt die abweisende Art der Patientin einen Sinn. Die Pflegefachfrau ist froh, dass sie das Verhalten nicht voreilig als arrogant und unverschämt abgetan hat.

AUFGABE 8

Haben Sie womöglich schon ähnliche Erfahrungen mit verborgenen Botschaften von zu pflegenden Menschen gemacht? Wenn ja, wie haben Sie reagiert? In den folgenden Zeilen können Sie Ihre Gedanken dazu notieren. Tauschen Sie sich mit anderen Pflegeschülerinnen und -schülern hierzu aus.

____

____

____

____

SITUATIONSMERKMALE

Tab. 10.1 Situationsmerkmale, Kapitel 10

Handlungsanlass	• Beckenfraktur, Trümmerfraktur rechter Oberarm nach Autounfall
Kontext	• Klinikum, chirurgische Station
Akteure	• Patientin Sofia Martínez (28 Jahre) • Pflegefachmann Phillip Kunze • Pflegefachfrau Tilda Franz
Erleben / Deuten / Verarbeiten	**Patientin Sofia Martínez** • Ängstlich, panisch • Will den Schein wahren, stark wirken • Unangemessene Kommentare • Versteckte Hilferufe • Stark traumatisierendes Erlebnis **Pflegefachmann Phillip Kunze** • Freundlich, zuvorkommend • Irritiert aufgrund zunächst unverständlicher Ablehnung **Pflegefachfrau Tilda Franz** • Freundlich, zuvorkommend • Hinterfragt Verhaltensmuster • Erkennt möglichen Hilferuf
Handlungsmuster	• Botschaft hinter der Botschaft erkennen • Signale wahrnehmen • Kein vorschnelles Urteilen oder Schuldzuschreibungen • Patientengespräche anbieten • Interventionen zur Förderung einer gelungenen Pflegebeziehung

Ideensterne – jetzt sind Sie an der Reihe!

Positive Wertschätzung

Echtheit

**Gesprächs-
hemmende
Faktoren**

SELBSTREFLEXION

Bei welchen Themen und Aufgabenstellungen der letzten Kapitel habe ich mich sicher gefühlt?

Welche Themen und Aufgabenstellungen der letzten Kapitel waren für mich schwieriger zu bearbeiten?

Wo genau lagen meine Verständnisprobleme?

Was kann ich machen, um diese Verständnisprobleme zu überwinden?

Nach der Bearbeitung der Kapitel haben sich folgende Fragen an meine Praxisanleiterin oder meine Lehrerin ergeben:

Welche kapitelbezogenen Themen, die innerhalb der Fragestellungen nicht behandelt wurden, würden mich interessieren?

Gibt es Erlebnisse aus meinen Praxiserfahrungen, die ich mit den bearbeiteten Fallbeispielen und Aufgabenstellungen in Verbindung bringen kann? Kamen mir Situationen bekannt vor?

Was nehme ich für meinen nächsten praktischen Einsatz mit?

Was erwartet Sie in diesem Kapitel?

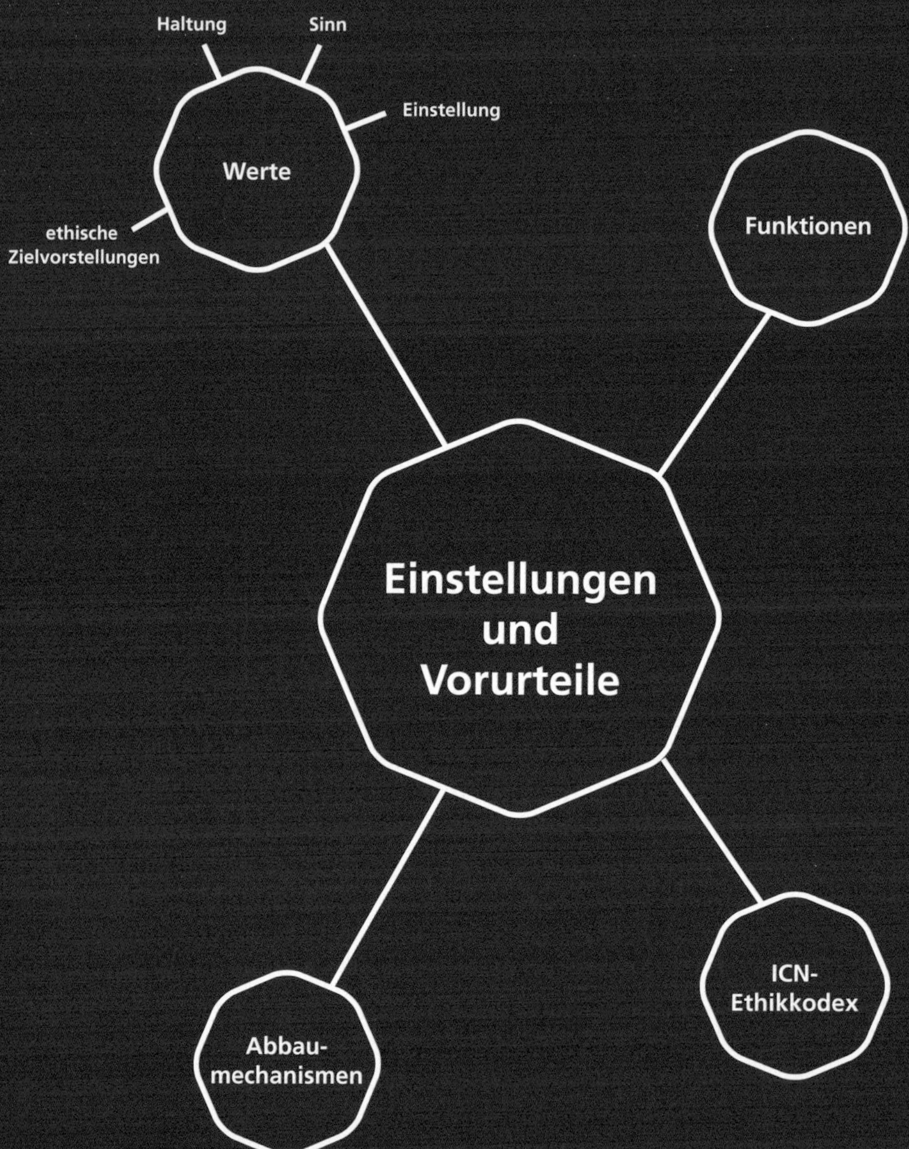

11 EINSTELLUNGEN UND VORURTEILE

Warum ist das Thema wichtig für Pflegefachpersonen?

Was die Profession Pflege so interessant macht, ist unter anderem die Tatsache, dass man es mit den unterschiedlichsten Menschen zu tun hat. Dabei spielt es keine Rolle, welche Kultur, Berufsgruppe oder soziale Schicht vorliegt – jeder kann, manchmal von heute auf morgen, auf pflegerische Hilfe angewiesen sein. Von der schicken Geschäftsfrau bis hin zu verwahrlosten Personen – alle Menschen haben Anspruch auf eine gute Pflege. Im ICN-Ethikkodex für professionell Pflegende wird hierauf an verschiedenen Stellen aufmerksam gemacht. Unter anderem heißt es: *Pflegefachpersonen setzen sich für Chancengerechtigkeit und soziale Gerechtigkeit bei der Ressourcenzuteilung, dem Zugang zu Gesundheitsversorgung und anderen sozialen und wirtschaftlichen Dienstleistungen ein. […] Pflegefachpersonen zeigen professionelle Werte wie Respekt, Gerechtigkeit, Verlässlichkeit, Fürsorge, Mitgefühl, Empathie, Vertrauenswürdigkeit und Integrität.* (*International Council of Nurses, 2021*)
Natürlich haben aber auch Pflegende ihre individuellen Einstellungen gegenüber diversen Situationen, Menschen oder Objekten. Leider können diese schnell von Vorurteilen oder Stigmatisierungen (griech. stigma = Merkmal) geprägt sein. Eine solche, meist negativ, wertende Vorstellung von Menschen oder Gruppen kann verletzende oder sogar gefährliche Folgen mit sich bringen und beeinträchtigt jede Form einer positiven Pflegebeziehung.

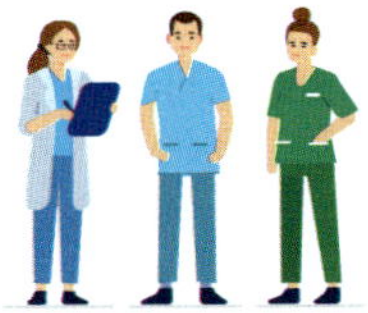

Pflegesituation

Heute ist wieder viel los in der Notaufnahme, wie meistens so kurz vor Weihnachten. Liliana Ansorge ist es gewohnt. Sie arbeitet jetzt schon seit mehreren Jahren in der Notfallambulanz eines großen städtischen Klinikums. In ihrer Zeit hier hat sie alle möglichen Arten von Patientinnen und Patienten erlebt: ängstliche, freundliche, panische, aggressive – die Pflegefachfrau kann so schnell nichts mehr schockieren. Da das Krankenhaus im Zentrum einer Großstadt liegt, müssen gerade jetzt in der kalten Jahreszeit oft Obdachlose versorgt werden. So auch heute. Werner Schmidt wurde soeben mit einer großen Wunde am Bein eingeliefert. Passanten hatten den 53-jährigen Mann bewusstlos auf der Straße liegen sehen und den Rettungsdienst informiert. Herr Schmidt ist nun wieder bei Bewusstsein, allerdings scheint er alkoholisiert. Die Wunde an seinem Bein ist stark verschmutzt und eitrig. Der Mann scheint sie schon seit längerer Zeit zu haben und unter starken Schmerzen zu leiden. Liliana Ansorge bereitet alles für die Versorgung vor. Peter Richter, der heute zuständige Arzt, ruft ihr im Vorbeigehen zu: „Bist du so nett und gehst schon mal zu Herrn Schmidt ins Behandlungszimmer 3? Ich komme, sobald ich hier fertig bin!" Die Pflegefachfrau möchte ihren Kollegen dazu holen. Jasper Neumann arbeitet erst seit kurzem in der Notaufnahme und ist froh über jegliche Unterstützung seiner Kolleginnen und Kollegen, die ihn in die Arbeitsabläufe einführen. „Jasper, hast du gerade Zeit?", fragt Liliana Ansorge und dieser erwidert enthusiastisch: „Ja, klar. Bin gerade aus der Pause zurück. Was gibt es?" Die beiden Pflegefachpersonen fachsimpeln kurz über erste Eindrücke der Verletzung. Dann betreten sie das Behandlungszimmer.

Ein strenger Geruch hat sich breit gemacht. Herr Schmidt lächelt die beiden freundlich an.

Liliana Ansorge erwidert dies und stellt sich und ihren Kollegen vor. Dann erklärt sie dem Patienten, warum er hier ist und wie er behandelt werden soll. Herr Werner verhält sich ruhig. Es ist unübersehbar, dass er unter Alkoholeinfluss steht. Dennoch scheint er das meiste zu verstehen und nickt dankbar. Die Pflegefachfrau zieht sich Schutzhandschuhe an und will ihm aus der extrem verschmutzten Jacke helfen. Dabei bemerkt sie, dass der Mann stark unterkühlt ist. „Ihnen ist bestimmt kalt. Ich hole gleich noch eine Decke. Der Arzt wird dann auch bald da sein", beruhigt sie Herrn Schmidt. Es ist ihr nicht verborgen geblieben, dass ihr Kollege währenddessen in sicherem Abstand zum Geschehen stehengeblieben ist und sich eher wenig bemüht, seinen etwas angeekelten Gesichtsausdruck zu verbergen. „Du, Jasper, es wäre schon irgendwie ganz gut, wenn du mir helfen könntest", gibt sie dem Pflegefachmann zu verstehen. Dieser setzt sich dann doch in Bewegung und hilft beim Auskleiden. Mit einem „Danke" auf den Lippen versucht der Patient, so gut es geht, zu kooperieren. Doch wirklich in der Lage ist er dazu gerade nicht. Eine starke Alkoholfahne kommt Jasper Neumann entgegen.

Nach der Erstversorgung mit dem Arzt verlassen die Pflegefachpersonen den Behandlungsraum. Liliana Ansorge ist es ein Bedürfnis, ihren Kollegen auf die Art und Weise seiner Patientenbetreuung anzusprechen: „Mir ist aufgefallen, dass du gerade etwas abweisend zu dem Patienten warst. Und zwar so, dass er es mit Sicherheit auch mitbekommen hat." Jasper Neumann lacht: „Der? Der hat gar nichts mitbekommen, glaub mir. So breit wie der war." Liliana Ansorge ist erschüttert: „Jasper, wir sind hier in der Notfallambulanz. Mit Obdachlosen wirst du es öfter zu tun haben. Es wird hier niemand wie ein Mensch zweiter Klasse behandelt." Der Pflegefachmann erwidert: „Ich habe nichts gegen Obdachlose! Aber ich habe ein Problem mit Alkoholikern. Und da kannst du mir sagen, was du willst. Der ist doch hundert Pro auf der Straße gelandet, weil er sich nur zugesoffen hat. Nichts mehr auf die Reihe bekommen und im Selbstmitleid zerfließen. Und dann soll man denen noch über den Kopf streicheln. Sorry, da habe ich keinen Respekt vor." Die Pflegefachfrau zeigt Unverständnis gegenüber Jasper Neumanns Einstellung. Sie vertritt eine andere: „Für mich hört sich das danach an, dass du ein Bild von alkoholkranken Menschen hast, ohne vielleicht die individuellen Hintergründe ihrer Lage zu berücksichtigen. Wie viele Alkoholkranke oder ihre Lebensgeschichten kennst du denn?" „Ich? Keine! Da habe ich auch mit Sicherheit kein Interesse dran. Ich bin kein herzloser Mensch und habe mich schon sehr oft mit den verschiedensten Schicksalsschlägen meiner Patientinnen und Patienten auseinandergesetzt. Wenn Zeit ist, habe ich immer ein offenes Ohr. Aber wer sich selbst ins Koma säuft und meint, dann noch das Recht auf eine bevorzugte Behandlung zu haben, ist bei mir an der falschen Adresse!" Sprachlos gehen die beiden den Flur der Notfallambulanz entlang – jeder in eine andere Richtung.

AUFGABE 1 Bitte definieren Sie den Begriff „Einstellung".

AUFGABE 2 Richtig oder falsch? Markieren Sie die korrekte Antwort.

	Richtig	Falsch
Liliana Ansorge kann Jasper Neumanns Einstellung gegenüber alkoholkranken Menschen nicht direkt beobachten, sondern nur aus dem beobachteten Verhalten des Pflegefachmanns erschließen (z. B. verbale Äußerungen oder beobachtbare Handlungen).		

	Richtig	Falsch
Jasper Neumanns Einstellung ist ausschlaggebend für sein Verhalten in der Pflegesituation.		
Der Pflegefachmann hat bereits viele Erfahrungen mit alkoholsüchtigen Menschen gemacht. Daher handelt es sich bei seiner Einstellung nicht um Vorurteile.		
Durch ein direktes Kennenlernen mehrerer Menschen aus einer stigmatisierten Gruppe kann Fremdheit abgebaut und der Abbau von Vorurteilen gefördert werden.		
Jasper Neumanns Vorstellung von Werner Schmidt ist nicht wertend, sondern definiert sich über die Moral des Pflegefachmanns.		
Die Einstellung des Pflegefachmanns beeinflusst ihn dahingehend, welche Informationen er aktiv sucht und welche eher vermieden werden.		
Herrn Schmidts Verhalten ist ausschlaggebend für Liliana Ansorges und Jasper Neumanns Einstellung.		
Einstellungen wirken sich auf die menschliche Informationsverarbeitung aus (selektive Wahrnehmung). Daher scheinen in Jasper Neumanns Gedächtnis ausschließlich negative Informationen zu alkoholkranken Menschen gespeichert zu sein.		

AUFGABE 3

Nennen Sie drei Funktionen von Einstellungen.

AUFGABE 4

Haben Sie bei sich selbst schon einmal Einstellungen bemerkt, die Ihr Verhalten im Pflegealltag beeinflussen? Tauschen Sie sich hierzu bei Bedarf mit Ihren Mitschülerinnen und Mitschülern aus.

Neue Pflegesituation

Liliana Ansorge macht sich an die Dokumentation. Doch sie ist nicht so richtig bei der Sache. Die Pflegefachfrau würde gerne erneut ein Gespräch mit Jasper Neumann suchen, doch sie weiß nicht, wie das Thema am besten anzugehen ist. Liliana Ansorge glaubt ihm, dass er ansonsten ein empathischer und offener Pfleger ist. Sie konnte schon einige Unterhaltungen zwischen ihm und Patientinnen oder Patienten miterleben, die das mehr als bestätigten. Sie weiß auch aus eigener Erfahrung, wie schnell sich bestimmte Einstellungen festsetzen können. Manchmal ist ihr das sogar unbewusst passiert, je nachdem, in welcher Gruppe sie sich gerade befand. Die Pflegefachfrau erinnert sich dabei an eine Situation, die ihr besonders unangenehm war.

Damals war sie noch Schülerin und hatte einen Einsatz auf der Kinderstation. Kito, ein vierjähriger Junge, und seine Familie kamen aus Tansania und waren noch nicht lange in Deutschland. Der deutschen Sprache waren sie daher noch nicht mächtig, aber man konnte sich auf Englisch verständigen. Liliana weiß noch ganz genau, wie sympathisch sie damals die Familie fand. Es war immer viel los im Patientenzimmer. Nicht nur die Eltern waren so gut wie immer da, auch Freunde und weitere Angehörige schienen täglich beim kleinen Kito ein- und auszugehen. Oft aßen sie auch gemeinsam, wobei der Raum vom Geruch exotischer Gewürze erfüllt war. Die Frauen hatten immer bunte Gewänder an und Kitos Mutter trug auf dem Rücken seine kleine Schwester herum. Es war ein schönes Bild, nur war es halt irgendwie alles andere als typisch deutsch. Das ging so manchen Pflegenden damals etwas auf die Nerven. Hier und da fielen Kommentare wie: „Ist ja schön, dass der Junge seine Familie um sich hat, aber irgendwann geht der Zirkus auch mal zu weit. Das ist immer eine Lautstärke da drin. Typisch!“, oder „Ich kann es nicht mehr riechen! Haben die schon wieder ihr komisches Essen mitgebracht?“. Eines Tages wendete sich die zuständige Kinderärztin an die damalige Schülerin Liliana Ansorge, um ihr kurz etwas mitzuteilen: „Du, Liliana, ich kann gerade die andere nicht finden. Gibst du bitte bei der Übergabe weiter, dass mir Kito sehr müde vorkommt. Vielleicht fragst du mal deine Kollegen, was denen so aufgefallen ist.“ Liliana Ansorge weiß, dass sie sich in diesem Moment vor der Ärztin etwas wichtigmachen wollte. Doch das ging gründlich daneben. Locker erwiderte die Schülerin: „Naja, Sie wissen ja, wie solche Leute sind. Nett, aber da wird bestimmt abends noch bis in die Puppen Party gemacht. Wer weiß, wann die Kinder immer so ins Bett kommen. Da läuft dann bestimmt bis Mitternacht laut Musik oder der Fernseher.“ Liliana Ansorge lachte und erhoffte sich ein erwiderndes Lachen. Aber der Gesichtsausdruck der Ärztin zeigte eine ganz andere Reaktion: „So, so, meinst du, ja? Nun, tut mir leid, ich weiß nicht wie ‚solche Leute‘ sind. Aber anscheinend bist du da ja sehr bewandert, wenn es darum geht, Menschen zu beurteilen. Ich für meinen Teil sehe da erstmal ein sehr krankes Kind und eine Familie, die alles dafür tut, damit er glücklich ist. Und eins sage ich dir: Auf meiner Station möchte ich solche vorurteilsbehafteten Aussagen nicht mehr hören. Das rate ich dir auch für deine weitere Karriere!“ Liliana Ansorge erinnert sich, wie sehr sie sich damals schämte. Am meisten ärgerte sie, dass sie die Familie doch als sehr positiv empfand. Aber sie wollte auch von den Kolleginnen und Kollegen anerkannt werden und übernahm daher die Einstellung mancher Pflegenden. Jedenfalls wird ihr die Ansage der Ärztin immer in Erinnerung bleiben.

AUFGABE 5

Was sind soziale Vorurteile? Mehrere Antworten können richtig sein.

Soziale Vorurteile …

- ☐ sind eine besondere Form der Einstellung, da sie wertende Vorstellungen zuschreiben.
- ☐ sind meistens mit negativen Merkmalen behaftet.
- ☐ berücksichtigen die individuellen Unterschiede von Personen oder Gruppen.
- ☐ haben eine Orientierungsfunktion.
- ☐ führen zu fehlerhaften Schlussfolgerungen.
- ☐ können nur aufgrund persönlicher Erfahrungen entstehen.

AUFGABE 6

Welche Möglichkeiten bestehen, um Vorurteile abzubauen? Lassen Sie sich durch die Pflegesituation von Kito und seiner Familie inspirieren und notieren Sie in den nachfolgenden Zeilen Ihre Ideen.

____

____

____

____

____

INFOKASTEN

Werte:

Werte bezeichnen **ethische Zielvorstellungen** und Grundüberzeugungen, die von Einzelnen oder Gruppen für erstrebenswert gehalten werden. Sie sind das, was jeder Mensch für sich als wichtig erachtet und wodurch er sich auch auf gewisse Verhaltensweisen festlegt (z. B. ist manchen Pflegenden die Zeit für die Patientinnen und Patienten wichtiger als der Wert einer ordentlich ausgeführten Dokumentation). Solche Wertefestlegungen stehen für Grundüberzeugungen und Sinnvorstellungen. Sie entstehen durch die folgenden Festlegungen:

- Welche **Einstellung** habe ich zu mir, zu meinem Gegenüber, zu meiner Arbeit?
- Welche **Haltung** habe ich zur Gerechtigkeit, zur Bildung, zur Wahrheit?
- Welchen **Sinn** gebe ich meinem Leben?

Im **ICN-Ethikkodex** für professionell Pflegende werden Werte wie folgt definiert: *Werte in der Pflege sind jene Ziele, die sowohl vom Beruf als auch in der Pflegefachperson-Patientin-Beziehung angestrebt werden. Dazu gehören zum Beispiel Gesundheit, Würde, Respekt, Mitgefühl, Gleichbehandlung, Inklusion. Beachte, dass einige Werte (Ziele) auch Charaktereigenschaften sind.* (*International Council of Nurses, 2021*)

AUFGABE 7 Welche Werte sind Ihnen, insbesondere bei der Ausübung des Pflegeberufs, besonders wichtig? Erstellen Sie anhand der folgenden Vorlage ein Mindmap zu Ihren Überlegungen.

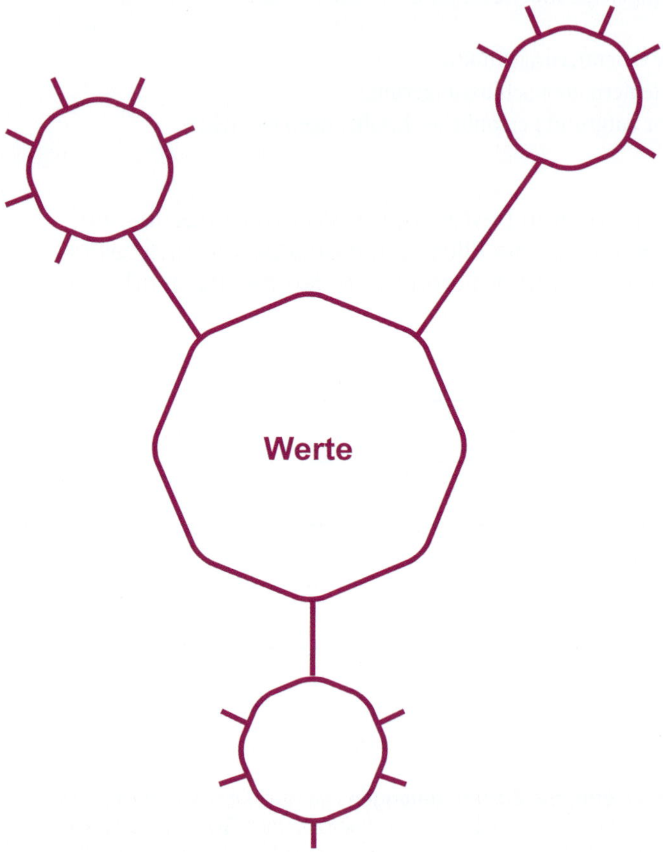

SITUATIONSMERKMALE

Tab. 11.1 Situationsmerkmale, Kapitel 11

Handlungsanlass	• Eiternde Wunde, Unterkühlung, vorübergehende Bewusstlosigkeit • Versorgung eines 4-jährigen Kindes und Interaktion mit An- und Zugehörigen
Kontext	• Notaufnahme • Klinikum, Kinderstation
Akteure	• Pflegefachfrau Liliana Ansorge • Pflegefachmann Jasper Neumann • Patient Werner Schmidt • Arzt Peter Richter • Patient Kito (4 Jahre) • Kinderärztin
Erleben / Deuten / Verarbeiten	**Pflegefachfrau Liliana Ansorge** • Professionell, vorurteilsfrei **Pflegefachmann Jasper Neumann** • Voreingenommen • Festgefahrenes Bild von spezieller Zielgruppe **Patient Werner Schmidt** • Dankbar, freundlich • Alkoholisiert, verwahrlost **Kinderärztin** • Professionell, vorurteilsfrei • Zurechtweisend
Handlungsmuster	• Einstellungen überdenken • Professionelle Pflegebeziehung zu allen zu pflegenden Menschen einnehmen • Soziale Vorurteile hinterfragen und eigene Einstellungen kritisch reflektieren • Sachlich und professionell mit Störfaktoren umgehen (freundlich ansprechen, anstatt zu „lästern")

Was erwartet Sie in diesem Kapitel?

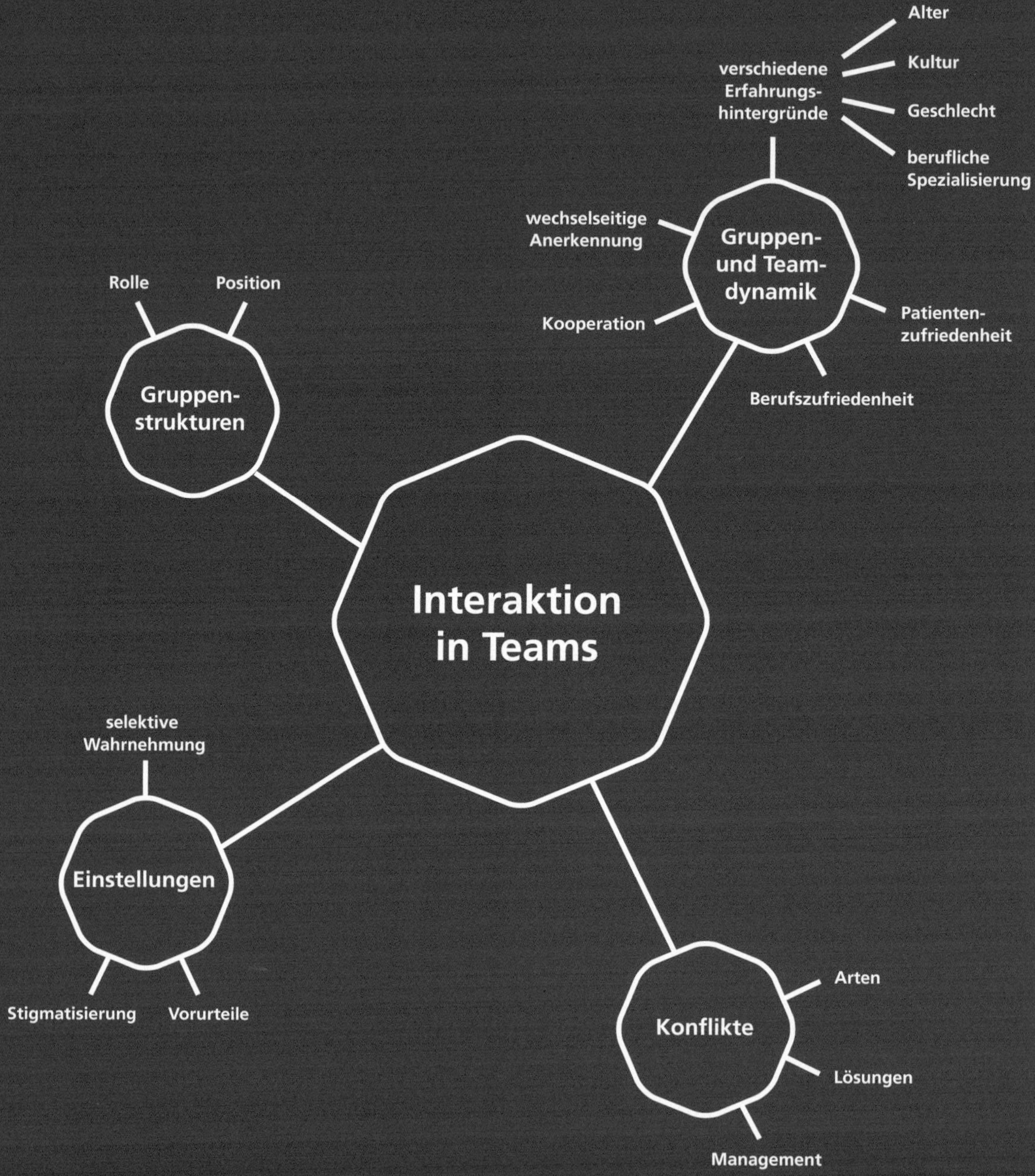

12 INTERAKTION IN TEAMS

Warum ist das Thema wichtig für Pflegefachpersonen?

Wer in der Pflege tätig ist, arbeitet selten allein. Pflegen bedeutet Teamarbeit. Dies beinhaltet die Arbeit gemeinsam mit anderen Pflegefachpersonen sowie innerhalb eines multiprofessionellen Teams. Dabei ist es wichtig zu verstehen, dass ein individuelles Verhalten einzelner Teammitglieder nie isoliert betrachtet werden kann. Verhaltensweisen werden immer durch die Interaktion mit anderen Personen innerhalb einer Gruppe bzw. innerhalb eines Teams beeinflusst.

Gerade für Pflegefachpersonen sind (sozial-)psychologische Erkenntnisse in Bezug auf Gruppen- oder Teamdynamik für den Arbeitsalltag sehr wichtig. Hier treffen verschiedene Charaktere mit diversen Erfahrungshintergründen (abhängig von Alter, Kultur, Geschlecht, spezieller Profession etc.) aufeinander. Verschiedene Teamrollen begegnen sich und müssen zu einem einvernehmlichen Miteinander finden. Eine solche Zusammenarbeit kann von hohem Wert sein, wenn sich die Teammitglieder gerade aufgrund der vielen Unterschiedlichkeiten respektieren und voneinander profitieren. Gegenseitige Anerkennung und Kooperation führen zu einer höheren Berufszufriedenheit und wirken sich somit auch auf die Zufriedenheit der zu pflegenden Menschen aus.

Auch der richtige Umgang mit Konflikten spielt hier eine wichtige Rolle. Der Pflegealltag bringt viele unterschiedliche Konfliktarten mit sich. Natürlich ist es nicht immer leicht, diesen zu begegnen. Dennoch hat jeder Konflikt auch eine positive Funktion, indem er auf problematische Situationen aufmerksam macht, die unbeachtet ggf. zur Eskalation führen könnten. Sich eine konfliktfreie Arbeitswelt zu wünschen, ist demnach eher unrealistisch. Vielmehr ist es wichtig, den richtigen Umgang hiermit zu lernen.

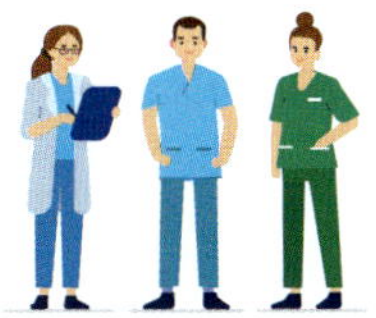

Pflegesituation

So langsam reicht es Valentin Raupach für heute. Anscheinend soll dies einfach nicht sein Tag werden. Das Ganze fing damit an, dass der 24-jährige Pflegeschüler heute Morgen verschlafen hat. Ausgerechnet heute, wo die Stationsleitung und seine Praxisanleiterin Dienst haben. Das ist ihm vorher noch nie passiert. Der engagierte Auszubildende wollte es mit einem besonders guten Arbeitstag wieder ausgleichen – doch Fehlanzeige! Irgendwie will ihm heute nichts gelingen. Die Patientinnen und Patienten der internistischen Station, wo er aktuell seinen Einsatz hat, wirken alle unzufrieden. Dennoch, Valentin Raupach bleibt positiv und zeigt sich gegenüber den zu pflegenden Menschen wie gewohnt empathisch und freundlich. Er will seine Arbeit so gut wie möglich verrichten und nimmt sich Zeit für eine Patientin. In einem seiner letzten Dienste wurde er von seiner Praxisanleiterin dafür kritisiert, dass er gerade bei der Versorgung der dementen Frau Schöneberger zu schnell und oberflächlich gehandelt habe. Dieses Mal will er es besser machen. Da geht die Tür auf und seine Kollegin, die Pflegefachfrau Martina Weber, kommt herein: „Valentin, wie lange willst du denn hier noch bleiben? Es wartet noch eine Menge Arbeit auf uns. Du musst mir in den nächsten drei Zimmern helfen, sonst werden wir hier heute nicht mehr fertig. Und ich muss definitiv pünktlich weg!“ Die Pflegefachfrau verlässt gestresst wieder das Patientenzimmer.

Kurze Zeit später wollen Valentin Raupach und Martina Weber einen immobilen Mann vom Bett in seinen Rollstuhl mobilisieren. Der Pflegeschüler will sich auf den Weg machen, um den Patientenlifter zu holen. „Den brauchen wir nicht, Valentin. Das machen wir so.“ Valentin Raupach, mittlerweile schon ein wenig genervt von der gesamten Situation, äußert sich dazu wie folgt: „Aber Malik hat mir letztens noch erklärt, dass der Lifter hier am geeignetsten ist.“ Martina Weber erwidert in einem etwas aggressiveren Ton: „Malik ist seit einem Jahr mit der Ausbildung fertig. Ich arbeite jetzt seit zwölf Jahren auf dieser Station und kenne mich sehr gut mit den verschiedenen Mobilisationstechniken aus. Glaub mir das einfach! Und außerdem, du und Malik, ihr wart gestern für den Vorratsraum zuständig. Ich denke, da kannst du gleich nochmal ran.“ Valentin Raupach versteht nicht: „Warum? Wir haben alles so verräumt, wie es sein muss.“ „Ja, dazu gehört aber auch, dass alle Arbeitsflächen gewischt werden. Das sieht mir allerdings nicht so aus.“ Der Auszubildende fühlt sich angegriffen: „Also, das höre ich jetzt zum ersten Mal, dass im Vorratsraum die Arbeitsflächen gewischt werden müssen. Und genaugenommen wäre das in dieser Schicht auch gar nicht meine Aufgabe gewesen.“ „Nun, das sagt wiederum einiges über deine Arbeitsmoral aus, meinst du nicht?“, sagt Martina Weber und wendet sich von ihm ab.

Eine halbe Stunde später geht Valentin Raupach in den besagten Vorratsraum, um seine Arbeit, die er seines Erachtens sehr gewissenhaft ausgeführt hat, zu beenden. In diesem Moment kommt eine riesige Lieferung neue Ware auf die Station. „Bitte schön! Viel Spaß!“, äußert der Lieferant neckisch mit einem Lächeln gegenüber dem Schüler und lädt alles vor dem Vorratsraum ab. „Na toll! Wo soll ich das denn jetzt noch alles unterbringen?“, denkt sich Valentin Raupach und will den ersten Karton vom Stapel ziehen. Doch irgendwie hängt alles fest. Er zieht genervt und etwas aggressiv an den Paketen rum, dabei bringt er die gesamte Ladung zum Kippen. Mit einem lauten Rumms kippt alles samt Lieferwagen um und versperrt den Stationsflur. In diesem Moment kommt die als etwas „schwierig“ bekannte, 72-jährige Patientin Frau Weißmüller um die Ecke. „Na, das üben wir aber nochmal, junger Mann! Den Azubis heute fehlt auch für jede Arbeit der Elan. Werde eh nie verstehen, was Männer in diesem Beruf zu suchen haben.“ Der Auszubildende geht in den Vorratsraum und tritt vor Wut mit einem kurzen Schrei einen der Kartons in die Ecke. Dann dreht er sich um und sieht Alina Amari, der Stationsleitung, ins Gesicht.

AUFGABE 1 Bitte ergänzen Sie die fehlenden Begriffe.

Rollenverteilung – Ergebnisse – Team – individuellen – wechselseitig – Lösung – Gruppenstruktur

Eine Gruppe besteht aus drei oder mehr Personen, die über einen gewissen Zeitraum in einer Interaktion stehen. Dabei beeinflussen die Personen sich ________________. Folgende Merkmale definieren eine Gruppe: definierte Anzahl von Mitgliedern, gemeinsames Ziel oder Interesse, Kommunikationswege, gemeinsame Normen und Werte, Gruppenzusammenhalt sowie ________________ und ________________.
Ein ________________ hingegen besteht aus einer Gruppe, bei der alle Mitgliederbeiträge zum Erreichen eines gemeinsamen Ziels oder einer ________________ eingebracht werden. Innerhalb einer Gruppe oder eines Teams können gemeinsame ________________ erzielt werden. Diese können gegenüber ________________ Leistungen einen Mehrwehrt haben.

AUFGABE 2

Welche Arten von Konflikten liegen in dieser Pflegesituation Ihrer Meinung nach vor? Mehrere Antworten sind möglich

a) Beziehungskonflikt:
Unterschiedliche Persönlichkeiten haben unterschiedliche Bedürfnisse und Verhaltensweisen. Oft beruhen Beziehungskonflikte auf schweren Verletzungen, wodurch gute Beziehungen zerbrechen. Nicht selten wird hierbei übereinander, aber nicht miteinander gesprochen.

b) Ziel- und Interessenskonflikte:
Verschiedene Ziele und Interessen prallen aufeinander. So möchten manche Teammitglieder schnell die Arbeit verrichten, um Überstunden zu vermeiden. Andere wiederum wollen ihre Arbeit gründlich machen, auch wenn dies längere Arbeitszeiten bedeutet.

c) Methodenkonflikte:
Es herrscht Einigkeit über das Ziel, jedoch Streit bezüglich der richtigen Methode.

d) Beurteilungs- und Bewertungskonflikt:
Der gleiche Sachverhalt wird unterschiedlich bewertet. So gibt es beispielsweise in einem Team die Vorgabe, ein Dienstzimmer aufgeräumt zu hinterlassen. Was jedoch den aufgeräumten Zustand angeht, bestehen unterschiedliche Vorstellungen.

e) Verteilungskonflikt:
Beruht oft auf knappen Ressourcen. So besteht z. B. Streit darüber, ob bei der knappen Zeitbemessung Pflegefachpersonen bei der Visite assistieren oder sich eher pflegerischen Tätigkeiten widmen sollten.

f) Strukturelle Konflikte:
Konflikte bezüglich unpassender Strukturen, unabhängig von persönlichen Motiven, Interessen und Beziehungen. Beispiel ist eine unklare Festlegung, welche Schicht für welche Aufgaben zuständig ist.

AUFGABE 3

Richtig oder falsch? Bitte markieren Sie die korrekte Lösung.

	Richtig	Falsch
Jede Situation innerhalb eines Teams ist subjektiv gefärbt.		
Individuelle Verhaltensweisen von Teammitgliedern müssen isoliert betrachtet werden und nicht in Interaktion mit anderen Teammitgliedern.		
Konflikte gehören zum Alltag und dienen als Warnsignal.		
Die Gruppendynamik ist mit ausschlaggebend für das individuelle Verhalten einer Person.		

AUFGABE 4 Der Pflegeschüler Valentin Raupach hat keinen guten Tag. Kommen Ihnen vielleicht manche Konfliktpunkte in der Pflegesituation bekannt vor? In welcher Situation kam es bei Ihnen innerhalb des Teams einmal zu einem Konflikt? Wie wurde damit umgegangen bzw. eine Lösung gefunden? Nutzen Sie die folgenden Zeilen, um Ihre Gedanken zu notieren. Tauschen Sie sich mit anderen Pflegeauszubildenden aus.

____

____

____

____

AUFGABE 5 Die Patientin Frau Weißmüller äußert sich Valentin Raupach gegenüber auf unangenehme und wertende Art. Wie bezeichnet man eine solche Form der Einstellung?

a) Es handelt sich um eine Resonanz in Bezug auf Valentin Raupachs Verhalten.
b) Eine solche Form der Einstellung nennt man Position. Es wird ein Platz innerhalb einer Gruppe mit klarer Meinung eingenommen.
c) Diese Form der Einstellung nennt man Rolle. Die Patientin vertritt ein typisches Rollenbild.
d) Es liegt eine Stigmatisierung vor. Hierbei werden meist negative, wertende Vorstellungen von bestimmten Menschen oder Gruppen angesprochen, ohne die individuellen Unterschiede zu berücksichtigen.

Neue Pflegesituation

Anders als von Valentin Raupach erwartet, zeigte sich die Stationsleitung Alina Amari verständnisvoll. In einem Gespräch nach Dienstende nahm sie sich Zeit für den Auszubildenden. Gemeinsam konnten sie diesen Arbeitstag noch einmal Revue passieren lassen und die verschiedenen Konfliktsituationen in einem ersten Schritt besprechen.

Die 32-jährige Alina Amari kann sich noch sehr gut an die Zeit erinnern, bevor sie die Rolle der Stationsleitung einnahm. Gerade die ersten Jahre in der Pflegeausbildung hat sie als damals junge Muslima nicht immer in bester Erinnerung. Ihr Aussehen und ihr Akzent führten in Kombination mit dem noch nicht vorhandenen Fachwissen einer erfahrenen Pflegefachperson manchmal zu verletzenden Konfrontationen. Insbesondere ihr Einsatz in einem Altenpflegeheim war für Alina Amari nicht leicht. Zwar waren dort viele Bewohner und Bewohnerinnen sehr freundlich, gerade, wenn sie sie näher kennenlernten. Doch bis dahin hatte sie es oft mit Vorurteilen, auch innerhalb des Teams, zu tun.

An einen „nett“ gemeinten Kommentar einer älteren Dame kann sich die junge Frau noch besonders gut erinnern: „Wahrscheinlich verstehst du nicht alles, was man dir sagt. Aber dafür seid ihr Ausländer immer sehr fleißig. Das ist mir schon oft aufgefallen, gerade bei den Reinigungskräften.“ Nicht zuletzt diese Bemerkung führte dazu, dass Alina Amari eine Karriere Richtung Führungsposition einschlug. Zielorientiert und motiviert schaffte sie es in kurzer Zeit zur Stationsleitung und erfüllt ihre Rolle im Team gewissenhaft und verantwortungsvoll. Sie ist für ihre disziplinierte und konzentrierte Arbeitsweise, auch in Stresssituationen, bekannt. Nicht zuletzt ihre selbstsichere und kommunikative Art ist es, auf die ihr Team sich gerne verlässt und hierdurch ein Gefühl der Sicherheit erfährt. Insbesondere soziale Vorurteile und Stigmatisierungen würde Alina Amari in ihrem Team niemals verharmlosen.

AUFGABE 6

Zu der Interaktion in Teams gehört es auch, sich mit den jeweiligen Gruppenstrukturen und Teamrollen auseinanderzusetzen. Was ist der Unterschied zwischen einer Rolle und einer Position? Bitte definieren Sie die beiden Begriffe anhand der Stationsleitung Frau Alina Amari.

AUFGABE 7

Vorurteile und Stigmatisierungen wie im Fall von Alina Amari oder dem Pflegeschüler Valentin Raupach entstehen häufig ohne eigene Erfahrungen oder Kontakte gegenüber bestimmten Gruppen. Welche Möglichkeiten bestehen, um solche Einstellungen abzubauen?

INFOKASTEN

Selektive Wahrnehmung:

Die selektive Wahrnehmung wird als **psychologisches Phänomen** bezeichnet und beschreibt den Zustand, dass bei der Wahrnehmung nur spezielle Aspekte aus der Umwelt wahrgenommen werden. Andere hingegen werden ausgeblendet bzw. durch eine unterschiedliche, begrenzte oder einseitige Wahrnehmung ausgeschlossen. Besonders hierbei ist der Einfluss von verschiedenen **Einstellungen** (gelernte Bereitschaft, bestimmte Objekte in einer bestimmten Weise wahrzunehmen) auf diese menschliche Informationsverarbeitung. Denn die diversen Einstellungen gegenüber Menschen, Gruppen, Situationen oder leblosen Gegenständen beeinflussen nachweislich die folgenden Punkte:

- Welche Informationen werden aktiv gesucht oder vermieden?
- Wie werden Informationen wahrgenommen und bewertet?
- Welche Informationen werden im Gedächtnis gespeichert?

Neue Pflegesituation

Aufgrund der Konfliktsituationen zwischen Valentin Raupach und der Pflegefachfrau Martina Weber hat sich die Stationsleitung dazu entschlossen, noch einmal ein klärendes Gespräch unter den Kollegen einzuleiten. Hierbei bezieht sie sich gerne auf die fünf Schritte der Konfliktlösung. Doch Martina Weber scheint dazu zunächst nur wenig bereit. Sie sieht sich in ihrer Rolle als erfahrene Pflegefachfrau nicht ernst genommen. Seit ihrer Ausbildung sind nun schon viele Jahre vergangen. Zwischenzeitlich war sie auf einer anderen Station als Praxisanleiterin tätig. Doch diese Position hat sie als sehr undankbar und stressig empfunden. Zusätzlich zu den sowieso schon knappen Ressourcen im Pflegealltag wurden ihr noch mehr Aufgaben zugewiesen. Nicht mehr Lohn, kein „Danke" – stattdessen noch mehr Stress und noch weniger Zeit. Und die Auszubildenden? Die haben nur gemeckert, dass Martina Weber sich nicht ausreichend um sie kümmern würde. Das hatte sie sich damals alles anders vorgestellt.

AUFGABE 8 Wie im Fall von Martina Weber können Einstellungen gegenüber Menschen, Gruppen, Situationen oder auch leblosen Gegenständen nachweislich den Umgang mit Informationen aus der Umwelt beeinflussen. Inwiefern äußert sich diese Beeinflussung im Zusammenhang mit einer selektiven Wahrnehmung? Bitte beenden Sie die folgenden Sätze.

Einstellungen beeinflussen nachweislich,

- welche Informationen aktiv ______________________________

  ______________________________.
- wie Informationen wahrgenommen und ______________________________

  ______________.
- welche Informationen im Gedächtnis ______________________________

  ______________.

AUFGABE 9 Nennen Sie die fünf Schritte der Konfliktlösung.

SITUATIONSMERKMALE

Tab. 12.1 Situationsmerkmale, Kapitel 12

Handlungsanlass	• Konflikt zwischen Kollegen • Vorurteile und Stigmatisierungen durch Patienten und Patientinnen, bzw. Bewohner und Bewohnerinnen
Kontext	• Klinikum, internistische Station
Akteure	• Pflegeschüler Valentin Raupach (24 Jahre) • Pflegefachfrau Marina Weber • Stationsleitung Alina Amari (32 Jahre) • Patientin Frau Weißmüller (72 Jahre)
Erleben/Deuten/ Verarbeiten	**Pflegeschüler Valentin Raupach** • Zunächst optimistisch und motiviert • Letztlich wütend, gereizt • Fühlt sich unfair behandelt **Pflegefachfrau Marina Weber** • Gestresst, gereizt, genervt • Will sich als erfahrenere Pflegefachfrau nicht bevormunden lassen **Stationsleitung Alina Amari** • Verständnisvoll • Kennt Vorurteile und Stigmatisierungen aus persönlicher Erfahrung heraus • Nimmt Aufgaben einer Stationsleitung sehr ernst **Patientin Frau Weißmüller** • Unangebrachter Kommentar
Handlungs-muster	• Konflikte in Teams ernst nehmen und intervenieren • Konflikte realisieren • Lösungen aushandeln und beibehalten • Stigmatisierungen nicht im Raum stehen lassen

Was erwartet Sie in diesem Kapitel?

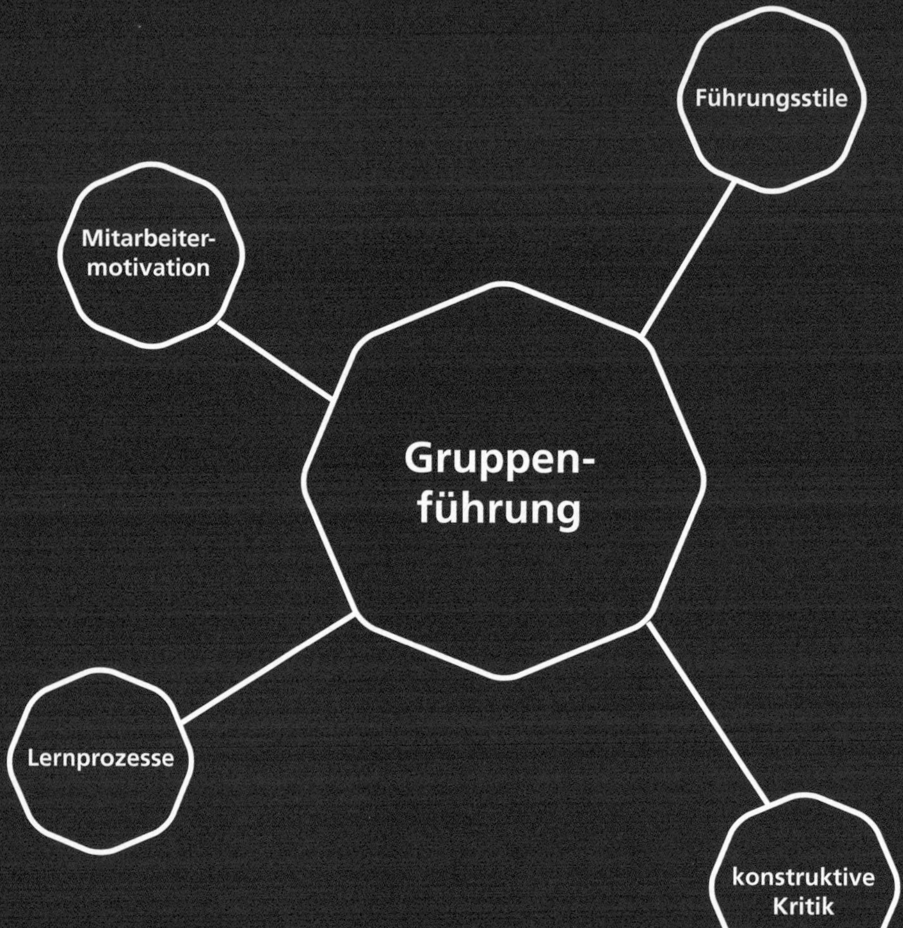

13 GRUPPENFÜHRUNG

Warum ist das Thema wichtig für Pflegefachpersonen?

Wohlbefinden, Zufriedenheit und Verhalten eines Teams bzw. einer Gruppe hängen stark davon ab, wie die Führungsprozesse ablaufen. Die Leitung eines Pflegeteams, die eine große Verantwortung beinhaltet, wird formal eingesetzt (z. B. Stationsleitung oder Pflegedienstleitung). Wer eine gute Leitung für sein Team sein will, muss nicht nur leiten, sondern auch führen können. Dabei gilt es, Enormes zu leisten: Mitarbeiterinnen und Mitarbeiter müssen motiviert werden, es sollen Leistungssteigerungen angestrebt und nicht zuletzt auch ein sinnvolles Konfliktmanagement betrieben werden. Und das Ganze findet unter dem wirtschaftlichen Druck des Arbeitgebers statt. Eine gute Mitarbeiterführung ist also mit Sicherheit alles andere als leicht. Richtig umgesetzt entsteht jedoch hierdurch eine zielorientierte Einbindung der Mitarbeiterinnen und Mitarbeiter in die anstehenden Aufgaben und Verantwortungsbereiche. Eine gute Führung fördert unter anderem die Kommunikation untereinander, motiviert die Pflegefachpersonen und schafft eine effektive Arbeitsumgebung für bestmögliche Ergebnisse. Dabei bestehen verschiedene Führungsstile, die mehr oder weniger auf die Wünsche und Erwartungen der Teammitglieder eingehen. Als Pflegefachperson und auch schon als Auszubildender der Pflege ist es wichtig, die verschiedenen Unterteilungen der Führungsstile zu kennen und den Zusammenhang zwischen Führungsverhalten und der Gesundheit und Leistungsfähigkeit von Teams zu verstehen – insbesondere im Hinblick auf eine mögliche eigene Karriere in einer Führungs- bzw. Leitungsfunktion.

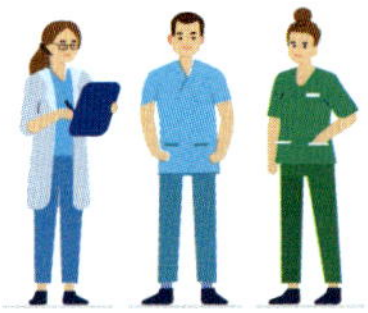

Pflegesituation

Ramon Lopéz ist im zweiten Jahr seiner Pflegeausbildung. Der Einsatz in einem ambulanten Pflegedienst steht an und der 19-Jährige ist gespannt. Den Pflegedienstleiter Mirco Maler und dessen Vertretung Annabelle Ziegler kennt er schon. Bei beiden hatte Ramon Lopéz sein Vorstellungsgespräch. Mirco Maler würde er auf Ende 30 schätzen, was er ganz gut findet – ein junger Chef. Und so, wie er ihn beim Vorstellungsgespräch kennenlernen durfte, ist es bestimmt eine lockere und angenehme Zusammenarbeit bei diesem Pflegedienst. Am ersten Arbeitstag betritt der Pflegeauszubildende den Teamraum. Hier finden die Übergaben und regelmäßige Treffen statt. Als Ramon Lopéz eintritt, blickt er auf ein übersichtliches Team: Drei Pflegefachfrauen und zwei Pflegefachmänner begrüßen ihn freundlich. Alle scheinen sich zu duzen und stellen sich mit Vornamen vor. Es werden kurz Geschichten vom Wochenende ausgetauscht und gelacht. Die gute Stimmung findet Ramon Lopéz auf Anhieb sympathisch. Als die Tür erneut aufgeht, verstummen jedoch alle recht schnell und machen einen ernsten Eindruck. Der Pflegedienstleiter Mirco Maler betritt den Raum, in der Hand einige Unterlagen. Er blickt sich um und sieht den Schüler: „So, guten Morgen! Wie schon alle sehen konnten, haben wir einen Monat lang Zuwachs. Dann mal auf eine gute Zusammenarbeit!" Ramon Lopéz lächelt und erwidert: „Ja, danke, Mirco! Ich freue mich und bin gespannt!" „Wir bleiben bitte beim Sie, Herr Lopéz. Herr Maler, wenn's recht ist", lautet die prompte Antwort hierauf. „Ups, schlechter

Start“, denkt sich Ramon. Aber gut, nicht dramatisch: „Sorry, hier haben sich grad alle geduzt, da bin ich irgendwie …“ „Alles gut, jetzt wissen Sie es“, fährt ihm Mirco Müller etwas schroff über den Mund.

Die erste Tour beginnt. Ramon Lopéz fährt bei Aniela Zielinski mit. Der Tag macht Spaß. Alle zu pflegenden Menschen freuen sich sehr, ein neues Gesicht zu sehen und sind sehr freundlich. Die ambulante pflegerische Versorgung unterscheidet sich zwar in vielen Aspekten, ist aber auch sehr interessant. Die Zusammenarbeit mit der Pflegefachfrau läuft ebenfalls super. Ramon Lopéz hat das Gefühl, auf Augenhöhe behandelt zu werden und darf schon viel bei der Versorgung übernehmen. Im Auto klingelt Aniela Zielinskis Handy. Das Display zeigt an, dass der Pflegedienstleiter anruft. Aniela Zielinski stöhnt genervt und geht über die Freisprechanlage ran: „Ja, hallo, Herr Maler.“ „Frau Zielinski, grüße Sie! Wo sind Sie gerade?“ „Wir sind jetzt gerade mit Herrn Weber fertig und stehen noch vor seinem Haus.“ „Herr Weber? Da haben Sie sich aber mächtig Zeit gelassen. Frau Stein wäre schon längst an der Reihe.“ Die Pflegfachfrau verdreht die Augen: „Nein, das hatte ich Ihnen ja erklärt, dass wir da die Reihenfolge geändert haben, weil das für alle ein besseres Zeitmanagement ist. Und Frau Stein ist sehr glücklich, weil sie gerne länger schläft.“ Ein etwas unfreundlicher Ton schallt nun durch die Sprechanlage: „Die Entscheidungsbefugnis, wer hier wann angefahren wird, obliegt allein mir. Und ich habe da nie mein „Go“ angegeben. Die Tour wird so gefahren, wie ich es vorgebe. Wenn Sie zurück sind, melden Sie sich bitte bei mir. Ok, dann bis später.“ Mirco Maler legt auf und Aniela Zielinski schüttelt nur ungläubig den Kopf. Ramon Lopéz kann es sich nicht verdrücken: „Krass, den hätte ich anders eingeschätzt.“ „Ja, das haben viele, Ramon. Aber zum Glück werden gerade überall Pflegekräfte gesucht. Gucken wir mal, was die nächste Zeit so bringt.“ Sie kann sich ein hämisches Lächeln nicht verkneifen.

AUFGABE 1 Welchen Führungsstil hat Pflegedienstleiter Mirco Maler?

- ☐ Laissez-faire-Stil
- ☐ Demokratischer Führungsstil
- ☐ Autoritärer Führungsstil

AUFGABE 2 Wodurch zeichnet sich die Gruppenführung bei diesem ambulanten Pflegedienst aus? Wie beurteilen Sie den Führungsstil und wo könnten Probleme liegen?

AUFGABE 3

In dem folgenden Buchstabenfeld verstecken sich sechs Führungsstile. Suchen und markieren Sie die Begriffe.

L	A	I	S	S	E	Z	-	F	A	I	R	E	F	I	D	C	T	E	D
S	M	R	L	C	K	Y	B	T	B	Z	Y	W	U	P	E	V	R	T	E
P	P	N	S	V	G	J	X	W	C	R	S	N	K	E	J	F	A	L	M
A	U	T	O	R	I	T	Ä	R	I	K	A	T	I	O	N	S	N	V	O
W	L	R	M	Z	P	D	S	K	S	S	W	A	U	H	D	I	S	E	K
E	S	A	R	X	H	I	K	T	C	C	E	V	S	U	T	V	F	G	R
R	J	N	T	M	Q	K	T	N	U	H	J	I	F	R	P	D	O	W	A
Y	I	S	P	I	P	K	P	N	O	L	H	N	E	B	D	F	R	Y	T
W	H	A	E	G	K	N	N	N	W	A	Y	I	R	W	Q	K	M	L	I
T	F	K	H	E	F	M	X	C	Q	F	P	T	G	I	T	J	A	E	S
M	F	T	H	D	V	P	H	A	E	M	O	R	R	H	O	I	T	E	C
F	L	I	E	S	S	I	G	K	E	I	T	S	M	A	N	G	I	L	H
R	W	O	I	D	T	B	B	C	N	T	H	K	D	E	Z	Y	O	D	S
R	M	N	R	K	P	E	T	S	I	T	U	A	T	I	V	L	N	P	A
X	L	A	E	O	O	P	I	A	T	E	R	A	N	A	P	K	A	S	R
Y	D	L	H	D	L	M	Q	H	A	L	E	G	E	G	X	W	L	P	M

AUFGABE 4

Richtig oder falsch?

	Richtig	Falsch
Eine Führungsfunktion kann eigentlich von jedem Team- bzw. Gruppenmitglied übernommen werden.		

AUFGABE 5

Richtig oder falsch?

	Richtig	Falsch
Die Leitungsfunktion ist an eine Person gebunden, die formal eingesetzt wird.		

Neue Pflegesituation

Der Einsatz beim ambulanten Pflegedienst ist schon wieder vorbei. Grundsätzlich hat es Ramon Lopéz sehr gut gefallen. Nur der Pflegedienstleiter, naja, irgendwie war die Stimmung im Team immer etwas komisch, findet der Schüler. Aber jetzt geht es weiter. Die Chirurgie – endlich! Ramon Lopéz freut sich schon die ganze Zeit auf diesen

Einsatz! Und die erste Woche ist auch schon genauso, wie er es sich vorgestellt hat: viel los, viele Pflegende, viele Ärztinnen und Ärzte. Insgesamt ein recht hektisches Treiben und ein mitunter auch nicht gerade zimperlicher Umgangston. Ramon Lopéz gefällt es sehr! Das ist schon eher seine Welt. Aber wie hinter diesen ganzen Arbeitsabläufen eine geregelte Organisation bestehen kann, ist ihm ein Rätsel. Alles muss schließlich perfekt durchgeplant und koordiniert sein. Und dann immer noch diese Chirurgen, die bei allem mitreden. Da muss man schon tough sein, um hier das Sagen zu behalten, denkt sich der Auszubildende und empfindet es gleichzeitig als spannende Herausforderung. Die Stationsleitung Claudia Rüger passt seines Erachtens in diese Rolle wie „die Faust aufs Auge". Manchmal muss Ramon Lopéz schon insgeheim in sich rein lachen, wenn er mitbekommt, wie kleinlaut auf einmal die Ärztinnen und Ärzte werden, wenn sie mit ihr reden. Sie ist eine klare Autoritätsperson, aber auf eine Art, dass anscheinend alle mit ihr auch Lachen und Späßchen machen können. Claudia Rügers Anweisungen sind streng und klar. Es besteht eine strikte Organisation der Arbeitsabläufe. Ramon Lopéz hat sich schon den ersten „Anpfiff" von ihr abgeholt. Fairerweise muss er zugeben, dass der auch berechtigt war. Manchmal versucht er, ungewollter Arbeit geschickt aus dem Weg zu gehen und hofft, dass es jemand anders übernimmt. Hat auch bisher oft geklappt, aber bei Claudia Rüger muss er das nicht probieren. Dafür gab es aber auch schon ein Lob von ihr – und das hat ihn sehr stolz gemacht. Vor allem, weil ein Kollege ihm daraufhin lachend zuflüsterte: „Na, darauf kannst du dir nach so kurzer Zeit was einbilden!" Claudia Rüger und ihr Team arbeiten schon lange zusammen. Die meisten der Pflegefachpersonen hier sind schon einige Jahre unter ihr tätig. Regelmäßig finden Teamsitzungen statt. Ramon Lopéz ist beeindruckt. Er hätte ihr zugetraut, dass nur sie das Sagen hat. Aber Fehlanzeige! Jede Pflegefachperson im Team hat hier die Möglichkeit, Ideen und Vorschläge konstruktiv einzubringen. Auch Ramon Lopéz wird nach seiner Meinung gefragt, das ist ihm noch nie passiert. Einmal hat er zufällig mitbekommen, wie der Chefarzt sich bei Claudia Rüger über einige Pflegefachpersonen beschweren wollte. Sie hat sich alles in Ruhe angehört, dann aber darauf verwiesen, das doch bitte gemeinsam mit den jeweiligen Zielpersonen zu besprechen. Und auf sachliche Art und Weise gab sie dem Chefarzt zu verstehen, dass sie dabei hinter ihren Leuten steht. Ramon wusste zwar nicht, worum es genau ging, aber in diesem Moment war er sich sicher, dass er gerne einmal Teil dieses Teams wäre.

AUFGABE 6 Welchen Führungsstil verfolgt die Stationsleitung Claudia Rüger?

AUFGABE 7

Was macht Ihrer Meinung nach einen guten Führungsstil aus? Sammeln Sie hier Ihre Ergebnisse.

____

____

____

____

INFOKASTEN

Konstruktive Kritik:

Kritikgespräche sind für Führungskräfte eine anspruchsvolle Aufgabe. Kritische Dialoge und Konfrontationen fallen nicht allen leicht. Kritik kann verärgerte und negative Reaktionen hervorrufen. Dennoch müssen Mängel in der Arbeitsleistung oder unangemessene Verhaltensweisen angesprochen werden, da sonst Arbeitsabläufe sowie die Zusammenarbeit im Team belastet sind. Somit gehören Kritikgespräche zu einer nicht delegierbaren Führungsaufgabe. In solchen Gesprächen gilt es, die Balance zwischen Respekt und Höflichkeit, aber auch einer offenen Konfrontation mit Kritikpunkten zu finden. Weder eine schonungslose Direktheit, noch das Reden „um den heißen Brei" sind förderlich. Sinnvoll ist es, im Vorfeld zu bedenken, welche Absichten durch die Kritik verfolgt werden sollen. **Konstruktive Verbesserungsvorschläge** können, richtig angebracht, eine **motivierende Wirkung** mit sich bringen und **Lernprozesse** anregen. Gekränkte Mitarbeiterinnen und Mitarbeiter hingegen verschließen sich oft und verspüren nur wenig Interesse an Verbesserungsvorschlägen. Ein Kritikgespräch, das primär darauf abzielt, klarzustellen, wer der „Boss" ist, kann also kaum zielführend sein. Wichtig ist auch, niemals vor dem gesamten Team zu kritisieren. Dies führt zu unangebrachter Bloßstellung.

Neue Pflegesituation

Auch der Einsatz auf der Chirurgie ist schon wieder beendet. Die Zeit in der Ausbildung rast. Schade, findet Ramon Lopéz. Es hat ihm unglaublich gut gefallen. Nach seinem Abschluss möchte er sich für die chirurgische Station bewerben. Jetzt heißt es aber erstmal, den nächsten Schulblock gut hinter sich zu bringen und danach folgt der Einsatz in einem Hospiz. Die Auszubildenden durften frei wählen, ob sie hier tätig sein wollen. Ramon Lopéz hatte sich seinerzeit extra dafür entschieden, da er so viel Facetten wie möglich von diesem Beruf in der Ausbildung mitbekommen möchte.

Als der Einsatz beginnt, ist er jedoch nicht mehr ganz so motiviert. Dabei geht es noch nicht einmal darum, dass er Probleme mit der Verarbeitung von Tod und Trauer hat. Wenn er ehrlich ist, vermisst er das hektische und für ihn spannende Stationsleben der Chirurgie. Hier ist alles so ruhig und irgendwie langsam. Ständig werden Gespräche geführt und Angehörige getröstet. Der Pflegeschüler weiß diese wichtige Arbeit zwar zu schätzen, aber irgendwie ist das hier alles nicht so richtig was für ihn. Während seines Einsatzes zeigt sich Ramon Lopéz daher etwas desinteressiert. Es macht den

Anschein, als ob er alles nur hinter sich bringen wolle. Das fällt auf – nicht nur den Pflegefachpersonen, sondern auch den zu pflegenden Menschen. Nach zwei Wochen bittet ihn Marlene Gärtner, die Pflegeleitung, auf ein Gespräch in ihr Zimmer. Ramon Lopéz merkt schnell, worauf das Gespräch abzielt. Marlene Gärtner konfrontiert ihn mit einigen Kritikpunkten an seiner Arbeit. Nach einiger Zeit verlässt Ramon Lopéz das Zimmer wieder. Sein bisheriges Verhalten ist ihm plötzlich unangenehm. Er versteht jetzt, dass, auch wenn die Hospizarbeit nicht seine Zukunft sein wird, es hier viele spannende Pflegetätigkeiten zu entdecken gibt, wie er sie auf einer anderen Station nicht erleben wird. Statt zunehmendem Desinteresse verspürt er nun den Wunsch, die noch verbleibende Zeit so gut wie möglich zu nutzen und so viele Erfahrungen wie möglich mitzunehmen.

AUFGABE 8 Was macht ein konstruktives Kritikgespräch aus? Markieren Sie die korrekten Aussagen.

- aufzeigen, wer das Sagen hat
- Motivation schwächen
- klare Fronten klären
- Fehler und Verbesserungsvorschläge aufzeigen
- die Gesamtperson kritisieren
- Motivation stärken
- Macht demonstrieren
- nur konkretes Verhalten kritisieren
- Schwerpunkte setzten und auf das Wesentliche konzentrieren
- Verallgemeinerungen vermeiden (nie, immer, alle usw.)
- präzise und konkrete Argumente vorbringen
- nicht interpretieren, sondern Fakten vorbringen
- Lernprozess fördern
- respektvoller Umgang
- gesamtes Team in Kritikgespräch involvieren
- Selbstwertgefühl der Mitarbeiter achten
- ruhig, sachlich und höflich kommunizieren
- durch Autorität Unterordnung und Gehorsam erzielen

AUFGABE 9 Hatten Sie bereits ein Kritikgespräch mit Ihrem Vorgesetzten? Was ist Ihnen besonders in Erinnerung geblieben? Was haben Sie positiv und was eher negativ wahrgenommen? Notieren Sie in den folgenden Zeilen Ihre Gedanken.

____

____

____

Tab. 13.1 Situationsmerkmale, Kapitel 13

Handlungsanlass	• Verschiedene Erfahrungen mit Führungspositionen
Kontext	• Ambulante Pflege • Chirurgie • Hospiz
Akteure	• Pflegeauszubildender Ramon Lopéz (19 Jahre) • Pflegedienstleitung Mirco Maler (Ende 30) • Pflegefachfrau Aniela Zielinski • Stationsleitung Claudia Rüger • Pflegeleitung Marlene Gärtner
Erleben/Deuten/Verarbeiten	**Pflegeauszubildender Ramon Lopéz** • Interessiert, motiviert, selbstreflektiert • Erkennt Vorlieben und Abneigungen gegenüber Berufsfeldern • Auseinandersetzung mit Vor- und Nachteilen diverser Führungsstile **Pflegedienstleiter Mirco Maler** • Autoritär, bestimmend • Starke Lenkung und Kontrolle über das Team • Wenig Platz für Meinungen der Mitarbeiterinnen und Mitarbeiter **Pflegefachfrau Aniela Zielinski** • Offen, freundlich • Unzufrieden mit Führungsstil des Vorgesetzten • Fühlt sich in ihrer Meinung übergangen • Fühlt sich nicht wertgeschätzt als Teil des Teams **Stationsleitung Claudia Rüger** • Autoritär, tough, Respektsperson • Klare Anweisungen • Strenge Organisation der Arbeitsabläufe • Steht hinter ihrem Team • Ist als Leitung beliebt **Pflegeleitung Marlene Gärtner** • Unzufrieden mit Arbeitseinstellung des Schülers • Äußert konstruktive Kritik
Handlungsmuster	• Motivation und Lernprozesse anregen durch konstruktive Teamleitung und -führung • Teammitglieder nicht übergehen, sondern Meinungen und Wünsche ernst nehmen • Probleme nicht übersehen, sondern anhand von konstruktiven Kritikgesprächen gezielt nach passenden Lösungswegen suchen

Was erwartet Sie in diesem Kapitel?

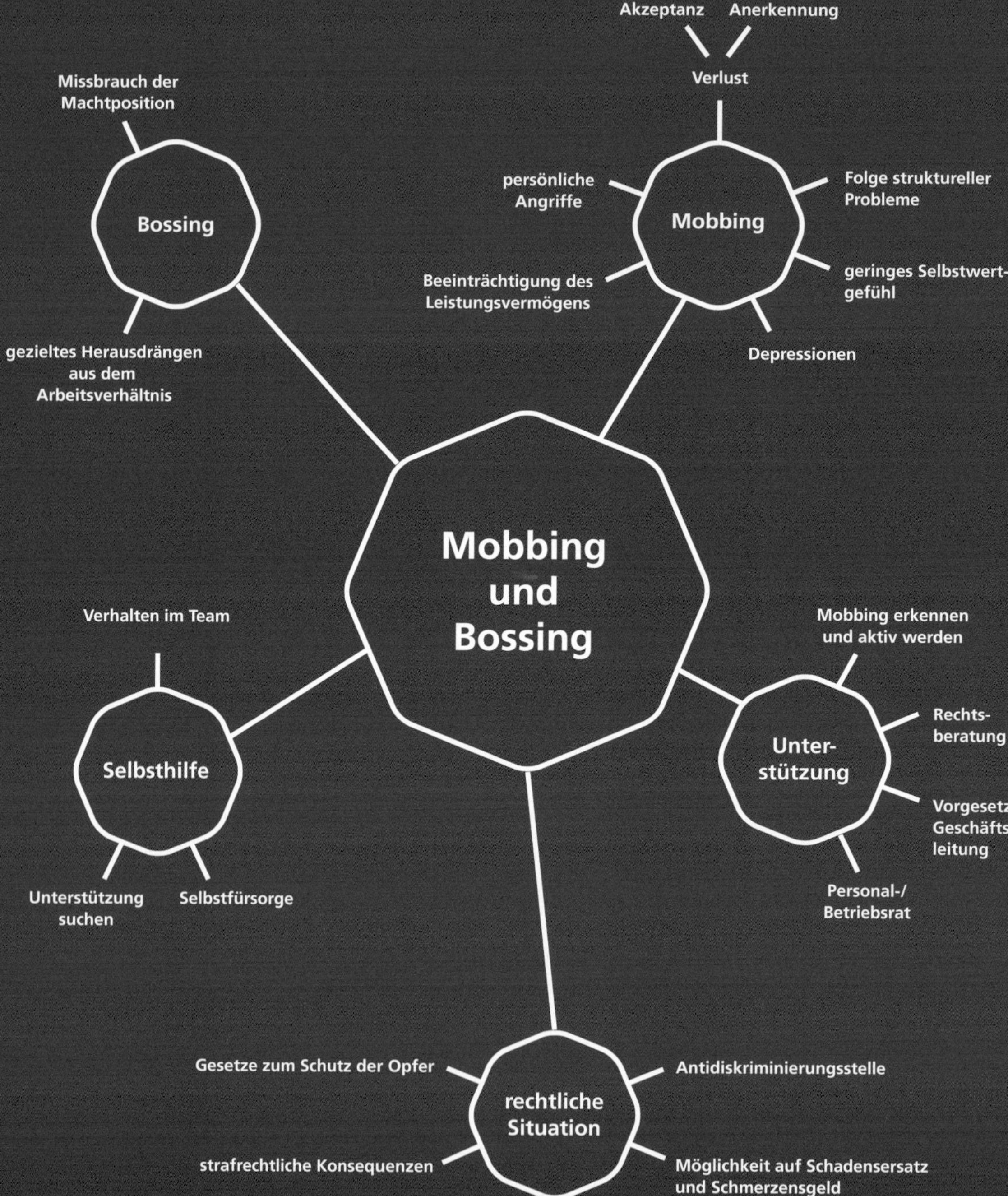

14 MOBBING UND BOSSING

Warum ist das Thema wichtig für Pflegefachpersonen?

Der Begriff „Mobbing" entstammt dem engl. „to mob" und bedeutet u.a. „über jemanden herfallen, angreifen, anpöbeln". Am Arbeitsplatz kann Mobbing schnell zu einer grausamen Form von Psychoterror werden. Die Opfer erleiden oft einen extremen Verlust der Anerkennung und der Akzeptanz gegenüber ihren Kolleginnen und Kollegen. Das Leistungsvermögen kann hierunter so stark leiden, dass die Betroffenen teilweise nicht mehr in der Lage sind, ihre beruflichen Aufgaben kompetent auszuführen. Leider ergeben Umfragen, dass soziale Berufe und Gesundheitsberufe zu den Berufsfeldern zählen, welche besonders mobbinggefährdet sind. Pflegefachfrauen und -männer sowie auch insbesondere Auszubildende der Pflege müssen für dieses heikle Thema sensibilisiert werden. Denn Mobbing zerstört Teams und lässt eine professionelle Arbeitskultur nicht zu. Hierunter leiden nicht nur die Opfer, sondern auch die zu pflegenden Menschen. Relevant ist also, dass sich Pflegende darüber bewusst sind, welche furchtbaren Folgen Mobbing haben kann. Kolleginnen und Kollegen, die Situationen von systematischem Mobbing erkennen, dürfen nicht wegschauen. Die Opfer müssen darin bestärkt werden, den Mut zum aktiven Handeln zu erlangen. Verschiedene Möglichkeiten bestehen, um diese Form der Diskriminierung zu unterbinden. Auch der Begriff „Bossing" spielt eine wichtige Rolle und sollte Pflegefachpersonen für ihre berufliche Laufbahn geläufig sein.

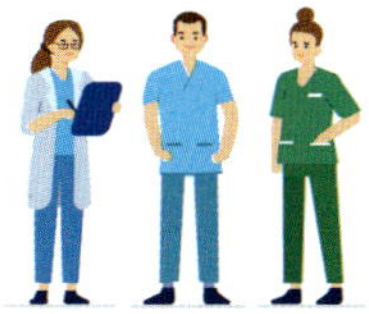

Pflegesituation

Irgendwie war es schon auffällig. Immer, wenn Marina Tamburro etwas im Team äußerte, kamen nicht so wirklich Reaktionen von den Kollegen. Auf einen ihrer Scherze folgte eigentlich nie ein Lachen. Dabei war sie so freundlich und offen, fand Tino Lenz. Er war erst seit kurzem Teil des Pflegeteams auf der chirurgischen Station der Uniklinik. Seit zwei Monaten trug er nun den Titel Pflegefachmann. Endlich fertig mit der Ausbildung. Nun hatte er vor, praktische Erfahrungen zu sammeln und eventuell in ein paar Jahren noch zu studieren. Das wollte auch Marina Tamburro. Er fand ihre Pläne sehr interessant, bemerkte jedoch auch, dass das die anderen Pflegenden wohl nicht so sahen. Komisch, dabei war es ein recht junges Team, von dem er irgendwie mehr innovatives Denken erwartet hätte. Naja, eigentlich ist es aber auch nicht seine Angelegenheit, dachte er sich dann immer. Jetzt erstmal ankommen in der Gruppe und den eigenen Platz finden. Wird sich schon alles geben. Vielleicht ist auch hier der Umgangston einfach ein bisschen gröber, als er es bisher auf den Stationen kennenlernte. Aber da muss man wohl einfach ein wenig abhärten.

Kurz nach 6 Uhr – Tino Lenz sprintet in das Stationszimmer: „Sorry Leute! Guten Morgen zusammen! Hab mich ein wenig verspätet." „Morgen, Tino! Kein Problem, wir haben noch nicht mit der Übergabe angefangen. Irgendwie kriegt hier noch keiner die Augen auf", erwidert Nicole Lehnert, eine der Pflegefachfrauen, und lacht zusammen mit den anderen Kolleginnen. Darunter ist auch Marina Tamburro. Sie lächelt und ergänzt: „Ja, bei mir ist es gestern auch wieder viel zu spät geworden. Wir waren noch im

Kino. Kennt ihr den Film …". „Ne, nie gehört. So, wollen wir dann jetzt mal starten?!", fällt ihr Franziska Laumann, eine andere Pflegerin, ins Wort. Dabei sieht sie zu Nicole Lehnert und verdreht die Augen. Tino Lenz hat es genau gesehen und fragt sich, was hier wieder los ist. Nicole Lehnert beginnt: „Alles klar. Ach Tino, bevor ich es vergesse, wir haben vor ca. zwei Monaten im Teammeeting abgestimmt, dass wir unsere Weihnachtsfeier beim Alten Wirt in der Innenstadt machen. Wäre dir das recht?" Tino Lenz nickt, aber Marina Tamburro schaut überrascht zu ihrer Kollegin. „Teammeeting? Weihnachtsfeier? Davon weiß ich ja gar nichts", äußert sie vorsichtig. „Tja Marina, wenn du deine Termine nicht auf die Reihe kriegst, ist das ja nicht unsere Schuld. Wärst du dagewesen, hättest du auch abstimmen können. Tino hat da noch nicht bei uns gearbeitet, deshalb frage ich ihn jetzt." Marina Tamburro schüttelt den Kopf: „Was hat das mit meinen Terminen zu tun? Mich hat überhaupt niemand eingeladen zu diesem Meeting. Daran würde ich mich doch erinnern." Nicole Lehnert erwidert genervt: „Ja, keine Ahnung. Wir haben's in die WhatsApp-Gruppe gestellt, glaub ich. Bin mir jetzt auch nicht mehr sicher. War ja auch mehr so was Inoffizielles." „Ach so,", sagt Marina Tamburro und sieht dabei auf das Blatt vor sich, „da bin ich ja leider auch nicht drin." „Mein Gott, ist ja jetzt wohl auch nicht so wichtig. Mach kein Drama daraus! Nicole wollte nur nett zu unserem neuen Kollegen sein! Können wir jetzt mit der Übergabe anfangen?", gibt Franziska Laumann in einem unfreundlichen Ton von sich. Tino Lenz schweigt und denkt sich seinen Teil. So hat er sich sein Berufsleben eigentlich nicht vorgestellt. Er ist froh, wenn er gleich zu den Patienten kann. Kurze Zeit später geht es auch schon los. Die Station ist übervoll. Viele OPs stehen an. Jeder hat alle Hände voll zu tun. Tino Lenz gefällt das. Er braucht ein wenig Stress, so kann er am besten arbeiten. Und natürlich möchte er besonders am Anfang beweisen, was alles in ihm steckt. Er ist gerade auf dem Weg zum Vorratsschrank, um neues Verbandsmaterial zu holen, da hört er aus dem Stationszimmer Marina Tamburro und zwei andere Kolleginnen, die sich wohl mal wieder nicht einig sind. „Hör zu, Nicole, warum sollte ich dich denn anlügen? Ich habe gestern die Drainagen bei Herrn Martinez kontrolliert und das auch dokumentiert. Ich pflege nicht erst seit gestern und so langsam finde ich dein Verhalten mir gegenüber nicht mehr in Ordnung!" Der junge Pflegefachmann hört, wie Marina Tamburro von den anderen beiden Frauen ausgelacht wird. Er stoppt und stellt sich in die offene Tür. Die Pflegefachfrauen bemerken ihn jedoch nicht. Franziska Laumann greift Marina Tamburro erneut an: „Weiß du was, beweg dich mal lieber ein bisschen mehr bei der Arbeit, anstatt immer nur Ausreden zu suchen. Dann würde der Kasak vielleicht auch nicht jede Woche enger an den Speckröllchen sitzen, Miss Piggy!" Franziska Laumann und Nicole Lehnert lachen laut auf, während Marina Tamburro einfach nur die Worte fehlen. Sie war immer eine selbstbewusste Frau, aber mit so einem Verhalten ist sie überfordert. „So, jetzt reicht es aber!", ertönt plötzlich eine Männerstimme. Die Frauen gucken erschrocken zur Tür. Tino Lenz kann sich nicht mehr zurückhalten: „Ernsthaft?! Speckröllchen? Miss Piggy? Ist das wirklich euer Bild von unserer Profession, das ihr nach außen weitergeben wollt? So ein primitives Verhalten? Da reiß ich mir drei Jahre den Hintern auf, um Teil dieses Berufes zu sein und dann so etwas? Nicht mit mir! Das wird Folgen haben! Marina, magst du mir beim nächsten Patienten helfen?" Marina Tamburro und Tino Lenz verlassen das Stationszimmer. Am nächsten Tag gibt es ein Treffen mit der neuen Stationsleitung.

AUFGABE 1

Durch Mobbing unter Pflegenden kommt es zu einem extremen Verlust von Anerkennung und Akzeptanz. In der Mobbingforschung wurden von Hans Leymann fünf Handlungskategorien festgehalten. Wiederholen sich diese über einen längeren Zeitraum, so hat man es mit Mobbing zu tun. Welche Handlungen sind gemeint?

Angriffe auf …

____

____

____

____

____

AUFGABE 2

Bitte ergänzen Sie den folgenden Text.

Unsicherheiten – Überbelastung – Betriebsräten – Zufall – Sündenböcke – Führungsschwäche

Mobbing ist kein ______________. Strukturelle Merkmale am Arbeitsplatz begünstigen Mobbingsituationen. Oft sind es Folgen von ______________ und Gleichgültigkeit. Personen in Führungspositionen können daher schnell mobbingbegünstigende Umstände durch falsches Handeln fördern. Zum Beispiel, indem sie nicht konsequent direkt am Anfang bei Auffälligkeiten einschreiten. Teilweise mobben Vorgesetzte sogar selbst, um von eigenen ______________ und Fehlern abzulenken. Auch eine ______________ der Mitarbeiterinnen und Mitarbeiter kann zu einem Verlust der Anerkennung untereinander führen. ______________ müssen dann herhalten, damit angesammelter Frust und Stress abgebaut werden können – auf brutale Art und Weise. Wichtig ist, dass verantwortungsvolle und professionelle Unternehmen offensiv mit dem Thema Mobbing umgehen. So werden unter anderem Betriebsvereinbarungen mit den zuständigen ______________ abgeschlossen, wodurch verdeutlicht wird, dass keinerlei Mobbingverhalten geduldet wird. Des Weiteren werden klare Regeln im Umgang hiermit schriftlich festgehalten.

AUFGABE 3 Welche Emotionen können Mobbingaktivitäten auslösen bzw. begünstigen? Bitte markieren Sie die richtigen Begriffe. Mehrere Antworten sind möglich.

Zufriedenheit · Neid · Antipathie · Stress · positiver Stress · Verantwortungsbewusstsein · Empathie · Frustration · Ausgeglichenheit · Mut · Gleichgültigkeit · Unsicherheit · Gelassenheit · Ehrfurcht · Dankbarkeit · Überlastung · Inspiration · Interesse · Work-Life-Balance

AUFGABE 4 Wie viele Beschäftigte in der Pflege haben bei Umfragen angegeben, schon einmal Opfer von Mobbing am Arbeitsplatz gewesen zu sein?

a) 5 %
b) 10 %
c) 20 %
d) 50 %

AUFGABE 5 Der Pflegefachmann Tino Lenz wollte sich eigentlich, gerade zu Beginn seiner Tätigkeit in einem neuen Team, aus den offensichtlichen Streitigkeiten raushalten. Letztlich entschied er sich doch dafür, aktiv zu werden und gegen das systematische Mobbing im Team vorzugehen. Nennen Sie drei Möglichkeiten, wie bei Mobbing gegen Teamkolleginnen und -kollegen vorgegangen werden kann.

AUFGABE 6 Die Bundesagentur für Arbeitsschutz und Arbeitsmedizin (BAuA) veröffentlichte eine Broschüre mit Empfehlungen zum Umgang mit Mobbing. Die folgende Tabelle zeigt einen Überblick hierzu. Versuchen Sie, die fehlenden Punkte zu ergänzen. Wie könnte ein zielführender Umgang mit Mobbing aussehen?

Empfehlungen für den Umgang mit Mobbing	
Verhalten im Team	• Aussprache mit dem Täter bzw. der Täterin suchen • ____________ • ____________ • ____________ • ____________

Empfehlungen für den Umgang mit Mobbing	
Unterstützung suchen	• Inner- und außerbetriebliche Hilfs- und Beratungsangebote nutzen • ____________ • ____________ • ____________ • ____________
Selbstfürsorge	• Stressabbau durch Sport, Entspannungstechniken etc. • ____________ • ____________

Neue Pflegesituation

Die neue Stationsleitung der Chirurgie heißt Johanna Mehbach. Sie hat Pflegemanagement studiert und arbeitet erst seit Kurzem im Haus. Schnell übernahm sie die Leitungsposition der chirurgischen Abteilung, eine nicht immer leichte Aufgabe. Täglich muss sie sich nicht nur um ihr Team und die Patientinnen und Patienten kümmern, sondern auch den ständigen Austausch mit den Chirurginnen und Chirurgen pflegen. Doch Johanna Mehbach gefällt ihr neuer Arbeitsplatz. Die Tätigkeit in dieser Uniklinik ist sehr herausfordernd, was der zielstrebigen Frau positiv auffällt. Sie weiß aber auch um die nicht immer leichte Lage der Pflegefachpersonen. Zu viele Patientinnen oder Patienten und zu wenig Personal. Oft sind die Mitarbeitenden unzufrieden. Johanna Mehbach nimmt das nicht auf die leichte Schulter. Trotz großem Stress will sie für ihr Team da sein. Unkompensierte Überlastungen über einen langen Zeitraum können das Arbeitsklima schnell vergiften, dass weiß sie aus eigener Erfahrung. Daher willigt sie auch sofort einem Gespräch zwischen ihr, Tino Lenz und Marina Tamburro zu und bekommt so einen ersten Eindruck der Situation. Marina Tamburro berichtet ihr von den täglichen Bemerkungen ihrer Kolleginnen, auch wenn ihr das Gespräch zunächst unangenehm ist. Sie möchte nichts aufbauschen oder die Sache schlimmer machen, als sie eigentlich ist. Schließlich geht es hier primär um die Arbeit. Marina Tamburro möchte professionell bleiben und nichts mit so einem kindischen Verhalten zu tun haben. Doch für die Stationsleitung ist sehr schnell klar: Hier handelt es sich um eine schwere Form von Mobbing. Sie bestätigt Marina Tamburro darin, dass es wichtig war, dieses Gespräch zu suchen und ihr Verhalten gerade dadurch professionell ist.

Leider ist Mobbing nichts Neues für die Stationsleitung. In ihrer beruflichen Laufbahn hat sie schon öfter Mobbingsituationen erlebt. Der schlimmste Fall ereignete sich vor einigen Jahren. Johanna Mehbach war frisch examiniert und arbeitete vorübergehend in einer stationären Altenpflegeeinrichtung. Hier war sie Teil eines vorwiegend jungen Teams. Johanna Mehbach kam grundsätzlich mit allen gut aus. Eine ihrer Kolleginnen war Ewa Kowalski. Sie war 62 Jahre alt und schon ewig in der Altenpflege tätig. Es fiel auf, dass sie in manchen Punkten noch andere Vorstellungen von Pflege hatte als ihre jüngeren Kolleginnen und Kollegen. Aber mit Ewa Kowalski konnte man reden und so war es eigentlich auch schön, altbewährte Pflegeerfahrungen kennenzulernen, fand Johanna Mehbach damals. Doch was sie dann beobachtete, schockierte sie: Ewa Kowalski wurde systematisch von ihrem Team gemobbt – und das täglich. Das Schlimmste an der Sache war jedoch, dass auch der damalige Stationsleiter am Mobbing beteiligt war. Anstatt sich hinter sie zu stellen, gingen viele Mobbingaktivitäten von ihm aus. Letztlich kündigte Ewa Kowalski, obwohl sie sich eigentlich fest vorgenommen hatte, bis zur lang ersehnten Rente durchzuhalten. Doch der psychische Stress zwang sie in die Knie. Sie erkrankte unter den ständigen und immer schlimmer werdenden Schikanen. Es machte den Anschein, dass mit der Kündigung das Ziel der Station erfüllt war.

AUFGABE 7 Wie wird Mobbing, das von einem Vorgesetzten ausgeht, auch genannt?

AUFGABE 8 In wieviel Prozent aller Fälle gehen laut Umfrage der Bundesagentur für Arbeitsschutz und Arbeitsmedizin (BAuA) Mobbingaktivitäten von Vorgesetzten aus?

a) 10 %
b) 20 %
c) 30 %
d) 40 %
e) 50 %
f) 80 %

AUFGABE 9 Was macht insbesondere Bossing so gefährlich für die Opfer und andere Beteiligte?

INFOKASTEN

Rechtliche Situation:

Im Gegensatz zu anderen Ländern, wie z. B Schweden, gibt es in Deutschland kein eigenes Anti-Mobbing-Gesetz. Es gibt jedoch Gesetze, die darauf ausgerichtet sind, Mobbingopfer zu schützen. Hierzu zählen das **Grundgesetz,** das **Betriebsverfassungsgesetz** und das **Allgemeine Gleichstellungsgesetzt (AGG).** Arbeitgeber sind rechtlich dazu verpflichtet, die Gesundheit und die Entfaltung der Persönlichkeit ihrer Mitarbeiterinnen und Mitarbeiter zu fördern und zu schützen. Mobbingopfer haben das Recht, sich hierauf zu berufen und, als ersten Schritt, an einer zuständigen betrieblichen Stelle eine Beschwerde zu melden.

Neue Pflegesituation

Womit damals keiner rechnete, war, dass die Altenpflegerin Ewa Kowalski rechtliche Schritte einleitete. Familie und der Freundeskreis rieten ihr hierzu und bestärkten sie. Ewa Kowalski wurde in der Altenpflegeeinrichtung mehrmals auf sehr unschöne Art und Weise klar gemacht, dass sie aufgrund ihres Alters und ihrer Einstellung nicht in das junge Pflegeteam passe. Auch wegen ihres polnischen Dialekts wurde sie mehrere Male Ziel von verbalen Angriffen. Ewa Kowalski wollte damals nicht kündigen. Sie war fest entschlossen, durchzuhalten und ihre Arbeit wie gewohnt zu verrichten. Doch insbesondere die Bossing-Attacken ihres Vorgesetzen waren letztlich zu viel. Ewa Kowalski bekam Angstzustände und schwere depressive Phasen und litt zunehmend an Schlafstörungen. Letztlich fühlte sie sich nicht mehr in der Lage, ihrem geliebten Beruf nachzugehen.

AUFGABE 10

Die Altenpflegerin Ewa Kowalski wurde unter anderem aufgrund ihres Alters Opfer von Mobbing- und Bossing-Attacken. Auf welches Gesetz kann sie sich aufgrund dessen berufen? Welche Formen von Diskriminierungen sollen hierdurch ebenfalls unterbunden werden?

AUFGABE 11

Haben Sie in Ihrem Arbeitsverhältnis schon einmal mit Mobbing- oder Bossing-Situationen zu tun gehabt? Wenn ja, wurden Sie selbst zum Opfer oder haben Sie entsprechende Aktivitäten im Kollegenkreis beobachtet? Wie haben Sie sich dabei gefühlt? Gab es Konsequenzen? In den folgenden Zeilen haben Sie die Möglichkeit, Ihre Gedanken festzuhalten.

AUFGABE 12 Bitte markieren Sie die zehn klassischen Folgen von Mobbing.

Stress · neue Karrieremöglichkeiten · Auswandern · Borderline-Syndrom · Unwohlsein · Geldsorgen · Freizeitstress · Leistungsverlust · Depressionen · Zusammengehörigkeitsgefühl · Isolation · Apoplex · Suizidgefahr · Frust-Shoppen · Angstzustände · chronische Schmerzen · Schlafstörungen · Aphasie · Herz-Kreislauf-Erkrankungen

AUFGABE 13 Bitte vervollständigen Sie den Satz korrekt.

Mobbing ist in erster Linie ein Verlust von ...

☐ Bedürfnissen.
☐ einer speziellen Form von Wohlstand.
☐ Anerkennung.
☐ Energie.

AUFGABE 14 Bitte vervollständigen Sie den Satz korrekt.

Bossing ist in vielen Fällen ...

☐ Zufall.
☐ unbeabsichtigt.
☐ nur in stressigen Arbeitssituationen beobachtbar.
☐ gezielt.

AUFGABE 15 Bitte vervollständigen Sie den Satz korrekt.

Mobbing ist oft ...

☐ eine Folge struktureller Probleme (z. B. nicht kompensierbarer Arbeitsüberlastung).
☐ eine Folge von Langeweile.
☐ kulturell geprägt.
☐ nur Einbildung.

Tab. 14.1 Situationsmerkmale, Kapitel 14

Handlungsanlass	• Mobbing- und Bossingattacken im Pflegeteam
Kontext	• Uniklinik, Chirurgie • Stationäre Altenpflegeeinrichtung
Akteure	• Pflegefachfrau Marina Tamburro • Pflegefachmann Tino Lenz • Pflegefachfrau Franziska Laumann • Pflegefachfrau Nicole Lehnert • Stationsleitung Johanna Mehbach • Pflegefachfrau Ewa Kowalski (62 Jahre)
Erleben / Deuten / Verarbeiten	**Pflegefachfrau Marina Tamburro** • Freundlich, offen • Versucht, sich im Team zu integrieren • Geht in die Offensive bei immer schwerer werdenden Mobbingattacken • Sorge, nicht professionell zu wirken **Pflegefachmann Tino Lenz** • Frisch examiniert, motiviert • Erkennt Mobbingsituation • Unangenehm berührt • Stellt sich auf die Seite des Mobbingopfers, obwohl er sich eigentlich raushalten wollte • Unterstützung, kollegiale Hilfe **Pflegefachfrauen Franziska Laumann, Nicole Lehnert** • Gezielte Diskriminierungen • Ausgrenzen, beleidigen **Stationsleitung Johanna Mehbach** • Erkennt Mobbingsituation und nimmt diese ernst • Unterstützung für Opfer • Sieht Ansprechen der Situation als professionell an **Pflegefachfrau Ewa Kowalski** • Opfer von Mobbing- und Bossingattacken • Depressiv, verängstigt, arbeitsunfähig • Einleiten rechtlicher Schritte
Handlungsmuster	• Mobbing und Bossing als sehr ernste Probleme wahrnehmen und handeln • Ansprechpartner aufsuchen • Vorgesetzte einbeziehen • Wenn nötig rechtliche Schritte einleiten (z. B. bei Bossing)

Was erwartet Sie in diesem Kapitel?

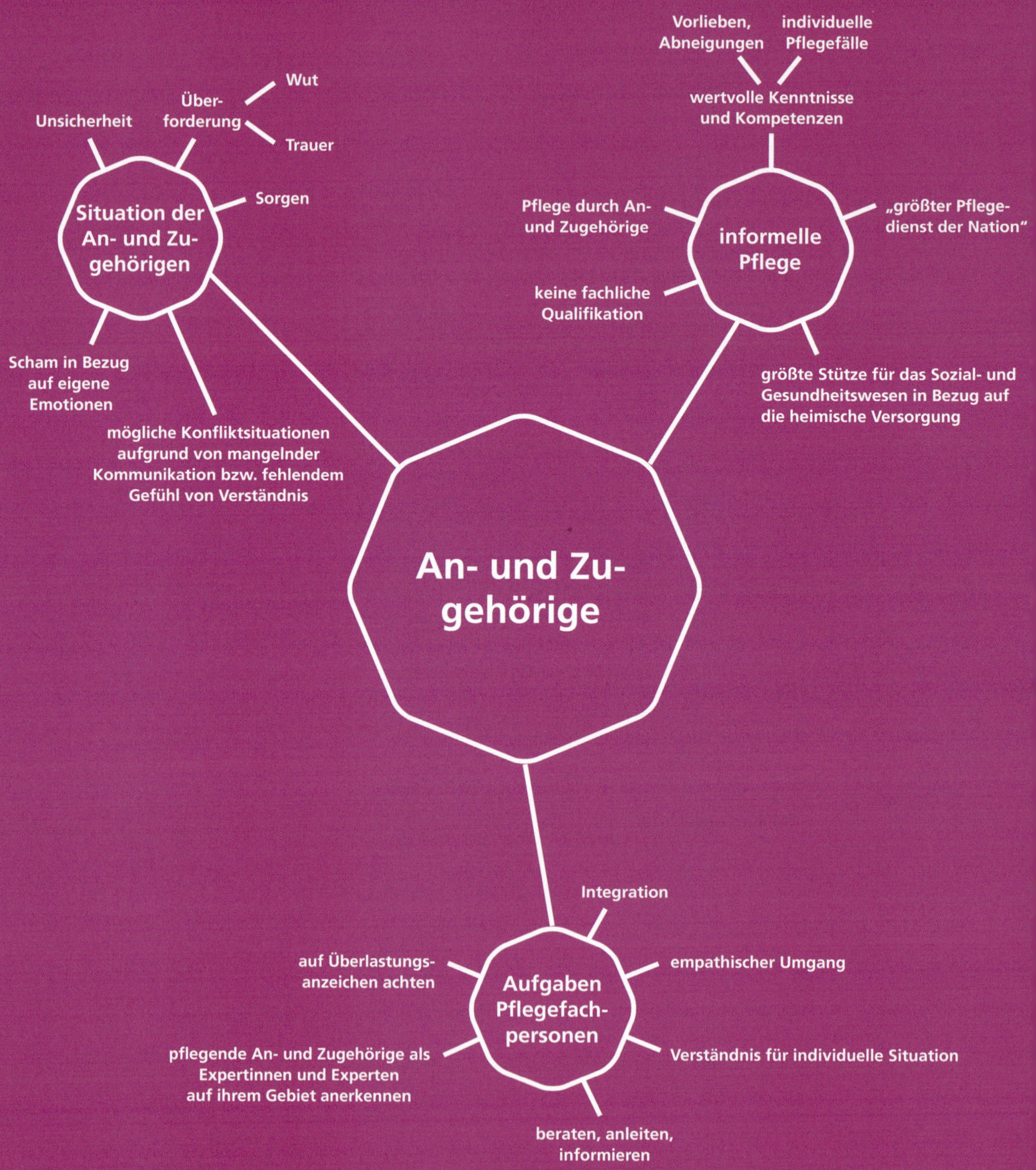
An- und Zugehörige
Situation der An- und Zugehörigen
Unsicherheit
Überforderung
Wut
Trauer
Sorgen
Scham in Bezug auf eigene Emotionen
mögliche Konfliktsituationen aufgrund von mangelnder Kommunikation bzw. fehlendem Gefühl von Verständnis
informelle Pflege
wertvolle Kenntnisse und Kompetenzen
Vorlieben, Abneigungen
individuelle Pflegefälle
Pflege durch An- und Zugehörige
„größter Pflegedienst der Nation“
keine fachliche Qualifikation
größte Stütze für das Sozial- und Gesundheitswesen in Bezug auf die heimische Versorgung
Aufgaben Pflegefachpersonen
Integration
auf Überlastungsanzeichen achten
empathischer Umgang
pflegende An- und Zugehörige als Expertinnen und Experten auf ihrem Gebiet anerkennen
Verständnis für individuelle Situation
beraten, anleiten, informieren

15 AN- UND ZUGEHÖRIGE

Warum ist das Thema wichtig für Pflegefachpersonen?

Entscheidet man sich dafür, in der Pflege tätig zu sein, so bleibt ein naher Kontakt mit An- und Zugehörigen nicht aus, unabhängig vom Fachgebiet (Kinderkrankenpflege, Altenpflege, ambulante Pflege, klinischer Praxisalltag). Der Umgang mit Angehörigen oder auch anderen Menschen aus dem sozialen Umfeld der zu pflegenden Person gehört zur Profession Pflege dazu. Dabei ist dieser Umgang nicht immer leicht. Viele Kontaktpersonen sind, je nach Krankheitsbild oder Pflegestatus, in großer Sorge. Manche fühlen sich vielleicht zunächst mit der Lage überfordert oder trauen sich nicht, ihre Gefühle offen anzusprechen. Teilweise können hieraus auch Konflikte entstehen. Als Pflegefachperson ist es daher enorm wichtig, Situationen richtig einzuschätzen und fachlich sowie empathisch auf An- und Zugehörige einzugehen.

Pflegende müssen sich außerdem darüber bewusst sein, dass viele Angehörige und teils auch Zugehörige schon lange die Versorgung ihrer zu pflegenden Familienmitglieder bzw. Bekannten übernehmen. Professionell Pflegende sollten daher niemals die pflegenden Tätigkeiten von Bezugspersonen als unprofessionell oder unwichtig darstellen, ganz im Gegenteil. Pflegende Angehörige und Zugehörige besitzen zwar in der Regel keine fachliche Qualifikation, dennoch werden sie nicht ohne Grund in der Gesellschaft oft als „größter Pflegedienst der Nation" bezeichnet. Laut Pflegestatistik wurde 2021 ein Großteil der pflegebedürftigen Menschen (4,17 Mio. bzw. 84 %) zu Hause versorgt. Hiervon wurden rund 3,12 Mio. allein von pflegenden Angehörigen betreut, der Rest gemeinsam mit ambulanten Pflegediensten (Statistisches Bundesamt 2023). Die sogenannte informelle Pflege, also die Angehörigen- oder Nächstenpflege, nimmt demnach in der Versorgung von zu pflegenden Menschen eine sehr bedeutungsvolle Rolle ein.

Umso wichtiger, dass hier eine Zusammenarbeit, also ein gegenseitiges Ergänzen zwischen der formellen (professionellen) und der informellen (An- und Zugehörigenpflege) Pflege stattfindet. Pflegefachpersonen können möglicherweise von dem Expertenwissen in Bezug auf die speziellen Pflegefälle lernen. Pflegende An- und Zugehörige haben die Möglichkeit, durch eine kompetente Anleitung, Beratung und Schulung in aktuelles Fachwissen eingeführt zu werden.

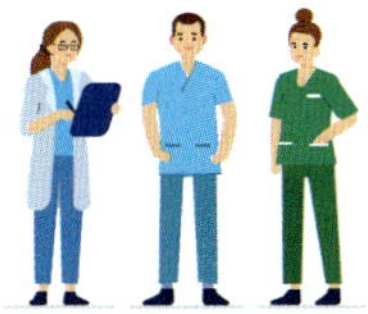

Pflegesituation

Matthias Steiner hat vor zwei Jahren sein Abitur gemacht. Kurz darauf entschied er sich für eine Schreinerausbildung. Doch sein beruflicher Werdegang ist seit einem Jahr getrübt durch ein schweres Schicksal in der Familie. Sein Vater, der immer der „Fels der Familie" war, erkrankte an Lungenkrebs. Nach vielen Untersuchungen, Therapien und Klinikaufenthalten kamen diverse Ärzte zu dem Ergebnis, dass nur noch eine palliative Behandlung zur Symptomlinderung vorgenommen werden soll.

Der Weg dahin war nicht leicht für die Familie. Matthias Steiners Vater war starker Raucher. Sein Sohn konnte sich öfter Bemerkungen hierzu anhören. Meistens waren es Sprüche wie „Da siehst du, was passieren kann. Fang bloß niemals damit an!" oder „Siehst Du, junger Mann, das ist ein typischer Verlauf. Sei schlauer!". Der Sohn kann diese Anmerkungen nicht nachvollziehen, er empfindet sie als verletzend und unpassend. Natürlich ist ihm bewusst, dass die starke Nikotinabhängigkeit seines Vaters für die Erkrankung verantwortlich ist. Seinem Vater ist dies auch klar. Aber darum geht es doch jetzt nicht mehr. Jetzt geht es doch darum, zu helfen und einen kranken Mann zu unterstützen. Und nicht um Schuldzuweisungen. Neben den eigenen Emotionen belastet Matthias Steiner auch der Zustand seiner Mutter. Sie leidet sehr, gibt sich aber viel Mühe, stark zu bleiben und für ihren Mann da zu sein. Zwischen den Therapien haben sie und ihr Sohn alles getan, um den Familienvater zu Hause zu versorgen und zu pflegen. In kürzester Zeit mussten sie, so gut es ging, Experten auf diesem Gebiet werden. Oft fühlten sie sich überfordert, doch es hat den beiden auch sehr geholfen. Die familiäre Versorgung nahm ihnen ein wenig das Gefühl der Machtlosigkeit gegenüber dieser schweren Erkrankung. Und auch dem Vater und Ehemann bedeutet es nach wie vor sehr viel, dass er sich in dieser schweren Zeit auf seine Familie verlassen kann. Während der Klinikaufenthalte veränderte sich manchmal dieses Gefühl. Einerseits waren alle über die professionelle Hilfe sehr dankbar, andererseits kam aber gerade für Matthias Steiner und seine Mutter genau hier das Gefühl der Machtlosigkeit zurück. So sehr sie sich bemühten, sie waren nun einmal Laien im Pflegealltag. Viele medizinische Fachausdrücke verstanden sie nicht oder wurden in die Vorgehensweisen nicht involviert. Dies war auch manchmal dem stressigen Praxisalltag geschuldet.

Vor einer Woche wurde Herr Steiner nun stationär auf einer Palliativstation aufgenommen. Ein harter Schritt für die Familie. Doch Herr Steiner scheint erleichtert. Er empfindet die Station und das Personal als sehr angenehm. „Hier kümmert man sich sehr gut um mich. Alle nehmen sich für die Behandlungen Zeit. Ich fühle mich sehr wohl“, äußert er gegenüber seinem Sohn, der ihn am Abend besucht. Es klopft an der Tür. Die Pflegefachfrau Sophia Ziegler betritt den Raum und begrüßt Vater und Sohn. „Herr Steiner, ich würde gerne bei Ihnen eine atemstimulierende Einreibung vornehmen, wenn Ihnen das recht ist.“ Matthias Steiner tritt automatisch beiseite und möchte mit folgenden Worten das Zimmer verlassen: „Alles klar, ich warte so lange in der Cafeteria. Du kannst mich ja kurz anrufen, wenn ihr fertig seid, ok Papa?“ Die Pflegefachfrau erwidert: „Ich möchte Sie aber auf gar keinen Fall verscheuchen. Die Zeit, die Sie mit Ihrem Vater haben, ist doch sehr kostbar. Wenn Sie möchten, können Sie auch hierbleiben und mir helfen. Natürlich nur, wenn Ihnen das recht ist, Herr Steiner.“ „Ja, gerne!“, äußert sich der Vater. „Mein Sohn hat während meiner Erkrankung schon so viel für mich getan. Er hat sich auch schlau gemacht, was diese Massagen angeht und verschieden Öle für mich besorgt. Da haben wir schon viel zusammen ausprobiert, nicht wahr, Matthias? Ich kann mich allerdings nicht mehr erinnern, was das alles war.“ Herr Steiner sieht seinen Sohn stolz an. Dieser lächelt ein wenig verlegen und nickt. „Ja, wenn das so ist, dann wäre es doch super, wenn Sie bei den verschiedenen Therapien ein wenig assistieren. So können Sie etwas lernen und gleichzeitig aber auch uns über viele Dinge aufklären. Welches Öl haben Sie denn benutzt? Beziehungsweise, welches mochte denn Ihr Vater? Oder gab es auch Gerüche, bei denen es ihm nicht so gut ging?“, fragt Sophia Ziegler sichtlich interessiert. Matthias Steiner legt seine Jacke beiseite und krempelt die Ärmel hoch. Er beginnt zu erzählen. Das Gefühl der Machtlosigkeit weicht.

AUFGABE 1 Bitte ergänzen Sie die fehlenden Begriffe im Text.

Experten – soziale Umfeld – formelle Pflege – Familie – informelle Pflege – Kulturen – Bezugspersonen – unprofessionell

Die Übernahme von Tätigkeiten, die ein zu pflegender Mensch nicht mehr selbstständig durchführen kann, durch ________________ ohne pflegerische Ausbildung nennt man ________________. Der Ausdruck „pflegende An- und Zugehörige“ bezieht sich hierbei nicht nur auf Verwandtschaft, sondern schließt das gesamte ________________ eines zu pflegenden Menschen ein.

Die Unterstützung durch An- und Zugehörige hat schon immer eine sehr wichtige Rolle in der Gesellschaft eingenommen. Vor der Einführung der Sozialversicherungen galt die ____________________ als Stütze bei Krankheit und Pflegebedürftigkeit. In vielen anderen ____________________ ist dies nach wie vor der Fall. Im Unterschied zur informellen Pflege muss sich die ____________________ bei ihren Handlungen auf fachliches und wissenschaftlich belegtes Wissen stützen und danach handeln. Die professionelle Pflege ist also dazu verpflichtet, ihre Entscheidungen und Tätigkeiten darzulegen. Aufgrund der enormen Leistungen, die zahlreiche pflegende An- und Zugehörige täglich auf sich nehmen, ist es höchst ____________________, sie als „lästig“ oder „praktische Pflegehilfe“ anzusehen. Vielmehr gilt es, sie als ____________________ auf ihrem Gebiet ernst zu nehmen und in eine patientenorientierte Pflege einzubeziehen.

AUFGABE 2

Im Fall von Matthias Steiner konnte die Pflegefachfrau Sophia Ziegler durch sein Einbeziehen in Pflegemaßnahmen viel erreichen. Bitte geben Sie in Ihren eigenen Worten wieder, wie die Aussage „Das Gefühl der Machtlosigkeit weicht" zu verstehen ist.

AUFGABE 3

Fallen Ihnen weitere Möglichkeiten ein, wie Sie pflegende An- und Zugehörige in pflegerische Tätigkeiten miteinbeziehen können? Bitte notieren Sie Ihre Ideen.

AUFGABE 4

Richtig oder falsch?

	Richtig	**Falsch**
Der Großteil pflegebedürftiger Menschen in Deutschland wird von ambulanten Pflegediensten versorgt.		

AUFGABE 5

Welche Aussagen sind korrekt?

a) Pflegefachpersonen sind kompetent in den Bereichen Anleitung, Schulung und Beratung. Somit können sie einen wichtigen Beitrag für eine qualitativ gute Versorgung von zu pflegenden Menschen durch ihre Zu- und Angehörigen leisten.
b) Wer einen An- oder Zugehörigen zu Hause versorgt, hat keinen Anspruch mehr auf eine ambulante Versorgung durch einen Pflegedienst.
c) Pflegefachpersonen sind dazu verpflichtet, alle Angehörigen in die Pflege zu integrieren.
d) Ist die Teilhabe an pflegerischen Tätigkeiten durch Bezugspersonen von Seiten der zu pflegenden Person oder den An- und Zugehörigen nicht erwünscht, sollte ein aufklärendes Gespräch stattfinden. Ein Einbezug gilt als enorm wichtig und es zeugt von professionellem Verhalten, wenn er in jedem Pflegefall umgesetzt wird.
e) Die Einführung der Sozialversicherungen löste die Familie als wichtigste Stütze bei Krankheit oder Pflegebedürftigkeit zunehmend ab.

Neue Pflegesituation

Matthias Steiners Vater verstarb kurze Zeit nach seiner Aufnahme auf der Palliativstation. Doch diese schwere Phase im Leben des jungen Mannes hatte nicht nur negative Seiten. Matthias Steiners Denkweise und Schwerpunkte im Leben haben sich durch diese Erfahrung neu ausgerichtet. Gerade die Interaktion mit den Pflegefachpersonen der Palliativstation waren prägend für ihn. Nach einiger Zeit entschloss er sich zu einer weiteren Ausbildung, nämlich der zum Pflegefachmann. Anschließend studierte er Pflegemanagement und eröffnete schließlich seinen eigenen ambulanten Pflegedienst. Und auch Jahre später, nach vielen positiven, aber auch negativen Erfahrungen, liegt im eines nach wie vor besonders am Herzen: die Interaktion und der Einbezug von pflegenden Bezugspersonen.

Der Pflegedienst läuft sehr gut. Um allen Patientinnen und Patienten und der vielen Arbeit gerecht zu werden, muss Matthias Steiner neue Mitarbeiterinnen und Mitarbeiter einstellen. Heute begleitet er Ewa Nowak. Die 40-Jährige hat vor Kurzem ihrem alten Beruf den Rücken gekehrt und sich für eine Ausbildung in der Pflege entschieden. Jetzt, nach ihrem sehr guten Abschluss, ist sie hochmotiviert und freut sich über den Probetag. Sie sind bei Herrn und Frau Petrović zu Hause. Die kroatische Familie musste ihr Restaurant aufgrund von Herrn Petrovićs Gesundheitszustand vor einigen Jahren aufgeben. Seither hat sich sein Zustand leider zunehmend verschlechtert. In seinen Rollstuhl oder seinen Sessel kommt er nur noch mit Hilfe. Da seine zierliche Ehefrau mit ihren 68 Jahren auch nicht mehr die Kraft für die tägliche Mobilisation hat, wurde von Matthias Steiner ein Patientenlifter angefordert. Die Körperpflege muss aktuell im Bett vorgenommen werden. Matthias Steiner stellt die neue mögliche Kollegin vor. Diese begrüßt freundlich das ältere Ehepaar. Kurze Zeit später geht es an die Körperpflege. Frau Petrović stellt sich wie gewohnt an eine Bettseite und dreht ihren Mann vorsichtig zu sich. Sie gibt ihm einen Kuss auf die Stirn und erklärt ihm, dass die neue Pflegefachfrau ihm nun den Rücken waschen wird. „Ah, ah, ah! Was machen Sie da?“, äußert plötzlich Ewa Nowak. „Entschuldigung, aber überlassen Sie das bitte uns. Man kann mit Bewegungen auch viel falsch machen. Wir haben ja nicht umsonst drei Jahre Ausbildung hinter uns. Keine Sorge, ich kümmere mich gut um Ihren Mann.“ Frau Petrović sieht die neue Pflegerin überrascht an. Dann blickt sie zu Matthias Steiner. Dieser schüttelt den Kopf. Er wird sich später nochmal in Ruhe mit Ewa Nowak unterhalten müssen.

AUFGABE 6 Bitte schlüpfen Sie in die Rolle von Matthias Steiner im späteren Gespräch mit Ewa Nowak. Was könnte er zu sagen haben?

INFOKASTEN

Gesundheitsförderung und Unterstützung von pflegenden An- und Zugehörigen:
Durch das **Pflegeversicherungsgesetz (SGB XI)** besteht als Unterstützung für pflegende Angehörige die Möglichkeit, Kurzzeit- und Verhinderungspflege in Anspruch zu nehmen. Auch Pflegekurse und häusliche Pflegeschulungen können eingefordert werden. Leider wissen nach wie vor viele pflegende An- und Zugehörige nicht von solchen Angeboten oder nehmen sie nur zögerlich wahr. Für professionell Pflegende besteht also auch hier eine wichtige Aufgabe, nämlich auf **Anzeichen einer Überlastung** bei pflegenden Angehörigen zu achten und diese bezüglich möglicher Angebote zu beraten. Um ihre Gesundheit zu sichern, müssen professionelle Pflegefachpersonen ihren Teil beitragen.

AUFGABE 7

Nennen Sie sechs mögliche Beratungsinhalte für pflegende Angehörige.

AUFGABE 8

Warum kann das Sozial- und Gesundheitswesen nicht auf die Mithilfe von pflegenden Angehörigen verzichten? Bitte markieren Sie die korrekten Antworten (mehrere Antworten sind möglich).

a) Pflegende Angehörige ermöglichen eine erhebliche Kostenersparnis.
b) Pflegende Angehörige können jede Form invasiver Pflegemaßnahmen durchführen und sparen somit erheblich Pflegepersonal ein.
c) Mithilfe von genügend Pflegekursen besteht die Möglichkeit, ambulante Pflegedienste auf ein Minimum zu reduzieren.
d) Die pflegenden Angehörigen tragen dazu bei, dass die zu pflegenden Menschen so lange wie möglich in ihrer gewohnten Umgebung bleiben können.
e) Sie sichern oft die Lebensqualität der zu pflegenden Menschen.

Neue Pflegesituation

Nach einem aufklärenden Gespräch zwischen Matthias Steiner und Ewa Nowak fällt es der frisch examinierten Pflegefachfrau wie „Schuppen von den Augen“, dass ihr Verhalten nicht korrekt war. Sie bedauert es sehr, wollte aber unbedingt alles richtig machen und hatte Angst, die Ehefrau in den Arbeitsablauf zu integrieren. „Das kann ich verstehen“, bestärkt sie Matthias Steiner. „Die richtige und verständliche Anleitung und das Integrieren von Angehörigen in den Pflegeablauf ist nicht unbedingt einfach. Besonders, wenn man erst kurz in der Pflege tätig ist und noch nicht viel Arbeitserfahrung hat. Aber glaub mir, Ewa, es lohnt sich und kann für viel Zufriedenheit sorgen – bei den zu pflegenden Menschen, den Angehörigen und auch bei uns. Natürlich immer nur, wenn der Mensch, den wir pflegen, das auch möchte. Ich würde sagen, wir fahren gemeinsam nochmal zu Familie Petrović und besprechen die Situation in Ruhe.“ Ewa Nowak nickt erleichtert.

> Nach einem klärenden Gespräch, in welchem die Pflegefachfrau noch einmal beteuert, dass sie die Arbeit und das Wissen der Ehefrau keinesfalls klein reden wollte, beginnt auch diese sich zu öffnen. Sie freut sich über die Unterhaltung und die Aufmerksamkeit. Zögerlich berichtet sie, dass der Alltag nicht immer leicht sei und sie sich oft allein fühle.

AUFGABE 9 Pflegende Angehörige sind oft vielfachen Belastungen ausgesetzt. Haben Sie eine Idee, welche das sein könnten?

AUFGABE 10 Was können die Pflegefachleute Frau Petrović raten, damit diese zukünftig die Belastungen besser bewältigen kann?

SITUATIONSMERKMALE

Tab. 15.1 Situationsmerkmale, Kapitel 15

Handlungsanlass	• Lungenkrebs • Pflegebedürftigkeit aufgrund zunehmender Immobilität
Kontext	• Palliativstation • Ambulanter Pflegedienst
Akteure	• Patient Herr Steiner • Frau Steiner, Ehefrau • Matthias Steiner, Sohn • Pflegefachfrau Sophia Ziegler • Pflegefachfrau Ewa Nowak (40 Jahre) • Patient Herr Petrović • Frau Petrović (68 Jahre)
Erleben / Deuten / Verarbeiten	**Patient Herr Steiner** • Zufrieden mit palliativer Versorgung • Dankbar für die Hilfe und pflegerische Unterstützung seiner Familie **Frau Steiner, Ehefrau** • Leidet sehr, kommt an ihre Grenzen, überfordert • Will stark bleiben für die Familie **Matthias Steiner, Sohn** • Positive Emotionen durch Einbindung in die Pflege • Manchmal überfordert • Aktive Hilfe als Möglichkeit, den Verlust der Vaterfigur zu verarbeiten **Pflegefachfrau Sophia Ziegler** • Offen für die Einbindung von An- und Zugehörigen • Sieht pflegende An- und Zugehörige als Experten und Expertinnen auf ihrem Gebiet • Nimmt gerne Ratschläge von Sohn an **Pflegefachfrau Ewa Nowak** • Keine Erfahrungen im Bereich Einbindung von Zu- und Angehörigen • Sieht nur professionelle Pflege als Option der Versorgung • Stellt sich über pflegende Ehefrau, unangebrachtes Tadeln **Frau Petrović** • Aufopfernd, liebevoll gegenüber zu pflegendem Ehemann • Fühlt sich von Pflegerin nicht auf Augenhöhe behandelt • Nach klärendem Gespräch dankbar für Möglichkeit zu Austausch (öffnet sich)
Handlungsmuster	• Stärken pflegender An- und Zugehöriger erkennen und von Wissen profitieren • Wertschätzung entgegenbringen • Ermutigung zur Einbindung in professionelle Pflege, ggf. Anleitung und Beratung

LITERATUR

Statistisches Bundesamt DeSTATIS. Mehr Pflegebedürftige. Aus: https://www.destatis.de/DE/Themen/Querschnitt/Demografischer-Wandel/Hintergruende-Auswirkungen/demografie-pflege.html#:~:text=%C3%9Cber%2080%20%25%20werden%20zu%20Hause%20versorgt&text=4%2C17%20Millionen%20Pflegebed%C3%BCrftige%20beziehungsweise,Pflegebed%C3%BCrftige%20%C3%BCberwiegend%20durch%20Angeh%C3%B6rige%20gepflegt. (letzter Zugriff: 22.6.2023).

Ideensterne – jetzt sind Sie an der Reihe!

**Einstellungen
und
Vorurteile**

Mobbing und Bossing

An- und Zugehörige

SELBSTREFLEXION

Bei welchen Themen und Aufgabenstellungen der letzten Kapitel habe ich mich sicher gefühlt?

Welche Themen und Aufgabenstellungen der letzten Kapitel waren für mich schwieriger zu bearbeiten?

Wo genau lagen meine Verständnisprobleme?

Was kann ich machen, um diese Verständnisprobleme zu überwinden?

Nach der Bearbeitung der Kapitel haben sich folgende Fragen an meine Praxisanleiterin oder meine Lehrerin ergeben:

Welche kapitelbezogenen Themen, die innerhalb der Fragestellungen nicht behandelt wurden, würden mich interessieren?

Gibt es Erlebnisse aus meinen Praxiserfahrungen, die ich mit den bearbeiteten Fallbeispielen und Aufgabenstellungen in Verbindung bringen kann? Kamen mir Situationen bekannt vor?

Was nehme ich für meinen nächsten praktischen Einsatz mit?

Was erwartet Sie in diesem Kapitel?

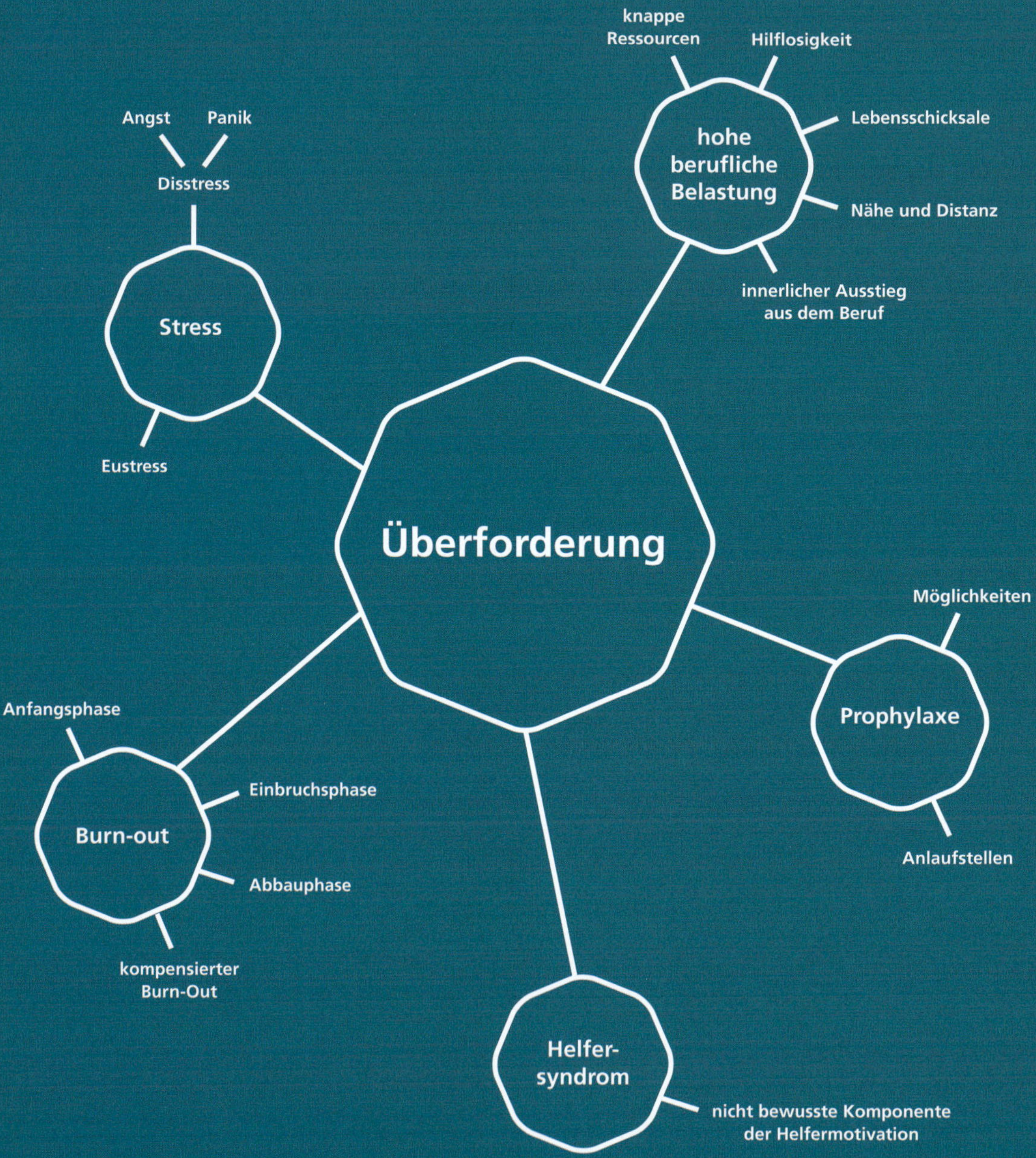

16 ÜBERFORDERUNG

Warum ist das Thema wichtig für Pflegefachpersonen?

Herausforderungen, Aufgaben und sogar Stress (positiver Stress, Eustress) können im Alltag positiv und motivierend sein. Längerfristig gesehen wirken sich solche Leistungsanforderungen sogar förderlich auf die Gesundheit eines Menschen aus. Solange eine kritische Schwelle nicht überschritten wird, fördern sie die Mobilisierung von Ressourcen. Anders sieht es aus, wenn Anforderungen zunehmend einen anstrengenden Charakter annehmen und zu Stress führen, der wiederum negative Gefühle wie Angst und Panik auslöst. In solch einem Fall liegt eine Überforderung vor.
Zu einer Überforderung kann es beruflich und privat kommen. Pflegefachpersonen und auch Auszubildende der Pflege laufen nicht selten Gefahr, durch verschiedene Faktoren, wie beispielsweise knappe Ressourcen oder schwer zu bewältigende körperliche sowie psychische Anforderungen (Lebensschicksale, Hilflosigkeit, Nähe und Distanz etc.), eine Zone der maximalen Behaglichkeit zu verlassen. Die Folgen einer zu hohen beruflichen Belastung können sich auf verschiedene Weisen zeigen: Disstress (schädlicher, krankmachender Stress), innerlicher Ausstieg aus dem Beruf, Burnout-Erscheinungen.
Um im Pflegeberuf auch langfristig eine positiv herausfordernde, interessante und zufriedenstellende Profession zu finden, ist es für Pflegende wichtig, den richtigen Umgang mit Überforderungen zu lernen. Insbesondere Pflegeauszubildende sollen sich so früh wie möglich mit den Gefahren beruflicher Belastungen und Präventionsmöglichkeiten auseinandersetzen. Die Menge an Belastungen, denen Pflegende in ihrer beruflichen Laufbahn ausgesetzt sind, macht es unerlässlich, gerade auch die eigene seelische und geistige Gesundheit zu erhalten und zu fördern.

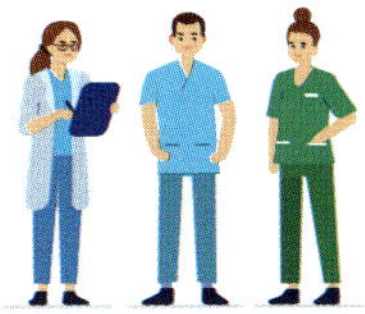

Pflegesituation

Melania Hesse hat es geschafft. Seit heute darf sie sich offiziell Pflegefachfrau nennen. Stolz hält sie ihr Abschlusszeugnis in den Händen. Einige Freunde aus ihrer Klasse fordern sie lauthals auf mitzukommen, um den Erfolg zu begießen. Melania Hesse lacht und ruft der Truppe hinterher, dass sie gleich nachkomme. Aber gerade braucht sie noch einen Moment für sich. Die 19-Jährige freut sich, wirkt aber auch in Gedanken versunken. Die Ausbildung war nicht immer leicht für sie. Gerade die letzten beiden Jahre haben ihr sehr zugesetzt. Dabei galt Melania Hesse in ihrem Freundeskreis immer als taff und nicht auf den Mund gefallen. Dass gerade sie den Start ins Berufsleben als so steinig erleben würde, damit hätte sie nie gerechnet. Andächtig betrachtet die ehemalige Schülerin noch einmal ihr Zeugnis und setzt sich auf eine Bank vor der Pflegeschule.

Sie erinnert sich genau an die Zeit, als sich plötzlich alles änderte: Zu diesem Zeitpunkt war es hektisch geworden im Klinikum – noch hektischer als zuvor. Die eh schon meistens überfüllte internistische Station platzte aus allen Nähten. Covid-19 hatte plötzlich Deutschland und den Rest der Welt fest im Griff. Die Pandemie forderte die Gesellschaft heraus. Melania Hesse hatte gerade ihr erstes Ausbildungsjahr hinter sich gebracht. Von der Chirurgie wurde sie nun auf die „Innere" versetzt. Vor diesem Wandel bangte ihr ein wenig. Hier war sie neu und kannte noch niemanden. Die Stationsleitung galt als etwas „hart" gegenüber Schülerinnen und Schülern, aber vielleicht waren das ja auch nur Gerüchte. Sehr viel Raum, um das herauszufinden, blieb der damaligen Auszubildenden jedoch nicht. Die Pandemie änderte einfach alles. Jegliche Stationsroutine ging verloren. Alle Kolleginnen und Kollegen waren aufgeregt und keiner wusste so recht, was der nächste Tag bringen würde. Melania Hesse erinnert sich, dass sie oft Aufgaben übernehmen musste, die ihr fremd waren. Sie hatte damals große Angst, etwas falsch zu machen, traute sich aber nicht, etwas zu sagen. Hier war doch eh schon jeder mit den Nerven am Ende! Der Stress setze ihr deutlich zu. Oft ging sie mit Bauchschmerzen zur Arbeit, meist übermüdet, da sie die halbe Nacht wach lag. Ihre Praxisanleiterin Susanne Bormann war sehr nett zu ihr. Es tat ihr sehr leid, dass sie nicht die Zeit fand, sich mit ihrer Schülerin richtig auseinanderzusetzen: „Sorry, Melania! Sobald sich alles beruhigt hat, holen wir das nach, ok?", beteuerte sie immer wieder. Dann wurde Melania Hesses Pflegeschule geschlossen. Zu den Pädagoginnen und Pädagogen dort hatte sie immer einen guten Draht. Aber nun fiel dieser Austausch auch weg und keiner wusste, für wie lange. Die junge Frau fasste einen Entschluss – sie musste das „Ruder in die Hand nehmen" und allen zeigen, was in ihr steckt! Jeden Tag arbeitete sie wie verrückt, kam früher zum Dienst und blieb immer länger. Es war ihre Form, mit der Situation fertig zu werden, zu zeigen, dass sie für das Team und die Patientinnen und Patienten alles tun würde. Nach diesem auffälligen Überengagement folgte jedoch ein Einbruch. Melania Hesse wurde müde, sehr müde. Ihre Freizeit verbrachte sie meistens allein zu Hause. Sie hatte auf nichts mehr Lust, nichts bereitete ihr mehr Freude. Im Dienst fiel sie öfter durch eine zunehmend gereizte Art auf. Einmal wurde sie vom Stationsarzt mit einem etwas raueren Tonfall darauf aufmerksam gemacht, dass sie Schülerin sei und sich auch gefälligst dementsprechend zu verhalten habe. Melanie verkniff sich die Tränen, lief auf die Toilette und wollte losheulen. Doch sie konnte nicht. Sie saß einfach nur da und starrte auf die weiße Toilettentür.

Zurück auf Station hieß es dann von einem Kollegen: „Melania, kannst du mir bitte einen Gefallen tun? Zimmer 312, Herr Marevic. Ich glaube es geht zu Ende. Ich komme, sobald ich kann!" Die Schülerin betrat das Zimmer. Ein älterer Herr sah sie mit großen Augen an und streckte seine Hand nach ihr aus. „Adrijana? Bist du es?", fragte er und wollte sich erheben, doch er war zu schwach. „Nein, mein Name ist Melania. Ich bin Pflegeschülerin. Brauchen Sie etwas?" Kurz wollte sie ihre Maske abnehmen, damit der Mann ihr Gesicht sehen konnte. Doch sie wusste, dass das nicht gestattet ist. „Tochter, meine Tochter", sagte Herr Marevic mit letzter Kraft. Dann schloss er die Augen, seine Atmung wurde schwerer. „Wollen Sie Ihre Tochter sehen? Ja? Ist es das, was Sie mir sagen wollen?" Der Mann nahm Melanias Hand und drückte sie. „Ok! Einen Moment, ich bin sofort wieder da!" Die Auszubildende nahm ihren ganzen Mut zusammen. Für einen kurzen Moment war ihr alter Enthusiasmus wieder da! Jetzt konnte sie endlich etwas Wichtiges bewirken. Sie rannte zum Stationszimmer. „Wir müssen sofort Herr Marevics Familie informieren! Er will seine Tochter sehen! Es ist wirklich, wirklich wichtig! Bitte!" Die Kolleginnen sahen sie ungläubig an: „Melania, du weißt doch ganz genau, dass gerade kein Besuch gestattet ist." „Aber es ist eine besondere Situation, bitte!", sagte sie verzweifelt. „Hier ist gerade jede Situation besonders. Tut mir wirklich leid", gab die Stationsleitung zu verstehen. Traurig ging Melania Hesse zurück zum Patientenzimmer. Als sie eintrat, war Herr Marevic bereits verstorben.

AUFGABE 1

Ein Burn-out ist kein Zustand, der plötzlich eintritt. Viel mehr verläuft die Entwicklung in mehreren Phasen. Erkennen Sie Merkmale der Anfangs- und Einbruchphase bei Melania Hesses Verhalten? Bitte ordnen Sie diese in die folgende Tabelle ein. Welche Merkmale könnten charakteristisch für die Abbauphase sein? Versuchen Sie, diese zu ergänzen.

Phasen eines Burn-out-Syndroms	
Anfangsphase	______ ______ ______
Einbruchphase	______ ______ ______
Abbauphase	______ ______ ______ ______ ______ ______

AUFGABE 2

Bitte markieren Sie die korrekte Antwort.

In der Abbauphase eines Burn-out-Syndroms …

a) ist durch das verlorene berufliche Selbstbewusstsein auch das Privatleben beeinflusst. Die Betroffenen ziehen sich zurück. Nicht selten kommt es zu einer Vereinsamung.

b) ist durch das verlorene berufliche Selbstbewusstsein auch das Privatleben beeinflusst. Viele Betroffene klammern sich in einer übertriebenen Form an Partner oder Partnerin bzw. Freundinnen oder Freunde, um die beruflichen Ängste zu kompensieren.

c) kann es mitunter zu einem plötzlichen Umkehrschluss kommen: Die Betroffenen erkennen ihre Situation und kehren durch Unterstützung ihres Kollegenkreises zu einer gewohnten Arbeitsroutine zurück.

AUFGABE 3 Bitte ergänzen Sie den folgenden Lückentext.

Überforderung – Eustress – ausgelaugt – Ausbildungsstand – Disstress – Herausforderungen – Kompetenzen – Pflegepädagoginnen oder Pflegepädagogen

Durch die Covid-19-Pandemie wurden selbst erfahrene Pflegefachpersonen vor große ______________ gestellt. Gerade bei Schülern und Schülerinnen sowie Studierenden besteht in diesen Zeiten eine große Gefahr der ______________. Umso wichtiger ist es für Auszubildende der Pflege, bei Bedarf eine professionelle Betreuung einfordern zu können. Beratungsangebote können unter anderem durch ______________ vermittelt werden. Wichtig ist, dass Auszubildende nur Tätigkeiten übernehmen, die ihrem ______________ entsprechen. Ein Einsatz ohne Berücksichtigung der individuellen ______________ kann schwerwiegende Folgen mit sich bringen. Durch anhaltende Stresssituationen besteht die Gefahr, dass Energiereserven vollständig ausgereizt werden. Während sich positiver Stress, auch ______________ genannt, motivierend auf die Gesundheit auswirken kann, dominieren bei ______________, also negativem Stress, krankmachende Faktoren den Alltag. Die meisten Menschen reagieren nervös, gereizt, überfordert, hektisch und ______________ auf solche Anspannungen, welche z. B. durch zu hohe Arbeitsbelastungen ausgelöst werden können.

AUFGABE 4 Die folgende Abbildung zeigt das Modell der „Stressampel" nach Kaluza. Bitte ergänzen Sie die leeren Kästen nach Ihrem eigenen Empfinden, indem Sie auf die folgenden Fragen eingehen:

- Wann gerate ich in Stress?
- Was sind meine persönlichen Stressverstärker?
- Was passiert bei mir, wenn ich unter Stress stehe?

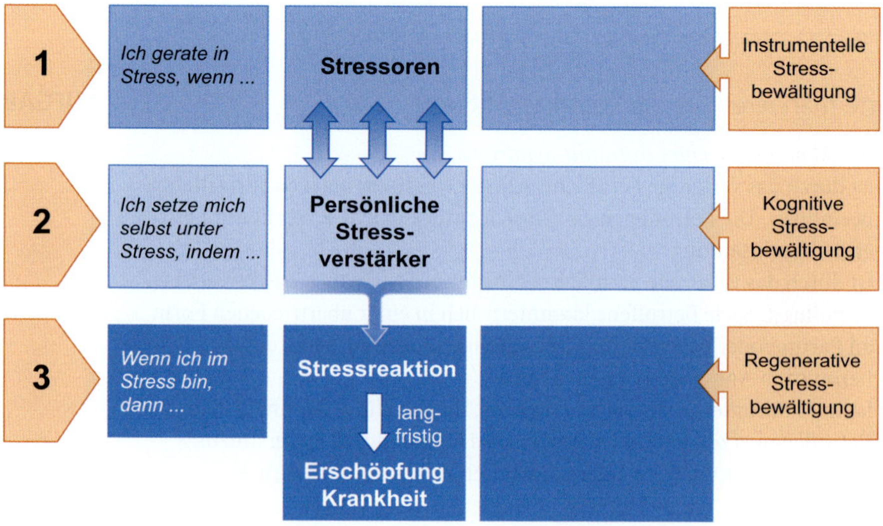

[H159-001, L143]

Neue Pflegesituation

„Melania! Was bläst du hier allein Trübsal?! Los! Feiern!" Melania erschrickt kurz. „Ja! Bin gleich bei euch!", erwidert sie lächelnd. Damals war sie tatsächlich kurz davor, ihre Ausbildung abzubrechen. Zum Glück nahm das Ganze dann doch noch eine gute Wendung. Ausgelöst durch die Stationsleitung der internistischen Station, Martina Schöller. Ihren Ruf hatte sie tatsächlich nicht umsonst. Allerdings wurde auch schnell deutlich, dass sie nicht nur einen harten Umgang mit ihren Schülerinnen und Schülern pflegte, sondern auch sehr um deren Wohlergehen besorgt war. Sie war es, der Melania Hesses Verhalten als Erste auffiel. In ihrer langen Laufbahn als Pflegefachfrau und Leitung hat sie schon so manche Krisen bei ihren Teammitgliedern mitbekommen. Dass diese gerade in einer solchen Ausnahmesituation, wie zu Zeiten der Pandemie, nicht ausbleiben, war ihr klar. Martina Schöller fand Zeit für Melania Hesse, wenn auch nur schwer. Sie organisierte Kontakte zu ihren Lehrerinnen und Lehrern aus der Pflegeschule. In einem Gespräch mit der Schülerin stellte sich schnell heraus, dass es bei dem anfänglichen Überengagement nicht um ein Helfer-Syndrom, sondern um eine Kompensation im Umgang mit der Überforderung ging. Schon diese Gespräche waren ein wichtiger Schritt in Richtung Besserung für die junge Frau. Es gab also auch andere Menschen, die Probleme im Arbeitsalltag hatten. Von einem Helfer-Syndrom, zum Beispiel, hatte Melania Hesse nur am Rande mal etwas mitbekommen.

AUFGABE 5

Was ist nach dem Psychologen Wolfgang Schmidbauer kennzeichnend für ein Helfer-Syndrom? Mehrere Antworten sind möglich.

a) **Starre Werthaltungen:** Unfähigkeit, eigene Vorstellungen zu relativieren, z. B. das ständige Streben nach Idealen, die aber nicht immer alle erreicht werden können.
b) **Ausbrennen:** seelische Erschöpfung und Verlust der Regeneration der Leistungsfähigkeit.
c) **Unersättliches Verlangen nach Bestätigung:** Sucht nach der Bestätigung, für andere wichtig zu sein und gebraucht zu werden.
d) **Störungen im Erleben von Aggressionen:** Eigene Aggressionen werden verleugnet und indirekt ausgelebt. Bei Unrecht an der eigenen Person können sich die Betroffenen z. B. nicht wehren. Wird das Unrecht jedoch anderen zugefügt, können sie für diese kämpfen.
e) **Machtmissbrauch:** Betroffene nutzen ihre Position gegenüber den Menschen, denen sie helfen, um in eine Machtposition zu gelangen. Sie setzen diese Macht quasi gewaltsam gegen den Willen der Hilfesuchenden ein.
f) **Nähe und Distanz:** Es besteht eine klare Trennung zwischen Beruf und Privatleben. Unangemessene Ansprüche der zu pflegenden Menschen und / oder ihrer Angehörigen werden freundlich, aber klar unterbunden.
g) **Vermeidung von Gegenseitigkeit:** Auch in privaten Beziehungen sind die Helfer darauf angewiesen, immer die Gebenden und Unabhängigen zu sein. Sie „erziehen" ihre Partnerin oder Partner zur Abhängigkeit.

AUFGABE 6 Wodurch kann ein Helfer-Syndrom möglicherweise entschärft werden? Was ist hilfreich?

INFOKASTEN

Supervision:

Der Austausch innerhalb eines Pflegeteams ist angesichts des hektischen Arbeitsalltags und der meist knappen zeitlichen Ressourcen oft nicht leicht zu bewerkstelligen. Dennoch sind gerade solche Aussprachen sehr wichtig, um die Zusammenarbeit in einem Team zu verbessern und sich gegenseitig zu unterstützen. Auch viele sich anbahnende Konflikte können in solchen Unterhaltungen angesprochen und ggf. gelöst werden. Damit so etwas nicht „zwischen Tür und Angel" behandelt werden muss oder im schlimmsten Fall ganz „unter den Tisch fällt", gibt es Supervisionen bzw. **Teamsupervisionen.** Mit Unterstützung einer **Supervisorin,** also einer oft externen und speziell ausgebildeten Teamleiterin, wird somit ein Raum geschaffen, um Probleme, Sorgen oder andere Themen zu besprechen. Es besteht auch die Möglichkeit, sich persönliche Unterstützung durch eine **Einzelberatung** einzuholen. Untersuchungen zeigen, dass Teams, die auf Supervisionen zurückgreifen können, geringere Fehlzeiten aufweisen.

Neue Pflegesituation

Die Stationsleitung Martina Schöller war damals sehr erleichtert, dass sie der Auszubildenden Melania Hesse helfen konnte und diese ihre Ausbildung trotz der schweren Umstände nicht abbrach. Dabei erinnerte sie sich an eine Situation in ihrem Team, die schon einige Jahre zurücklag: Damals fiel ihr ebenfalls eine Kollegin durch ihr verändertes Verhalten auf. Es stellte sich auch damals heraus, dass die betroffene Pflegefachfrau an einem Burn-out-Syndrom litt und daraufhin längere Zeit nicht arbeiten konnte. Martina Schöller bemerkte damals, dass sich auch zwei weitere Mitarbeiterinnen ihres Teams veränderten. Es war, als ob das „Burn-out" ansteckend wäre und das Überengagement auf die Kolleginnen übertragen wurde. Der Stationsleitung schien es, als ob die weniger ausgebrannten Pflegenden im Team versuchten, die Arbeit der stark Betroffenen zu übernehmen. Martina Schöller hielt dies damals für eine gefährliche Situation und setzte sich verstärkt mit der Burn-out-Prophylaxe auseinander.

AUFGABE 7 Nenne Sie drei Möglichkeiten zur Burn-out-Prophylaxe.

AUFGABE 8

Burn-out ist „ansteckend" – richtig oder falsch?

	Richtig	Falsch
In der Pflege besteht die Gefahr, dass Betroffene eines Burn-outs ihre Kolleginnen oder Kollegen „anstecken". Diese können eine übermäßige Rücksichtnahme gegenüber den Erkrankten entwickeln und nehmen mangelnde Leistungsbereitschaft sowie Ausreden leichtfertig hin. Sie übernehmen sozusagen die Arbeit der ausgebrannten Kolleginnen und Kollegen und sind dadurch selbst schnell überlastet. Die Rede ist hierbei von einem kompensierten Burn-out.		

SITUATIONSMERKMALE

Tab. 16.1 Situationsmerkmale, Kapitel 16

Handlungsanlass	• Corona-Pandemie • Tod eines Patienten
Kontext	• Klinikum, internistische Station
Akteure	• Pflegefachfrau Melania Hesse • Praxisanleiterin Susanne Bormann • Patient Herr Marevic • Stationsleitung Martina Schöller
Erleben / Deuten / Verarbeiten	**Pflegefachfrau Melania Hesse** • Starke Überforderung • Angst, falsch zu handeln • Überengagement, gefolgt von psychischem Zusammenbruch **Praxisanleiterin Susanne Bohrmann** • Starke Überforderung • Mitleid, aber wenig Handlungsspielraum aufgrund aktueller Situation **Patient Herr Marevic** • Sehnsucht nach Tochter in letzter Phase des Lebens • Einsamer Tod **Stationsleitung Martina Schöller** • Strenger Umgang mit Pflegeauszubildenden • Gleichzeitig sehr besorgt um das Wohlergehen der Auszubildenden • Aktives Handeln, um der Schülerin zu helfen
Handlungsmuster	• Erkennen psychischer und physischer Auffälligkeiten von Teammitgliedern • Anzeichen einer Überforderung ernst nehmen und Interventionen einleiten • Raum für Auseinandersetzungen mit Problemen geben (z. B. Supervision)

Was erwartet Sie in diesem Kapitel?

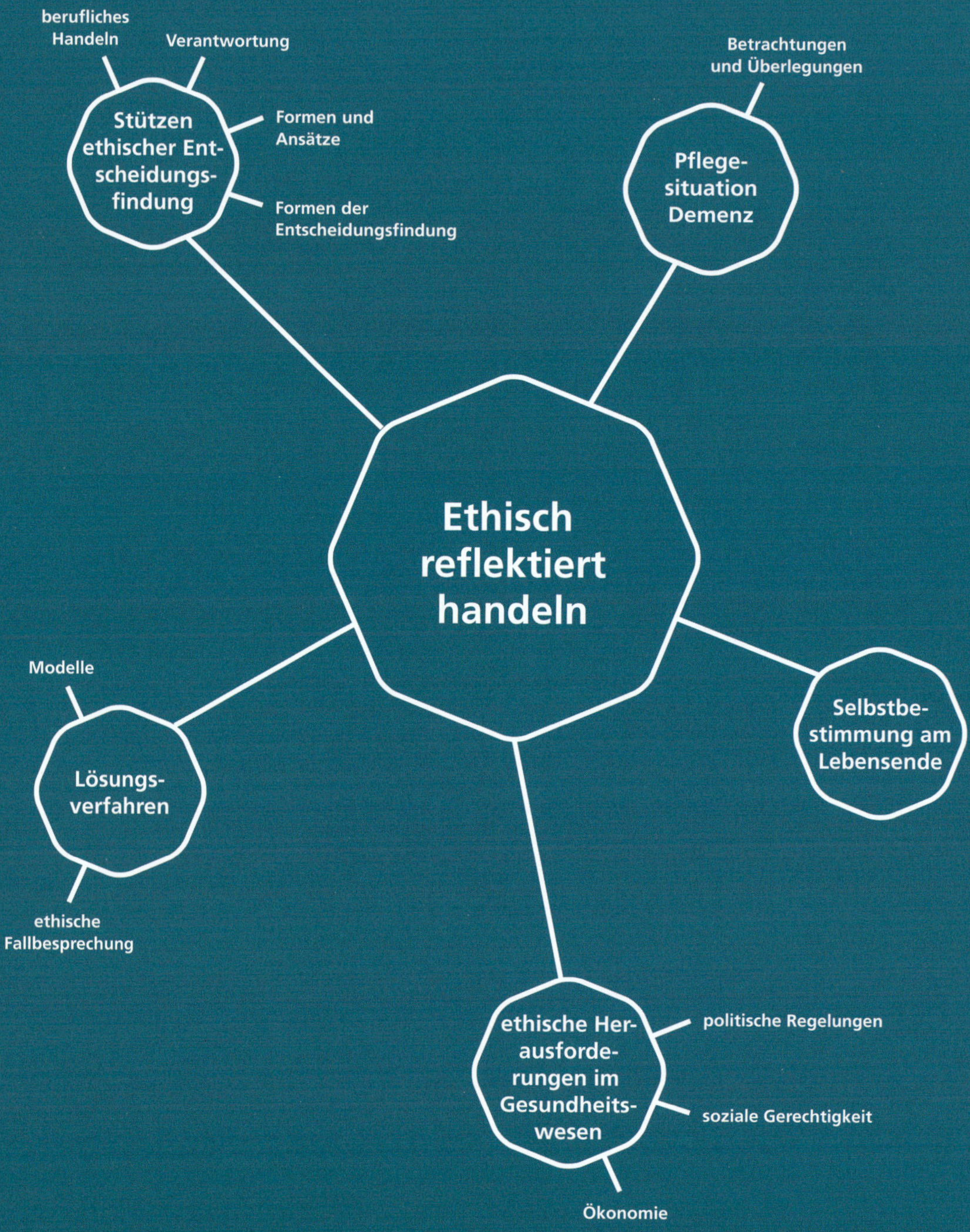

17 ETHISCH REFLEKTIERT HANDELN

Warum ist das Thema wichtig für Pflegefachpersonen?

Die Frage nach dem richtigen Verhalten in diversen Situationen ist in der Pflege keine Seltenheit. Der Spagat zwischen Fürsorgepflicht und individuellen Bedürfnisse, Ansichten und Wünschen der zu pflegenden Menschen und ihren Angehörigen kann eine enorme Herausforderung für Pflegefachpersonen darstellen. Insbesondere ethische Diskrepanzen sind meist nicht einfach zu lösen. Für den richtigen Umgang in Bezug auf ethisches Handeln im Pflegealltag benötigen Pflegende ethische Kompetenzen. Hierdurch werden Entscheidungen und Handlungen nicht „aus dem Bauch heraus" getroffen, sondern stützen sich auf ethische Theorien und Fachwissen. Wer ethisch reflektiert handelt, zeigt, dass nicht die eigenen Interessen verfolgt werden, sondern jene aller Beteiligten Grundlage für Handlungsoptionen sind. Indem die eigenen Taten vor einem ethischen Hintergrund reflektiert werden, zeigen Pflegende, dass sie ihre Arbeit verantwortungsbewusst umsetzen und dadurch die Qualität ihres täglichen Tuns steigern. Dabei muss es nicht immer um essenzielle Entscheidungsfindungen gehen, wie z.B. die Meinung bezüglich des Legens einer Magensonde. Auch alltägliche Pflegesituationen und -beziehungen bringen wichtige Entscheidungsbereiche und ethisches Nachdenken mit sich (ist z.B. eine Körperpflege bei Verweigerung zum jetzigen Zeitpunkt wirklich notwendig, oder kann sie verschoben werden).

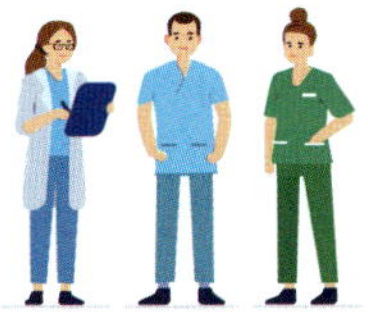

Pflegesituation

Kamilla Bertel lebt in einem Pflegeheim. Sie ist schon vor längerer Zeit an Demenz erkrankt, wobei sich ihr Zustand seit einem Jahr nochmal stark verschlechterte. Die dort tätigen Pflegefachpersonen kennen die 86-Jährige sehr gut. Meist gelingt ihnen ein entspannter Umgang mit ihr. Auch in stark verängstigten Phasen oder Situationen, in denen Kamilla Bertel Fluchtverhalten zeigt, können die Pflegenden sie in der Regel schnell wieder beruhigen. Die meiste Zeit ist sie eine sehr liebenswerte Frau, die schon im gesamten Haus bekannt ist. Daher stellt es auch nicht immer ein Problem dar, wenn sie sich mal im Stockwerk irrt und Unterhaltung in einem der zahlreichen Stationszimmer sucht. Oft kann sie dann einfach dabeibleiben und den Unterhaltungen folgen – das gefällt der älteren Dame sehr. Doch seit ein paar Tagen bemerken die Pflegefachpersonen eine Veränderung bei ihr: Frau Bertel verweigert immer öfter die Nahrungsaufnahme. Ihre Pflegefachpersonen wundern sich, denn trotz ihres Alters waren Essen und Trinken bei ihr nie ein Problem. Natürlich musste sie manchmal daran erinnert werden, aber grundsätzlich war es immer schön mitanzusehen, wenn es ihr schmeckte. Die Pflegfachmänner und -frauen inspizierten ihre Mundhöhle, um Verletzungen oder Entzündungen auszuschließen. Auch der zuständige Arzt konnte keine offensichtlichen Gründe für die Verweigerung feststellen. Das Trinken funktioniert noch, wenn auch in geringeren Maßen, wodurch auch neu aufgetretene Schluckbeschwerden ausgeschlossen werden konnten.

Bei der heutigen Übergabe beraten sich die Pflegenden bezüglich des besorgniserregenden Zustandes der Patientin. Die Pflegefachfrau Julia Zeiss bekundet ihre Bedenken: „Für mich macht es den Anschein, dass unsere Kamilla ihren Lebenswillen verloren hat und ihre Ablehnung ein Zeichen ist, dass sie ihr Leben auf natürliche Art und Weise beenden will." Der Altenpfleger Marco Rüders hört ihr zu, scheint aber anderer Meinung zu sein: „Ich pflege sie jetzt seit ihrem Umzug zu uns. Das war vor acht Jahren. Irgendwie finde ich, dass das nicht zu ihr passt. Mein Bauchgefühl sagt mir, dass es sich bei diesem Fasten nicht um eine bewusste Entscheidung von ihr handelt. Ich finde, es liegt in unserer Verantwortung, ihr zu helfen. Ich kann sie doch nicht einfach verhungern lassen. Wir holen sie ja schließlich auch wieder zurück, wenn sie sich im Haus verlaufen hat, und lassen sie nicht irgendwo allein." Saskia Zielenski, eine weitere Altenpflegerin, beteiligt sich am Gespräch: „Aber was wären die Optionen? Natürlich versuchen wir, es ihr so schmackhaft wie möglich zu machen. Aber selbst gestern Nachmittag, als es Kuchen gab, hatte ich keine Chance, ihr etwas zu geben. Auch nicht, als ich es ihr anreichen wollte. Obwohl sie sich immer so auf was Süßes zum Kaffee gefreut hat. Ich meine, kann man ernsthaft vertreten, dass diese Frau noch über eine PEG-Sonde gegen ihren Willen ernährt werden soll? Seit einem Jahr baut sie jetzt schon stark ab. Ich finde, das wäre unfair und nur eine Verlängerung ihres Leidensweges." Julia Zeiss bestätigt die Meinung ihrer Kollegin: „Das sehe ich auch so. Jeder Mensch hat ein Recht auf Selbstbestimmung am Lebensende." Marco Rüders schüttelt skeptisch den Kopf: „Ich weiß nicht. Vorgestern wollte sie noch mit mir ihr kleines Kinder-Memory-Spiel spielen. Das macht doch niemand, der nicht mehr leben will. Irgendwie habe ich das Gefühl, sie im Stich zu lassen, wenn nichts unternommen wird." Die Pflegefachpersonen sehen sich ratlos an. Es ist keine leichte Situation.

AUFGABE 1 Bei Menschen mit Demenz ist es nicht immer leicht zu erkennen, ob Entscheidungen bewusst und freiwillig gefasst werden oder durch die Erkrankung entstehen. Wie könnten die Pflegefachpersonen erörtern, ob Kamilla Bertel bewusst die Nahrungsaufnahme verweigert? Nennen Sie fünf Aspekte.

AUFGABE 2 Die drei Pflegefachpersonen äußern zunächst nur ihre Überlegungen in Bezug auf die Bewohnerin Kamilla Bertel. Was sind die Ausgangspunkte solcher Betrachtungen? Mehrere Antworten können richtig sein.

- ☐ Eigene Wertvorstellungen
- ☐ Juristische Aspekte
- ☐ Ethische Prinzipien
- ☐ Gemeinwohlorientierung
- ☐ „Nicht-aushalten-Können" leidvoller Situationen

AUFGABE 3 Im Fall der an Demenz erkrankten Frau Bertel begeben sich die involvierten Pflegefachpersonen auf einen Weg der Entscheidungsfindung, um herauszufinden, welches Vorgehen nun angemessen wäre. Hierbei unterscheidet man verschiedene Formen. Nennen Sie die vier Formen der Entscheidungsfindung bei ethischen Fragestellungen.

AUFGABE 4

Nennen Sie vier Aspekte, auf die sich Pflegefachpersonen in ihren beruflichen Entscheidungen beziehen.

AUFGABE 5

Die Pflegefachfrau Julia Zeiss erwähnt in der Unterhaltung mit ihren Kollegen unter anderem das Recht auf Selbstbestimmung am Lebensende. Bitte ergänzen Sie die folgenden Sätze mit den jeweils korrekten Begriffen.

Patientenwille – ethische Fallbesprechung – ethische Aufgabe – mutmaßliche – Vergangenheit – vorliegende Patientenverfügung

- Die Selbstbestimmung von Menschen zu wahren, ist eine wichtige ____________________ des Pflegepersonals.
- Gerade bei der Selbstbestimmung am Lebensende sind entscheidend: der ____________________, eine ____________________ und der ____________________ Wille.
- Auch Äußerungen aus der ____________________ spielen eine wichtige Rolle.
- Ist die Patientenverfügung nicht mehr eindeutig auslegbar und weiß auch der Bevollmächtigte nicht mit Sicherheit, was geschehen soll, so gilt es, den mutmaßlichen Willen der Betroffenen herauszufinden. Ist auch dies nicht möglich, sollte eine ____________________ stattfinden.

Neue Pflegesituation

Kamilla Bertel verweigert auch in den nächsten Tagen weiterhin die Nahrungsaufnahme. Die Pflegefachpersonen wenden sich schon bald mit ihren Bedenken an die Stationsleitung und die Stationsärztin. Eine Patientenverfügung liegt nicht vor. Bevollmächtigt für Kamilla Bertel ist ihre Tochter. Diese wohnt allerdings in einem anderen Bundesland. Es ist bekannt, dass die beiden nie eine besonders gute Beziehung zueinander hatten. Seit ca. zwei Jahren war sie nun auch nicht mehr zu Besuch im Pflegeheim. Bei einer telefonischen Kontaktaufnahme stellt sich heraus, dass auch sie über den Willen ihrer Mutter nicht Bescheid weiß und sich überrumpelt und mit der Situation überfordert fühlt. Kurz darauf wird die Entscheidung zu einer ethischen Fallbesprechung getroffen. Hierbei wird unter anderem auf ein Verfahren zur Entscheidungsfindung bei ethischen Fragestellungen eingegangen. Ein externer Ethikbeauftragter führt durch die erste Besprechung. An einer Pinnwand stellt er ein Modell zum Lösungsverfahren bei ethischen Fragestellungen dar. Gemeinsam gehen sie alle fünf Schritte zur Entscheidungsfindung durch.

AUFGABE 6 Bei dem Verfahren zur Entscheidungsfindung geht es darum, alle Schritte zu durchlaufen und Antworten auf spezielle Fragen zu finden. Helfen Sie den Beteiligten der ethischen Fallbesprechung bei den fünf Schritten zur Entscheidungsfindung und ordnen Sie die jeweils passenden Fragen den fünf Punkten zu.

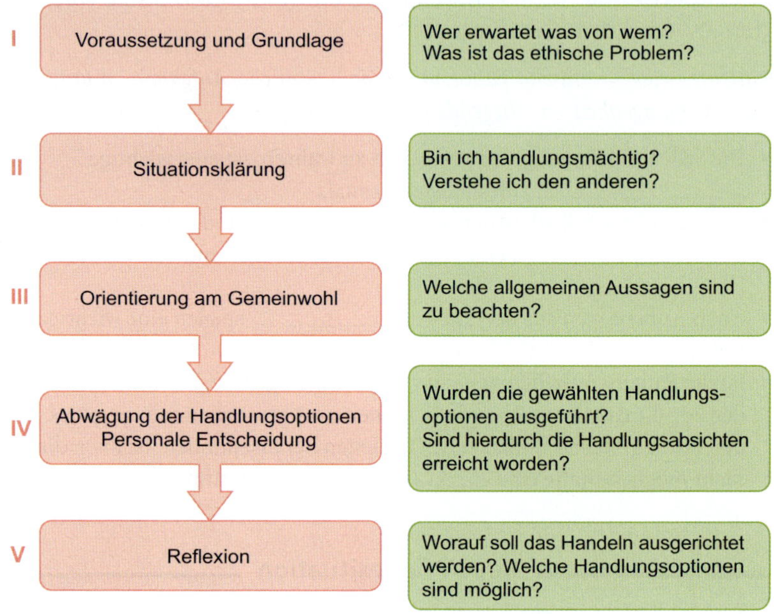
I Voraussetzung und Grundlage
II Situationsklärung
III Orientierung am Gemeinwohl
IV Abwägung der Handlungsoptionen Personale Entscheidung
V Reflexion
Wer erwartet was von wem? Was ist das ethische Problem?
Bin ich handlungsmächtig? Verstehe ich den anderen?
Welche allgemeinen Aussagen sind zu beachten?
Wurden die gewählten Handlungsoptionen ausgeführt? Sind hierdurch die Handlungsabsichten erreicht worden?
Worauf soll das Handeln ausgerichtet werden? Welche Handlungsoptionen sind möglich?

[M625, L143]

INFOKASTEN

Ethische Herausforderungen im Gesundheitswesen:
Die **Ökonomie** spielt schon seit Längerem eine wesentliche Rolle im modernen Gesundheitswesen. Damit verbunden sind zahlreiche Diskussionen und Debatten. Unter anderem geht es um steigende Kosten, Gewinnermittlungen und die damit verbundene Frage nach **sozialer Gerechtigkeit.** Durch diese Entwicklungen kommen auch viele ethische Fragen und Probleme auf. Eine große Herausforderung in Bezug auf die Ethik im Gesundheitswesen ist die Gestaltung eines zukunftsfähigen Gesundheitssystems. Ethik im Gesundheitswesen stellt die Frage, wie es möglich ist, dass das Gesundheitswesen seine Leistungen auf hohem Niveau sicherstellen kann. Dies beinhaltet natürlich auch ausreichende Versorgungseinrichtungen und ausgebildetes Personal. **Politische Regelungen** tragen dabei eine große Verantwortung in Bezug auf Lebenskrisen (z. B. Krankheit, Pflegebedürftigkeit) und soziale Folgen (z. B. Arbeitslosigkeit, Invalidität). Die Ethik im Gesundheitswesen strebt eine soziale Gerechtigkeit und Sicherheit im Rahmen der rechtsstaatlichen Ordnung an.

AUFGABE 7 Soziale Gerechtigkeit beinhaltet politisch zwei Dimensionen. Bitte benennen Sie diese.

AUFGABE 8

Ordnen Sie den Begriffen die jeweils korrekte Beschreibung zu.

Begriff	Beschreibung
1) Verfahrensgerechtigkeit	a) Die gerechte Zuordnung von beschränkten Ressourcen an potenzielle Verwender und Verwenderinnen.
2) Verteilungsgerechtigkeit	b) Wissenschaft, die sich mit der Produktion, der Verteilung und dem Konsum von knappen Gesundheitsgütern und mit der ökonomischen Seite der Gesundheitsversorgung beschäftigt.
3) Gesundheitsökonomie	c) Die Herstellung von Regelwerken, welche die Gleichheit aller Menschen in unserer Gesellschaft sicherstellen.

SITUATIONSMERKMALE

Tab. 17.1 Situationsmerkmale, Kapitel 17

Handlungsanlass	• Nahrungsverweigerung einer an Demenz erkrankten Bewohnerin
Kontext	• Pflegeheim
Akteure	• Bewohnerin Kamilla Bertel (86 Jahre) • Pflegefachfrau Julia Zeiss • Altenpfleger Marco Rüders • Altenpflegerin Saskia Zielenski
Erleben / Deuten / Verarbeiten	**Bewohnerin Kamilla Bertel** • Demenz • Meist freundlich, kooperativ, zufrieden • Nahrungsverweigerung (Grund unbekannt) **Pflegefachfrau Julia Zeiss, Altenpflegerin Saskia Zielenski** • Sehen Bewohnerin am Ende ihres Lebenswegs • Interpretieren Wunsch nach Tod in Nahrungsverweigerung • Gegen künstliche Verlängerung des Leidenswegs **Altenpfleger Marco Rüders** • Sieht noch Lebenswillen bei der Bewohnerin • Sorge, durch interpretierten Sterbewillen Bewohnerin im Stich zu lassen
Handlungsmuster	• Debatte über diverse Interpretationsmöglichkeiten • Hinzuziehen von Familienangehörigen • Heranziehen professioneller Lösungswege (ethische Fallbesprechung) – keine Entscheidungen „aus dem Bauch heraus"

Was erwartet Sie in diesem Kapitel?

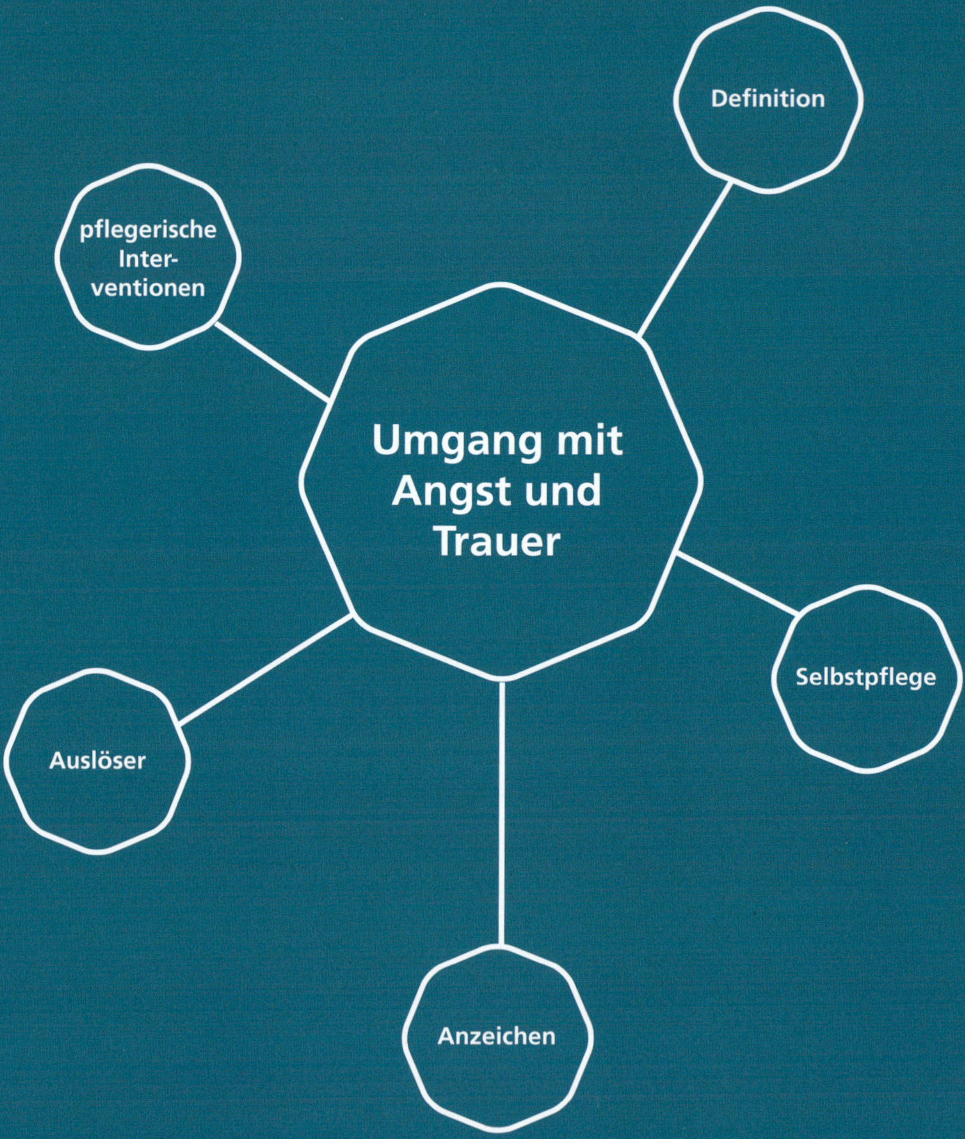
Umgang mit Angst und Trauer
Definition
pflegerische Inter-ventionen
Selbstpflege
Auslöser
Anzeichen

18 UMGANG MIT ANGST UND TRAUER

Warum ist das Thema wichtig für Pflegefachpersonen?

Pflegefachpersonen und auch schon Auszubildende der Pflege werden sehr oft mit schwierigen Situationen konfrontiert. Der Umgang mit kranken, pflegebedürftigen und auch sterbenden Menschen und ihren Angehörigen kann in eine Welt voller Angst, Trauer, Leid und Hoffnungslosigkeit führen. Zum Berufsbild der Pflege gehört ein professioneller Umgang mit solchen Emotionen. Zu pflegende Menschen gilt es zu unterstützen, indem unter anderem Ängste abgebaut werden sowie Trauer durch eine akzeptierende und wertschätzende Haltung besser verarbeitet werden kann. Im Umgang mit den Emotionen der zu Pflegenden darf die Selbstpflege nicht außer Acht gelassen werden. Die Begleitung von Trauernden kann Pflegende schnell selbst in eine Trauerphase bringen. Eigene Grenzen kommen zum Vorschein. Werden diese überschritten, machen sich schnell Überforderung und Hilflosigkeit breit. Bei einem empathischen Umgang ist es dennoch wichtig, sich nicht mit den Betroffenen zu identifizieren und beispielsweise Ängste zu übernehmen. Pflegefachpersonen sollten daher einen guten Zugang zur Selbstpflege sowie zu Kompetenzen in Bezug auf pflegerische Interventionen haben, wodurch betroffene Menschen Hilfe im Umgang mit Angst und Trauer erhalten.

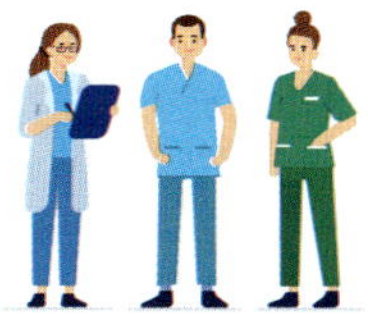

Pflegesituation

Herr Müller sitzt auf dem Sofa und betrachtet sein neues Zimmer. Die Angehörigen bringen währenddessen Umzugskartons herein. Viel konnte er nicht mitnehmen. Das Haus, in dem er seit über 40 Jahren mit seiner Frau gelebt hat, war groß. Vieles musste er zurücklassen. Aber es ist wohl besser so. Seit dem Tod seiner Frau vor fünf Jahren hat sich auch sein Gesundheitszustand stark verschlechtert. Ohne Rollator ist er nicht mehr in der Lage zu gehen und selbst mit der Gehilfe ist der 92-Jährige nun schon sehr oft gestürzt. In seinem Alter ist das sehr riskant. Schon der Oberschenkelhalsbruch vor 15 Jahren erwies sich aufgrund der nötigen OP als kritisch. Den Haushalt zu führen und z. B. zu kochen wurde für ihn zunehmend schwieriger und letztlich unmöglich. Leider leben seine Kinder alle mindestens zwei Autostunden entfernt. Und er möchte sie auch nicht noch zusätzlich zu ihrem Alltagsstress belasten. Auch der Pflegedienst war nicht in der Lage, die vielen Stürze abzufangen, vom Haushalt ganz zu schweigen. Herrn Müllers Kinder traten eines Tages vorsichtig an ihren Vater mit dem Vorschlag heran, in ein Pflegeheim umzuziehen. Die Worte trafen ihn mitten ins Herz. Insgeheim hatte er schon lange Angst vor diesem Tag. Anmerken lassen hat er sich aber nichts. Nach einigen Besuchen und Gesprächen steht also heute der Umzug an. Am Abend, nachdem alles verräumt ist und noch gemeinsam zu Abend gegessen wurde, verabschiedet sich seine Familie. Herr Müller liegt allein in dem neuen Pflegebett und schaut auf ein Bild seiner verstorbenen Frau. Er winkelt Arme und Beine an. Fast macht es den Anschein, dass er sich selbst festhalten und trösten will. Dann kommen die Tränen. Das Zimmer ist dunkel, sein Schluchzen wird lauter. Verlustängste machen sich in ihm breit. Er hat das Gefühl, dass alles, was ihm etwas bedeutete, plötzlich weg ist. Und nun liegt er hier, allein.

Es klopft an der Tür. Die Altenpflegerin Darja Petrenko betritt den Raum. Sie hat heute Nachtdienst und möchte den neuen Bewohner willkommen heißen: „Oh, hier ist es aber dunkel. Darf ich das Licht anmachen, Herr Müller?" Keine Antwort, aber ein unterdrücktes Weinen ist zu hören. Darja macht ein kleines Licht an und tritt näher. „Hallo, Herr Müller. Herzlich willkommen. Mein Name ist Darja Petrenko. Ich bin Altenpflegerin und habe heute Nacht Dienst. Ich freue mich, Sie kennenzulernen." Der Pflegerin fällt sofort auf, dass etwas nicht stimmt. Eine solche Reaktion am Tag des Umzugs kommt bei einigen neuen Bewohnerinnen und Bewohnern vor. Es ist eine große Umstellung und nicht für alle leicht. Darja Petrenko merkt, dass Herr Müller nicht reden möchte und akzeptiert das. Doch leider tritt auch in den nächsten Wochen keine wirkliche Besserung ein. Herr Müller beschwert sich nie, sondern wirkt eher reglos und starr. Nachts ist er oft wach, Appetit hat er kaum. Leider bekommt er auch kaum Besuch. Wenn er sich bei den Pflegefachpersonen meldet, dann meist, weil er vermehrt unter Kopf- und Magenschmerzen leidet und nach seiner Bedarfsmedikation fragt. Die Altenpflegerin nimmt der Anblick sehr mit. Sie selbst ist erst 24 Jahre alt und hat vor Kurzem ihren Großvater verloren, der für sie wie ein Vater war. Sie möchte so gerne helfen. Zu Hause drehen sich manchmal ihre Gedanken weiter um Herrn Müller und seine tiefe Trauer. Als sie vor einem Jahr ihre Ausbildung zur Altenpflegerin absolvierte, dachte sie nicht, dass sie ihr Beruf so sehr mitnehmen könnte. Eines Tages kommt die Stationsleitung der Pflegeeinrichtung auf Darja Petrenko zu. Sie bemerkt, dass etwas die junge Pflegerin stark belastet und spricht sie darauf an. Darja Petrenko ist es zunächst unangenehm. Wahrscheinlich sind solche Fälle wie Herr Müller nichts Ungewöhnliches für erfahrene Pflegefachkräfte. Sie mag ihren Arbeitsplatz und möchte nicht, dass man einen negativen Eindruck von ihr hat. Doch dann merkt sie, dass das Gespräch ihr sehr guttut und ihre Stationsleitung sehr verständnisvoll ist. Auch Herrn Müllers Gefühlslage wird daraufhin vermehrt Aufmerksamkeit geschenkt: Pflegerische Interventionen werden angewendet, um den älteren Herrn in seiner Trauer zu unterstützen.

AUFGABE 1 Trauerreaktionen sind individuell und können auf sehr unterschiedlichen Wegen zum Ausdruck gebracht werden. Herr Müller zieht sich in seiner Trauer zurück und zeigt Anzeichen wie Appetitlosigkeit, Schlaflosigkeit sowie psychosomatische Beschwerden (Kopf- und Magenschmerzen). Nennen Sie fünf Aspekte, die Trauerreaktionen beeinflussen können.

AUFGABE 2 Welche Kennzeichen von Trauer sind Ihnen bekannt (z. B. Weinen, Klagen, Jammern)?

AUFGABE 3 Nach dem Gespräch zwischen der Altenpflegerin Darja Petrenko und der Stationsleitung wird Herrn Müller mehr Aufmerksamkeit in Bezug auf seine tiefe Trauer entgegengebracht. Welche Unterstützungsmöglichkeiten haben Pflegende bei der Interaktion mit trauernden, zu pflegenden Menschen?

AUFGABE 4

Nennen Sie drei Möglichkeiten zur Selbstpflege, welche Darja Petrenko anwenden könnte.

AUFGABE 5

Welche Erfahrungen haben Sie bereits mit trauernden, zu pflegenden Menschen und/oder ihren Angehörigen gemacht? Wie war Ihre Reaktion hierauf bzw. die Ihrer Kolleginnen und Kollegen? Notieren Sie in den folgenden Zeilen Ihre Gedanken.

Neue Pflegesituation

Die Stationsleitung Emily Brand nimmt die Gefühlslage von Herrn Müller und auch von der Altenpflegerin Darja Petrenko ernst. Sie ist sich bewusst, dass der richtige Umgang mit solchen Emotionen wichtig ist. Nicht nur für die Pflegebeziehung zu den zu pflegenden Menschen, sondern auch für ihre Mitarbeiterinnen und Mitarbeiter. Sie erinnert sich an ihre eigenen Lehrjahre zurück. Emily Brand ist Pflegefachfrau und absolvierte ihre Ausbildung in einem Krankenhaus. Bevor sie sich für die Altenpflege entschied, hatte sie kurz den Wunsch, in die Kinderkrankenpflege einzusteigen. Besonders auf den Einsatz auf der Entbindungsstation freute sie sich wahnsinnig. Den täglichen Umgang mit Babys und glücklichen Eltern stellte sie sich wunderschön vor. Als es endlich so weit war, musste sie jedoch neben den glücklichen Gesichtern auch einige nicht so schöne Erfahrungen machen. Zum Beispiel war da diese eine Mutter, die sich so sehr auf ihr Kind freute. Die Geburt stellte sich jedoch als kompliziert heraus. Letztlich musste eine Sectio durchgeführt werden und ihr Baby wurde in ein anderes Krankenhaus auf die Intensivstation verlegt. Am nächsten Tag durfte sie auch dorthin. Aber dieser erste Tag nach der Geburt muss für die neue Mutter die Hölle gewesen sein. Emily Brand erinnert sich, wie groß die Angst der Frau war. Sie wollte nur ihr Kind im Arm halten und beschützen. Aber kaum auf der Welt, wurde es ihr weggenommen. Viele der Pflegenden und auch Ärzte und Ärztinnen versuchten, sie zu beruhigen. Es dauerte lange, bis die Unruhe der jungen Mutter, die sich sogar durch Zittern und erhöhten Puls zeigte, einigermaßen nachließ.

AUFGABE 6

Es gibt zahlreiche Beobachtungskriterien, die auf Angstzustände von zu pflegenden Menschen hinweisen können. Nennen Sie acht.

AUFGABE 7 Wie können Pflegende dabei behilflich sein, Angst abzubauen? Nennen Sie pflegerische Interventionen.

INFOKASTEN

Pflegephänomen Leiden:
Wer leidet, empfindet ein scheinbar stetig andauerndes Erleben von Schmerz, Trauer und innerer Spannung. Diverse **Lebenskrisen** und **Erkrankungen** können hierzu führen. Dabei gehört Leiden auch zur menschlichen Existenz dazu. Die Ursachen können im **Individuum** selbst liegen, in der **Mitwelt** (z.B. Familie oder Partnerschaft) oder auch durch Geschehen in der **Umwelt** hervorgerufen werden. Leid kann zu tiefen Sinnkrisen führen. Es kann einen Menschen aber auch dahin leiten, das Unabänderliche anzunehmen und hierdurch **neue Sichtweisen** und **Orientierung** zu erlangen. Selbsterfahrenes Leid kann eine Person wachsen lassen sowie Verständnis und Empathie für das Leid anderer entwickeln lassen.

Neue Pflegesituation

Emily Brandt hat sich letztlich für den Berufszweig Altenpflege entschieden. In der Pflegeeinrichtung hat sie das Gefühl, den Bewohnerinnen und Bewohnern durch ihr tägliches Engagement gemeinsam mit ihrem Team viel geben zu können. Der Umgang mit leidenden Menschen ist hier keine Seltenheit. Umso wichtiger ist es ihr, dass ihr gesamtes Team sich empathisch gegenüber den älteren Personen zeigt. Dabei verweist sie aber auch immer, gerade bei den jüngeren Kolleginnen und Kollegen, auf eine gute Balance zwischen Mitgefühl und einer Abgrenzung zum Berufsalltag. Emily Brandt selbst hat vor einigen Jahren ihre jüngste Schwester an Leukämie verloren. Das nicht enden wollende Leiden trieb sie seinerzeit in eine furchtbare Lebenskrise. Sie wusste nicht, wie sie diesen grausamen, schmerzhaften Gefühlen, die sie innerlich auffraßen, ein Ende bereiten konnte. Bis sie anfing, das Erlebte in ihr Leben zu integrieren, anstatt sich mit der Frage nach dem Sinn zu foltern. Was unter anderem aus dieser Lebenserfahrung hervorging, ist ein großes Verständnis für die Gefühlswelt anderer Menschen. Dabei ist sich die Pflegeleitung jedoch stets bewusst, dass sie zuallererst sich selbst schützen muss. Denn nur, wenn es ihr gut geht, ist sie in der Lage, das Wohlbefinden anderer zu verbessern.

AUFGABE 8

Was passt? Ordnen Sie die Definitionen den jeweils korrekten Begriffen zu.

1) Folge eines wahrgenommenen Kontrollverlusts. Emotionaler und geistiger Zustand, bei dem der Mensch nur begrenzte Möglichkeiten sieht, Probleme zu lösen oder Ziele zu erreichen.	a) Angst
2) Ein körperlich und seelisch erlebtes, leid- und schmerzhaftes Verlustgefühl als Reaktion auf einen erwarteten zukünftigen oder aktuellen Verlust oder Tod.	b) Leiden
3) Eine als unangenehm erlebte Empfindung, die als Reaktion auf eine als Bedrohung oder Gefahr erlebte Situation auftreten kann und mit großen Abstufungen (von Unwohlsein bis zu existenzieller Not) und körperlichen Begleiterscheinungen auftreten kann.	c) Hoffnungslosigkeit
4) Ein andauerndes, schmerzliches Erleben von innerer Spannung, Schmerz und Trauer.	d) Selbstpflege
5) Im Umgang mit Trauernden, leidenden oder verängstigten Menschen eigene Grenzen akzeptieren und die Balance zwischen Nähe und Distanz wahren.	e) Hoffnung
6) Ausdruck des Lebenswillens, des Vertrauens in das Leben und ein auf Zukunft ausgerichtetes Gefühl der Erwartung.	f) Trauer

AUFGABE 9

Richtig oder falsch?

	Richtig	Falsch
Weil es menschliche Existenz ohne Leid (Schmerz, Abschied, Enttäuschung) nicht geben kann, stellt sich jeder Mensch die Frage, warum Leid existiert und wie es überwunden werden kann.		
Kulturelle und religiöse Ansichten haben auf die Verarbeitung von Leid keinen Einfluss.		
Die Umwelt hat keinen Einfluss auf das individuelle Leiden. Die Auslöser liegen nur in uns selbst.		
Manche Menschen suchen Trost und Unterstützung, andere ziehen sich aus sozialen Kontakten zurück.		
Soziale Aspekte wie Arbeitslosigkeit, finanzielle Not und Statusverlust können Leid verstärken.		

AUFGABE 10 Bitte vervollständigen Sie den Satz korrekt.

Bei der Unterstützung von verängstigten und trauernden Menschen ist es wichtig, dass Pflegende ...

a) negative Gefühlsäußerungen bewerten, damit die betroffenen Menschen auf positive Gedanken hingeleitet werden.
b) Erinnerungen und Gefühlsäußerungen zulassen, diese nicht bewerten, jedoch destruktiven Verhaltensweisen Grenzen setzen (z. B. bei Suizidgefahr).
c) sich wiederholende Gefühlsausbrüche der Betroffenen unterbinden, um nicht in eine Abwärtsspirale zu gelangen.
d) schon erprobte Bewältigungsstrategien dokumentieren, damit diese nicht nochmal angewendet werden (es sei denn, es wurden Fortschritte hierdurch erzielt).

AUFGABE 11 Bitte markieren Sie die falsche Antwort.

Pflegende sollten nach Möglichkeit ...

a) bei Leiden anwesend sein, zuhören, nach Wunsch die Hand halten und Entlastungs- und Unterstützungsangebote anbieten, um den Zustand der Betroffenen zu verbessern.
b) bei verängstigten Menschen Raum geben, um Ängste zuzulassen. Sie dürfen keinesfalls bagatellisiert, aber auch nicht verstärkt werden.
c) bei Verlust und Trauer Möglichkeiten anbieten, Gespräche hierzu zu führen. Es ist wichtig für die Betroffenen, Gefühlsäußerungen zulassen zu können.
d) Bei Hoffnungslosigkeit Mut machen, indem sie z. B. aufzeigen, was für ein schöner Tag ist und dass es viele Menschen gibt, denen es weitaus schlechter geht.

AUFGABE 12 Ergänzen Sie die Sätze mit den jeweils korrekten Begriffen.

wahrzunehmen – Trostobjekte – Lebenskrisen – Kinderkrankenpflege – pflegerischen Fallgesprächen – Pflegephänomene

Jeder Mensch reagiert individuell auf ____________________.
Angst, Leid, Hoffnung und Hoffnungslosigkeit sowie Verlust und Trauer bezeichnet man auch als ____________________.
Zu der Aufgabe einer Pflegefachperson gehört es, Veränderungen in der Gefühlswelt der zu pflegenden Menschen ____________________ und professionell darauf einzugehen.
Pflegerische Interventionen bei solchen Pflegephänomen unterscheiden sich in der ____________________ oft von den Interventionen bei zu pflegenden Erwachsenen.
Bei Kindern können z. B. Ängste durch ____________________ wie Schmusekissen oder Kuscheltier gemindert werden.
Eine regelmäßige Reflexion von belastenden Situationen in ____________________ (u.a. Supervision) ist für die Pflegenden enorm wichtig.

SITUATIONSMERKMALE

Tab. 18.1 Situationsmerkmale, Kapitel 18	
Handlungsanlass	• Verlust der Ehefrau • Traumatische Erfahrung nach Geburt • Verlust der Schwester
Kontext	• Stationäre Pflegeeinrichtung
Akteure	• Bewohner Herr Müller (92 Jahre) • Altenpflegerin Darja Petrenko (24 Jahre) • Stationsleitung Emily Brandt
Erleben/Deuten/ Verarbeiten	**Bewohner Herr Müller** • Starkes Trauererleben • Rückzug, Isolation **Altenpflegerin Darja Petrenko** • Empathisch, empfindet Mitleid • Nimmt berufliche Situation mit ins Privatleben • Vergleich mit ihrem Großvater **Stationsleitung Emily Brandt** • Verständnis für Gefühlslage ihrer Mitarbeiterin und des Bewohners • Engagiert, verständnisvoll, unterstützend • Selbst erfahren in Bezug auf Trauerbewältigung
Handlungsmuster	• Umgang mit Angst und Trauer offen kommunizieren • Raum für Austausch geben • Individuelle Wege zur Trauerbewältigung finden • Verständnis für die Gefühlswelt anderer Menschen

Was erwartet Sie in diesem Kapitel?

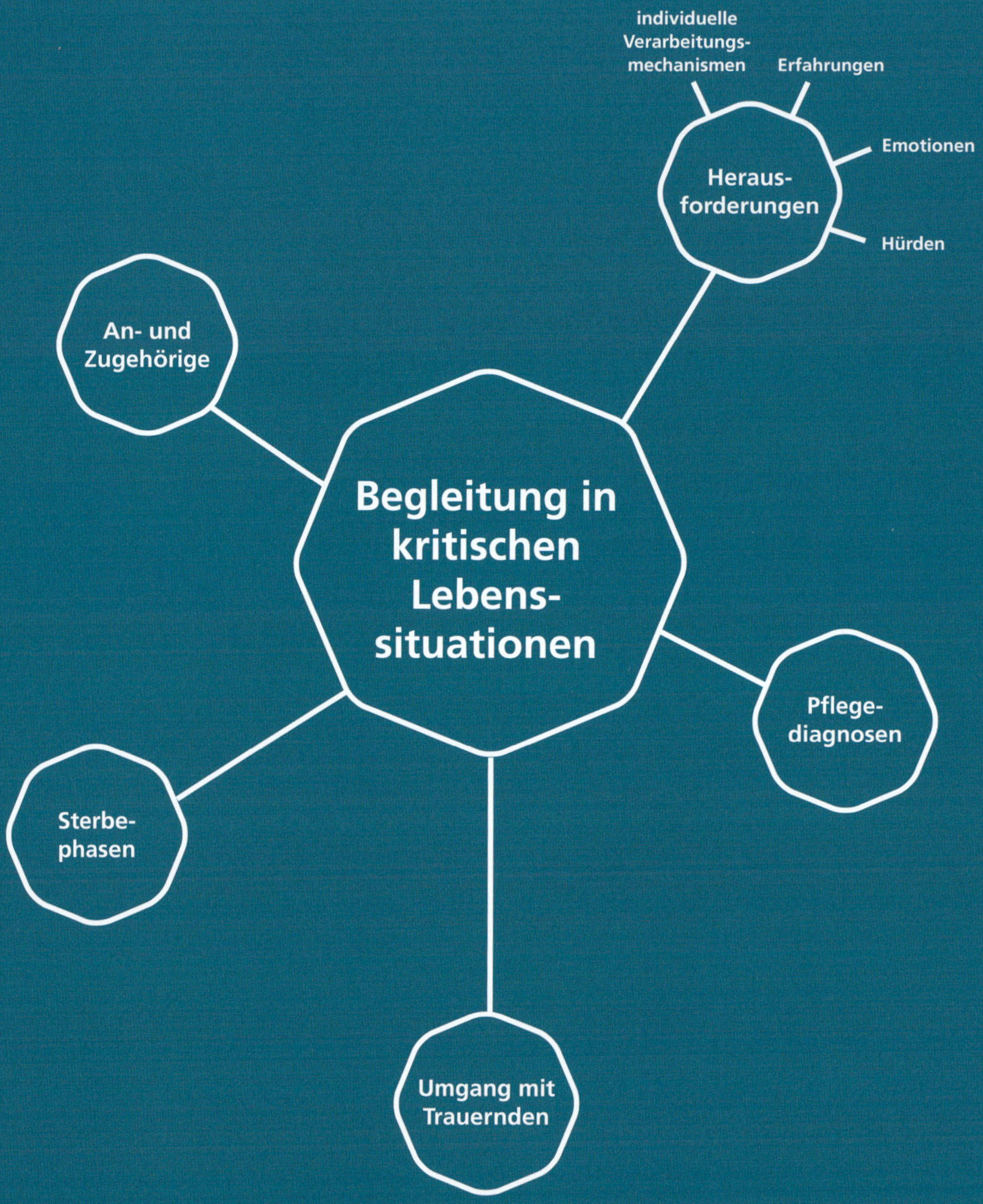

19 BEGLEITUNG IN KRITISCHEN LEBENSSITUATIONEN

Warum ist das Thema wichtig für Pflegefachpersonen?

Bereits in der Pflegeausbildung wird den Auszubildenden sehr schnell bewusst, dass Pflegen auch die Konfrontation mit kritischen Lebenssituationen bedeutet. Die umfassende Pflege und Begleitung von Menschen in schweren Lebenslagen ist Teil des Berufsbildes und geht einher mit bedeutenden Kompetenzen, die es zu erlangen gilt. Wichtig dabei ist, dass Pflegefachpersonen eine spezifische und differenzierte Sichtweise auf eine solche Form der Begleitung entwickeln. Diese geht einher mit viel Wertschätzung und Ressourcenorientierung. Unterschiedliche Anforderungen sowie auch Herausforderungen müssen zur Stärkung der zu pflegenden Menschen und ihrer Angehörigen in den Pflegeprozess miteingebunden werden.
Dabei ist zu beachten, dass die Begleitung in kritischen Lebenssituationen auch für die Pflegenden nicht immer leicht zu tragen ist. Sie kann sich auf zu pflegende Menschen aller Altersgruppen beziehen. Gerade Auszubildende der Pflege sollen sich dabei vermehrt auf den Umgang mit Schicksalsschlägen konzentrieren, wobei die persönliche Auseinandersetzung mit dem Thema nicht zu kurz kommen darf.

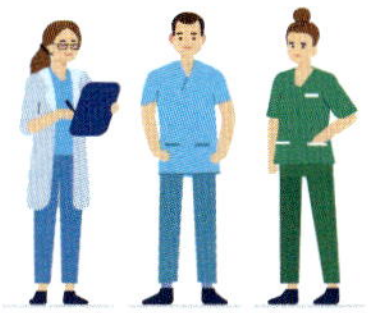

Pflegesituation

Timo Beckers Therapie ist nicht mehr kurativ, sondern palliativ. Bei dem 8-Jährigen wurde vor einiger Zeit ein Hirntumor festgestellt. Sämtliche therapeutischen Maßnahmen, die er und seine Familie auf sich genommen haben, konnten das Kind nicht heilen. Im Moment wird er zu Hause durch eine spezialisierte ambulante pädiatrische Palliativversorgung behandelt. Die Pflegefachfrau Nina Rose und ihr Team kümmern sich jetzt schon seit einigen Wochen um ihn. Leicht ist das mit Sicherheit nicht immer. Nina Rose ist Kinderkrankenpflegerin und hat lange Zeit auf einer Kinderintensivstation gearbeitet. Schon damals hatte sie es mit teils schweren Schicksalsschlägen bei Kindern zu tun. Dabei war ihr ein empathischer Umgang mit den Angehörigen, also meist den Eltern der Kinder, sehr wichtig. Die Kinderkrankenpflegerin war sich schnell darüber bewusst, wie wichtig eine angemessene Begleitung in solch schweren Lebenskrisen ist. Hiervon ermutigt fasste sie vor zwei Jahren den Entschluss, Kinder, Jugendliche und ihre Familien in der letzten Lebensphase zu begleiten. Sie lernte, vermehrt auf die Bedürfnisse und Bewältigungsprozesse der Familien einzugehen. Auch die Beratung in Bezug auf soziale Hilfen und Unterstützungsnetzwerke gehört zu ihren Aufgaben. Nina Rose ist es wichtig, dass nicht nur das betroffene Kind, sondern die gesamte Familie in ihrem Zusammenhalt gestärkt wird. Gerade bei der ambulanten Langzeitpflege wird dies ein fester Bestandteil des pflegerischen Konzeptes. Dennoch – auch nach vielen Jahren der beruflichen Erfahrung auf diesem Gebiet muss Nina noch immer ihre eigenen Gefühle in Bezug auf Tod und Sterben im Kindesalter reflektieren. Es scheint noch immer ein Widerspruch darin zu liegen, dass das Lebensende und der Lebensanfang so nah beisammen liegen können. Daher ist Nina Rose und ihren Kolleginnen und Kollegen Kommunikation sehr wichtig – untereinander sowie mit den Betroffenen.

Beim heutigen Besuch sind Timo Becker, seine beiden Geschwister und die Eltern positiv aufgeregt. Morgen geht es nach Holland ans Meer. Bei einer

Familienanamnese haben die Kinderkrankenpflegerin und ihr Team herausgefunden, dass sie dort früher öfter waren und wunderschöne Erinnerungen mit den Urlauben verbinden. Allein trauten sie sich die Reise mit ihrem schwer kranken Kind jedoch nicht mehr zu. Nun konnte ein spezieller Transport veranlasst werden, der Timo Becker und seine Mutter ans Meer bringt. Der Vater und die beiden Geschwister folgen im privaten Pkw. Alle freuen sich sehr, besonders Timo Becker.

AUFGABE 1 Welche Emotionen und Herausforderungen verspüren Sie als Pflegeauszubildende/r bei der Pflegesituation von Timo Becker und seiner Familie? Wo würden Sie möglicherweise persönliche Hürden bei der Begleitung sehen?

AUFGABE 2 Timo und seine Familie freuen sich sehr auf den kommenden Ausflug und sind daher aktuell positiv gestimmt. Das hat die Kinderkrankenpflegerin Nina Rose aber auch schon anders erlebt. Verständlicherweise hat sie es auch mit schwierigen Verarbeitungsmechanismen bei der Begleitung der Familie zu tun. Wie können sich diese zeigen?

AUFGABE 3 Nennen Sie vier Möglichkeiten, wie Pflegefachpersonen bei der Begleitung in kritischen Lebenssituationen individuelle Pflegebedarfe ermitteln können.

AUFGABE 4 Haben Sie bereits berufliche Erfahrung bei der Begleitung von schwerkranken Kindern und ihren Familien sammeln können? Falls ja, wie reflektieren Sie Ihre Erfahrungen oder auch die von Kolleginnen oder Kollegen als Begleitperson? In den folgenden Zeilen können Sie Ihre Gedanken notieren.

Neue Pflegesituation

Für Timos Eltern ist die aktuelle Lebenssituationen sehr traumatisierend. An manchen Tagen wissen sie einfach nicht, wohin mit all dem Schmerz und der Trauer. Aber sie wollen ihrem Sohn so viele schöne Erinnerungen wie möglich mitgeben. Und natürlich müssen sie auch für ihre zwei anderen Kinder da sein. Die Begleitung durch den Pflegedienst und Seelsorger ist für sie sehr wichtig, auch wenn sie manchmal schlichtweg keine Worte für ihre Lage finden. Dass sie das Thema Abschied und Tod auf so furchtbar grausame Art so bald wieder einholen würde, hätte sich Timos Mutter nicht träumen lassen. Erst vor drei Jahren musste sie sich von ihrem Vater verabschieden, den sie sehr geliebt hat. Er verstarb mit 79 Jahren in einem Hospiz. Schon damals hat sie die Begleitung und Unterstützung der Pflegefachpersonen als sehr hilfreich empfunden. Sie hat sich nicht als „Besucherin" gefühlt, sondern als begleitende Person eines sterbenden Menschen, der genauso Aufmerksamkeit entgegengebracht wurde, wie ihrem Vater. Es war eine traurige, aber auch sehr gut begleitete Sterbephase. Als besonders positiv hat Timos Mutter die offene Kommunikation zu den Pflegenden in Erinnerung. Sie hatte nie das Gefühl zu stören. Vielmehr wurde sie von allen auf empathische Art und Weise über den aktuellen Zustand ihres Vaters aufgeklärt und viel mehr noch: Sie wurde in den Pflegeprozess involviert. Diese aktive Form der Begleitung konnte oft ihre Gefühle von Hilflosigkeit und Handlungsunfähigkeit verringern. Auch wenn es eine komplett unterschiedliche Situation war, erkennt sie manchmal Parallelen zu der Situation heute.

AUFGABE 5

Warum ist gerade auch für An- und Zugehörige ein gut begleitete Sterbephase (der Betroffenen sowie der Bezugspersonen) sehr wichtig?

AUFGABE 6

Nennen Sie fünf Pflegediagnosen im Zusammenhang mit kritischen Lebenssituationen und in der letzten Lebensphase.

AUFGABE 7

Konnten Sie bereits eine Pflegesituation mit sterbenden alten Menschen beobachten? Wenn ja, was waren Ihre Erfahrungen bezüglich der folgenden Punkte?

Wie gingen die Pflegefachpersonen mit der Situation um?

Was wurde konkret zur Begleitung des sterbenden Menschen unternommen?

Was wurde konkret zur Begleitung von Zu- und Angehörigen unternommen?

____

____

Wie wurde im Team darüber gesprochen?

____

____

INFOKASTEN

Trauernde nicht allein lassen:
Die **Trauerbegleitung** von An- und Zugehörigen sterbender Menschen beginnt schon vor Eintritt des Todes. Pflegefachpersonen können neben einer Begleitung durch die Pflege darüber informieren, welche Adressen und Anlaufstellen zur Verfügung stehen. Viele Hospizvereine oder Beratungsstellen bieten Angebote zur Begleitung Trauernder in Form von **Einzelbegleitungen** oder **Trauergruppen** an. Für viele Trauernde ist dieser externe Beistand sehr hilfreich. Oft fehlt es auch an Kraft, in kritischen Lebenssituationen solche Schritte eigenmächtig in Gang zu bringen. Denn gerade schwierige Trauerverläufe benötigen manchmal mehr Aufmerksamkeit als vielleicht zuerst angenommen. Dabei kann eine gute Begleitung in der Sterbe- und Trauerphase sich sehr positiv auf den späteren **Trauerprozess** auswirken.

AUFGABE 8 Bitte wählen Sie das richtige Satzende.

Trauer ist …

- ein ungewolltes, erschwerendes Phänomen bei der Begleitung in kritischen Lebenssituationen.
- ein Verarbeitungsprozess, um Verluste bewältigen zu können.
- ein Zeichen für eine mangelnde Begleitung in kritischen Lebenssituationen.

Trauernde erleben auch Phasen des Vergessens, welche …

- für Schuldgefühle sorgen können.
- so schnell wie möglich zu unterbinden sind.
- zeigen, dass kein Grund mehr für eine Begleitung besteht.

Bei der Begleitung von Menschen in kritischen Lebenssituationen ist es wichtig, Trauerreaktionen wie Weinen oder Schreien …

- zuzulassen, da diese eine tröstende Funktion haben können.
- schnell entgegenzuwirken, da diese traumatisierend für die zu begleitenden Menschen sein können.
- zu unterbinden, um den zu begleitenden Menschen so schnell wie möglich die Qualen der Trauer zu nehmen.

SITUATIONSMERKMALE

Tab. 19.1 Situationsmerkmale, Kapitel 19

Handlungsanlass	• Hirntumor
Kontext	• Spezialisierte ambulante pädiatrische Palliativversorgung
Akteure	• Patient Timo Becker (8 Jahre) • Frau Becker, Timos Mutter • Pflegefachfrau Nina Rose
Erleben / Deuten / Verarbeiten	**Frau Becker, Timos Mutter** • Starke Emotionen von Verlust, Trauer und Schmerz • Teils sprachlos bezüglich der Gefühlslage • Will ihrem Kind noch so viele schöne Erlebnisse wie möglich bieten **Pflegefachfrau Nina Rose** • Spezialisiert auf Bedürfnisse und Bewältigungsprozesse • Erfahren in Bezug auf schwere Schicksalsschläge mit kranken Kindern • Reflektiert regelmäßig eigene Gefühle in Bezug auf ihre Arbeitserfahrungen
Handlungsmuster	• Umfassende Familienanamnese • Familien im Bewältigungsprozess unterstützen • Individuelle Möglichkeiten in Betracht ziehen • Wertschätzung und Mitgefühl entgegenbringen • Verarbeitungsprozesse zulassen • Sich selbst als Pflegefachperson schützen und eigene Emotionen regelmäßig reflektieren

Was erwartet Sie in diesem Kapitel?

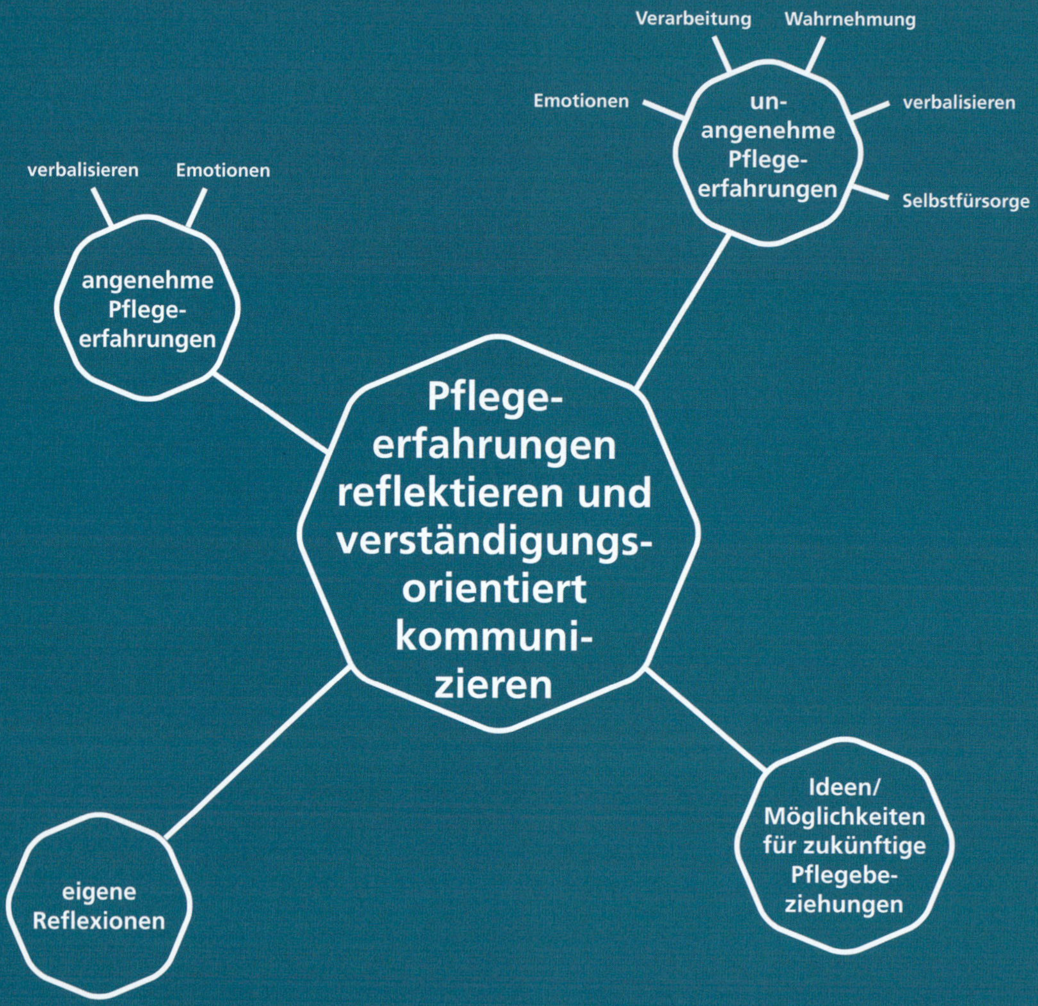
Pflegeerfahrungen reflektieren und verständigungsorientiert kommunizieren
angenehme Pflegeerfahrungen
verbalisieren
Emotionen
unangenehme Pflegeerfahrungen
Verarbeitung
Wahrnehmung
Emotionen
verbalisieren
Selbstfürsorge
eigene Reflexionen
Ideen/Möglichkeiten für zukünftige Pflegebeziehungen

20 PFLEGEERFAHRUNGEN REFLEKTIEREN UND VERSTÄNDIGUNGSORIENTIERT KOMMUNIZIEREN

Warum ist das Thema wichtig für Pflegefachpersonen?

Nach den Rahmenlehrplänen der Fachkommission § 53 Pflegeberufegesetz (PflBG) sieht die curriculare Einheit CE 03 das Thema „Erste Pflegeerfahrungen reflektieren – verständigungsorientiert kommunizieren" vor. Dabei soll für Auszubildende der Pflege die Reflexion erlebter Anforderungen in der Pflegepraxis im Mittelpunkt stehen. Persönliche Erfahrungen werden mit Vorstellungen des Berufsbildes abgeglichen. Wie waren die Emotionen in den verschiedenen Pflegebeziehungen? Wie war das Erleben der Arbeit in einem Pflegeteam und bei der Interaktion mit zu pflegenden Menschen in den verschiedenen Versorgungssituationen? Für eine Zukunft im Pflegeberuf müssen eigene Emotionen wahrgenommen und auch verbalisiert werden. Nur so kann ein professioneller Umgang stattfinden. Pflegeschüler sammeln in der Pflegepraxis sehr schnell viele verschiedene Erfahrungen und Eindrücke. Diese beinhalten unter anderem auch körpernahe Pflegeaufgaben, das Überschreiten von Distanzzonen, Ekel, Abwehr und Scham. Eine reflektierende Auseinandersetzung auch mit solchen Erfahrungen hilft dabei, einen schützenden Umgang mit Grenzüberschreitungen zu entwickeln.

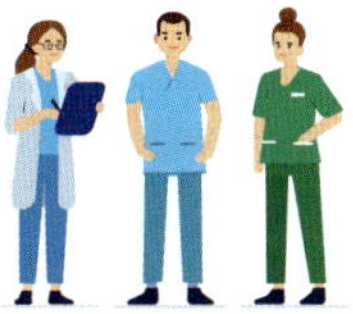

Pflegesituation

Es ist Blockwoche in der Pflegeschule. Der erste Orientierungseinsatz der Auszubildenden ist vorbei. Noch kennen sich die Schüler und Schülerinnen untereinander nicht allzu gut, dennoch besteht ein reger Austausch. Der Pflegepädagoge Herr Simmerl betritt den Klassenraum. Schnell zeigt sich, worum es diese Stunde gehen soll: die Reflexion der ersten Pflegeerfahrungen. Die Schülerinnen und Schüler sind aufgeregt und finden den Unterricht sehr spannend. Jeder hat etwas anderes zu berichten. Alle sind begeistert von ihrem ersten Einsatz – endlich rein in die Praxis! Irgendwie fühlt man sich da schon richtig involviert, finden die meisten. Manche prahlen ein wenig rum, was sie schon alles machen durften. Vielleicht kommt der eine oder andere sich auch ein wenig zu wichtig vor. Aber das ist in Ordnung. Herr Simmerl kennt diesen Übermut zu Beginn der Ausbildung nur zu gut. Er freut sich über den allgemeinen Enthusiasmus seiner Schülerinnen und Schüler. Dann hebt sich die Hand von Sarina Fohrmann. Das junge Mädchen hat die Erzählungen ihrer Mitschülerinnen und Mitschüler verfolgt und sich zunächst nicht getraut, auch etwas zu sagen. Anscheinend hat sie ein ganz anderes Bild als der Rest der Klasse. Aber sie möchte nicht, dass das falsch rüberkommt. Nach wie vor will sie Pflegefachfrau werden und freut sich auf die Ausbildung. Aber ihre Erfahrungen waren nicht durchweg so positiv. Sarina Fohrmann fasst sich ein Herz und meldet sich dennoch. Herr Simmerl sieht sie und erteilt das Wort an die junge Frau. Zögerlich fängt sie an: „Also, es war auf jeden Fall sehr interessant und das Pflegeteam hat mich sehr nett aufgenommen. Naja, ich weiß ja nicht, ob ich jetzt so offen reden darf. Ich bin mir nach wie vor sicher, dass der Beruf etwas für mich ist.

Aber ganz ehrlich, manches ist mir nicht leichtgefallen. Zum Beispiel musste ich das erste Mal mithelfen, einen Mann komplett im Bett zu waschen.“ Einige Schüler fangen an zu lachen. Der Lehrer unterbindet das und bestärkt Sarina Fohrmann in ihrer Ehrlichkeit. Das Mädchen fährt fort: „Ja, das hört sich vielleicht jetzt blöd an, aber irgendwie war mir das unangenehm. Auch, weil er zwischendurch so ein bisschen anzügliche Bemerkungen gemacht hat. Eigentlich nicht so schlimm, aber ich habe mich unwohl dabei gefühlt. Irgendwie war mir das zu nah. Das hat er auch nur gemacht, wenn meine Praxisanleiterin kurz im Bad war. Ich habe mir dann immer gesagt, dass der arme Mann da komplett hilflos und unbeweglich im Bett liegt und es ja meine Aufgabe ist, ihn zu pflegen. Aber es hat sich nicht so angefühlt, wie ich es mir vorgestellt hatte. Bei der Intimpflege hat er mich dann auch ein paar Mal so komisch angelächelt. Vielleicht habe ich mir das aber auch eingebildet. Ich weiß auch nicht.“ Nun lacht keiner mehr in der Klasse.

Herr Simmerl ist zunächst etwas sprachlos und bedankt sich für Sarina Fohrmanns ehrliche Reflektion dieses ersten Einsatzes. Er ist überrascht, dass sie den Mut hatte, das alles vor der gesamten Klasse zu äußern. Für ihn steht fest, dass er später noch einmal mit ihr über den Vorfall sprechen wird und ggf. auch die Praxisanleiterin der Station hinzuziehen möchte. Doch dann hebt sich schon die nächste Hand. Indra Sircar, eine Mitschülerin, die den ersten Einsatz auf der gleichen Station wie Sarina Fohrmann hatte und eben noch in hohen Tönen davon schwärmte, erzählt nun in einer ganz anderen Tonlage: „Ich glaube, ich weiß, welchen Patienten du meinst. Ich habe da auch unangenehme Erfahrungen gemacht. Einmal hat er mich sogar angefasst, als ich seinen Blutdruck messen wollte. Das war nur kurz, aber es war unangenehm. Ich wollte nur nicht direkt beim ersten Einsatz so ein großes Thema daraus machen. Das war mir irgendwie peinlich.“

AUFGABE 1 Warum ist besonders das Reflektieren von unangenehmen Pflegesituationen sehr wichtig?

AUFGABE 2 Fügen Sie die jeweils richtigen Begriffe in den Lückentext ein.

Bildungsziel – persönliche – kommunizieren – selbstfürsorglich – Emotionen – Reflektionen

Auszubildende der Pflege müssen so früh wie möglich lernen, ________________ mit sich umzugehen. Das beinhaltet auch, dass sie Pflegeerfahrungen reflektieren und ________________. Bei Bedarf fordern sie kollegiale Beratung ein und nehmen sie an. Durch regelmäßige ________________ können drohende Über- und auch Unterforderungen frühzeitig wahrgenommen werden. In den verschiedenen Pflegebeziehungen ist es für Schülerinnen und Schüler sehr wichtig, eigene ________________ sowie Deutungs- und Handlungsmuster in der Interaktion zu erkennen. Nicht jedem Pflegenden liegt jede pflegerische Tätigkeit gleich gut. Wichtig ist, dass dies akzeptiert und verbalisiert wird. Ein wichtiges ________________ ist eine Reflektion auf das Spannungsfeld zwischen idealen Ansprüchen an die Pflege und der Wirklichkeit der eigenen Handlungsoptionen. Hier bestehen institutionelle sowie auch ________________ Grenzen.

AUFGABE 3

Welche Emotionen scheinen die Schülerinnen Sarina Fohrmann und Indra Sircar reflektierend zu verarbeiten? Bitte markieren Sie die korrekten Begriffe.

Irritation · Hilflosigkeit · Zufriedenheit · Aushalten-Müssen · Wirksamkeit des eigenen Handelns · Ekel · Scham · Gefühl des Nicht-akzeptierens · Zerrissenheit zwischen Anforderung und Realität · Unterforderung · Überlastung · Grenzüberschreitungen · Selbstekel · Verbergen-Wollen · institutionelles Einschränken · Eindringen in die Intimsphäre

Eine Pflegeerfahrung wie die von Sarina Fohrmann und Indra Sircar darf nicht leichtfertig hingenommen werden. Sexuelle Belästigungen in der Pflege, seien sie körperlich oder verbal, sind keine Seltenheit. Es gilt, jeden Vorfall ernst zu nehmen und die Opfer zu schützen. Aber auch schon wesentlich weniger aufsehenerregende Pflegeerfahrungen sorgen mitunter für zwiegespaltene Emotionen. Hier kann bereits der Umgang mit Ausscheidungen ausreichend sein.

AUFGABE 4

Welche Erfahrungen haben Sie schon gemacht, die möglicherweise für ein Spannungsfeld zwischen Ihren idealen Vorstellungen und Ihren persönlichen Grenzen gesorgt haben? Reflektieren und notieren Sie Ihre Pflegeerfahrungen.

AUFGABE 5

Welche positiven Pflegeerfahrungen durften Sie bisher machen? Reflektieren und notieren Sie auch diese.

Neue Pflegesituation

Sarina Fohrmann und Indra Sircar führten danach noch einige Gespräche bezüglich ihrer unangenehmen Erfahrungen im ersten Einsatz. Zunächst war es ihnen unangenehm, doch dann bemerkten sie, dass jeder, der involviert wurde, das Thema sehr ernst nahm. Sarina Fohrmann ist froh, dass sie letztlich den Mut bezüglich einer ehrlichen Reflektion aufgebracht hat. Aktuell befindet sie sich schon im dritten Ausbildungsjahr und steht kurz vor ihren Abschlussprüfungen. Sie und Indra Sircar sind gute Freundinnen geworden. Sie lernen gerade viel zusammen und hoffen auf einen guten Abschluss. Bei einem gemeinsamen Lernnachmittag reflektieren sie so manche Pflegeerfahrung. Über vieles müssen sie im Nachhinein lachen. Aber auch so einige schmerzhafte Erinnerungen gilt es zu verarbeiten. Eines jedoch haben sie mit Sicherheit gelernt: Neben all dem spannenden Fachwissen werden sie niemals die individuelle Interaktion mit den zu pflegenden Menschen außer Acht lassen. Sie haben in vielen verschiedenen Pflegesituationen gelernt, wie wichtig eine personen- und situationsorientierte Kommunikation in der Pflege ist. Sie haben bemerkt, wie schnell auch ungewollt Kommunikationssperren entstehen oder sich gesprächshemmende Faktoren in eine Unterhaltung einschleichen können. Auch wenn sie dachten, vor Vorurteilen gewappnet zu sein, hat sie die eine oder andere Interaktion mit zu pflegenden Menschen eines Besseren belehrt. Daraus resultierte aber letztlich eine stetige Selbstreflektion, um auch ethisch richtig zu handeln. Ebenso wurden sie Zeuginnen von Mobbingsituationen, die sie in ihrem Berufsfeld so nicht für möglich gehalten hätten. Von der interkulturellen Kommunikation ganz abgesehen, die sich die Schülerinnen teilweise auch etwas leichter vorgestellt hatten. Über eines sind sich die jungen Frauen aber zweifelsohne einig: Solang sie Empathie für ihr Gegenüber aufbringen sowie eine echte und positiv wertschätzende Kommunikation in der Pflege verfolgen, so lange werden sie immer auf der richtigen Seite sein und vorwiegend Freude in den vielen verschiedenen Pflegebeziehungen empfinden. Sie sind stolz darauf, Teil dieser spannenden und wichtigen Profession zu sein.

SITUATIONSMERKMALE

Tab. 20.1 Situationsmerkmale, Kapitel 20

Handlungsanlass	• Reflektierende Gespräche bezüglich sexueller Übergriffe gegenüber Pflegeschülerinnen während der Körperpflege
Kontext	• Pflegeschule
Akteure	• Pflegeschülerin Sarina Fohrmann • Pflegeschülerin Indra Sircar • Pflegepädagoge Herr Simmerl
Erleben / Deuten / Verarbeiten	**Pflegeschülerin Sarina Fohrmann und Indra Sircar** • Negative Erfahrung im Praxiseinsatz • Beschämt, unsicher • Belastendes, unangenehmes Gefühl **Pflegepädagoge Herr Simmerl** • Schockiert, überrascht • Ermutigt dazu, Erlebnisse anzusprechen • Nimmt die Tatvorgänge sehr ernst
Handlungsmuster	• Raum geben, Pflegeerfahrungen zu reflektieren • Auch negative Erfahrungen teilen • Kommunikation fördern • Interventionen einleiten

Ideensterne – jetzt sind Sie an der Reihe!

Überforderung

Ethisch reflektiert handeln

Umgang mit Angst und Trauer

Begleitung in kritischen Lebenssituationen

NOCHMAL NACHGEDACHT

Bei welchen Themen und Aufgabenstellungen der letzten Kapitel habe ich mich sicher gefühlt?

Welche Themen und Aufgabenstellungen der letzten Kapitel waren für mich schwieriger zu bearbeiten?

Wo genau lagen meine Verständnisprobleme?

Was kann ich machen, um diese Verständnisprobleme zu überwinden?

Nach der Bearbeitung der Kapitel haben sich folgende Fragen an meine Praxisanleiterin oder meine Lehrerin ergeben:

Welche kapitelbezogenen Themen, die innerhalb der Fragestellungen nicht behandelt wurden, würden mich interessieren?

Gibt es Erlebnisse aus meinen Praxiserfahrungen, die ich mit den bearbeiteten Fallbeispielen und Aufgabenstellungen in Verbindung bringen kann? Kamen mir Situationen bekannt vor?

Was nehme ich für meinen nächsten praktischen Einsatz mit?

LÖSUNGEN

1 EMPATHIE

LÖSUNG 1 Womöglich konzentriert sich Frau Gaukler in dieser Situation primär auf die zu bewältigenden Arbeitsschritte des Entlassungsmanagements. Damit verbunden ist natürlich die Sicherstellung, dass die zu entlassenden Menschen nach ihrem Krankenhausaufenthalt gut versorgt und untergebracht sind. Hier liegt ein wichtiger Schwerpunkt ihrer Arbeit. Was vielleicht zu kurz kam und somit zu einem emotionalen Aufruhr sorgte, ist die Tatsache, dass Frau Gaukler zunächst wenig empathisches Verhalten zeigte. Sie hat sich nicht in die Gefühlslage der Familie hineinversetzt. Mitgefühl für die schwierige Lage von Vater und Tochter hätte von Anfang an eine andere Herangehensweise auslösen können. Beispielsweise ein verständnisvolles Gespräch, um zunächst mehr Klarheit über die gesamte Ausgangslage zu schaffen.

LÖSUNG 2

- Der Verlust der Ehefrau/Mutter vor Kurzem hat womöglich eine große Wunde hinterlassen.
- Die Familienstruktur hat sich vielleicht sehr durch den Verlust der Ehefrau/Mutter verändert.
- Noch mehr drastische Veränderungen könnten traumatisch sein.
- Die Familie ist durch viele Tiefen in der letzten Zeit gegangen.
- Der neue Schicksalsschlag erfordert einen sensiblen Umgang.
- Die Tochter darf nicht übergangen werden.
- Wünsche von Seiten der Familie müssen akzeptiert werden.
- Vorschläge für weiteres Vorgehen sollten erst nach Absprache und nur als mögliche Option wiedergegeben werden.
- Eigene Ideen und Wertvorstellungen dürfen hier nicht vorrangig sein.
- Verständnisvolles Zuhören ist hier womöglich zunächst am hilfreichsten.

LÖSUNG 3

	Richtig	Falsch
Empathische Menschen geraten nicht in Konflikte.		✗
Synonyme für Empathie sind Anteilnahme, Einfühlungsvermögen, Feingefühl und Verständnis.	✓	
Empathie ist wichtig für eine patientenzentrierte Gesprächsführung.	✓	
Empathie bezeichnet die Lehre der zwischenmenschlichen Beziehung.		✗
Empathische Menschen reflektieren und hinterfragen oft ihre Gefühle.	✓	

LÖSUNG 4

- Volle Aufmerksamkeit gegenüber dem Sprecher.
- In Konfliktsituationen genau zuhören und Verständnisfragen stellen (aktives Zuhören).
- Mimik lesen und verstehen.
- Emotionale Signale erkennen.
- Zeit nehmen für Gespräche.
- Soziale Beziehungen ernst nehmen und eigenes Handeln reflektieren.
- Kontrolle über die eigenen Emotionen – z. B. wann sind Gespräche sinnvoll und wann eher nicht?
- Wann sind Menschen am ehesten erreichbar?

LÖSUNG 5

Individuelle Aufgabenbearbeitung.

LÖSUNG 6

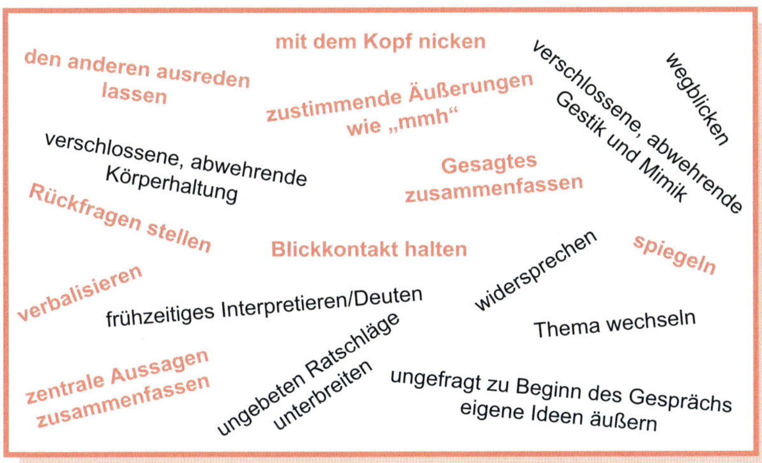
den anderen ausreden lassen
mit dem Kopf nicken
zustimmende Äußerungen wie „mmh“
verschlossene, abwehrende Gestik und Mimik
wegblicken
verschlossene, abwehrende Körperhaltung
Gesagtes zusammenfassen
Rückfragen stellen
Blickkontakt halten
widersprechen
spiegeln
verbalisieren
frühzeitiges Interpretieren/Deuten
Thema wechseln
ungebeten Ratschläge
unterbreiten
zentrale Aussagen zusammenfassen
ungefragt zu Beginn des Gesprächs eigene Ideen äußern

LÖSUNG 7

„Spiegeln“ ist eine Kommunikationstechnik, die dem Gesprächspartner Empathie und Verständnis vermittelt. Die Aussagen des Gegenübers werden dabei mit eigenen Worten wiedergegeben. Hierdurch können Missverständnisse aufgegriffen und geklärt werden. Wichtig ist, dass die Aussage nicht wertend wiedergegeben wird. Spiegelungen sollten als Fragen formuliert werden. Eine genaue Beobachtung von Gestik und Mimik ist wichtig, um unausgesprochene Gefühle und Botschaften zu erkennen.

LÖSUNG 8

c) Empathie gehört nicht zu den Merkmalen einer patientenzentrierten Gesprächsführung, da hierbei zu viele Emotionen störend für die Therapie sein können.

LÖSUNG 9

a), d)

LÖSUNG 10

Individuelle Aufgabenbearbeitung.

LITERATUR

https://www.sylvia-ahlers.de/fachwissen/spiegeln/ (letzter Zugriff: 19.06.2023).
https://www.ime-seminare.de/blog/15-faehigkeiten-empathische-menschen/ (letzter Zugriff: 19.06.2023).

2 KOMMUNIKATION IN DER PFLEGE

LÖSUNG 1 Individuelle Interpretationsmöglichkeiten. Lösungsbeispiel:

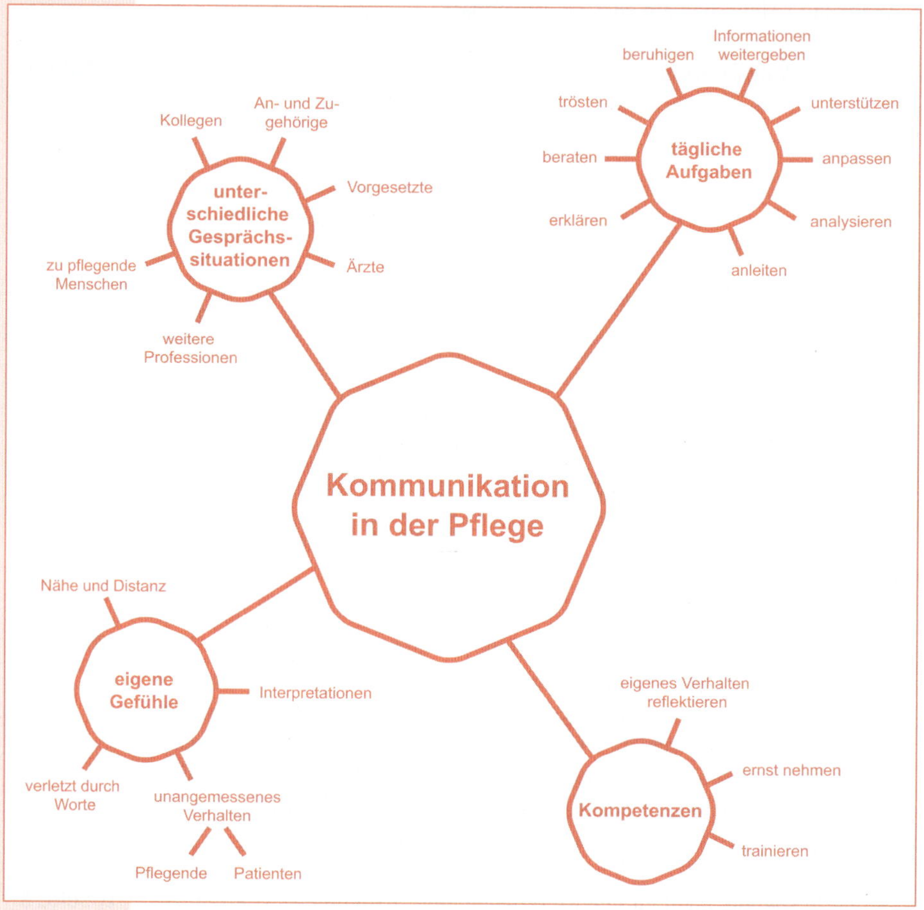

LÖSUNG 2

Pflegende brauchen kommunikative Fähigkeiten z. B. in folgenden Situationen:	Gesuchte Begriffe
Beim Ausbalancieren von **Nähe und Distanz.**	*ÄENH NUD ZINASTD*
Beim Erkennen der eigenen **Interpretationen** und Gefühle.	*TPINNTIOREETNER*
Beim **Einstellen** auf den Gesprächspartner, z. B. durch **Anpassung** an die Sprache des Gegenübers.	*SELNEITNEL SUNAAPGNS*

Pflegende brauchen kommunikative Fähigkeiten z.B. in folgenden Situationen:	Gesuchte Begriffe
In unterschiedlichen Gesprächssituationen, wie z.B. der gezielten **Informationsweitergabe.**	*AFNIWNTIOGTBSRIEAOERE*

LÖSUNG 3a

Dr. Melker hat wahrscheinlich eine Botschaft auf der Selbstoffenbarungsebene gesendet. Mit seinen Worten wollte er vermitteln, dass er sich verspätet hat und ihm sein spätes Erscheinen leidtut.

Frau Stieger hingegen scheint die Botschaft auf dem Beziehungs-Ohr empfangen zu haben. Sie fühlt sich persönlich angegriffen und interpretiert die Nachricht so, dass der Arzt keine Zeit hat und schnell wieder weg will.

LÖSUNG 3b

Es handelt sich hierbei um ein Sender-Empfänger-Problem. Hierzu kommt es, wenn der Sender beabsichtigt, einen der vier Aspekte einer Nachricht zu vermitteln, der Empfänger die Botschaft aber nicht auf dem gleichen Ohr wie die Sender-Ebene aufnimmt. Eine Botschaft wird also z. B. auf der Selbstoffenbarungsebene gesendet, aber vom Empfänger nicht auf dem Selbstoffenbarungs-Ohr gehört, sondern z. B. auf dem Beziehungs-Ohr.

LÖSUNG 3c

Die Pflegesituation von Familie Stieger zeigt, dass die Eltern und besonders die Mutter nach der Geburt keine leichte Zeit hatten. Möglicherweise hat sich die wenig empathische Art und Weise der Ärzte in Bezug auf die Diagnosestellung ihrer Tochter sehr im Unterbewusstsein von Frau Stieger festgesetzt. Deshalb hat sie seitdem vielleicht einige Vorurteile gegenüber Ärzten und die aktuelle Situation der Unterhaltung (Blick in die Akten) erinnert sie an dieses traumatische Erlebnis. So fühlte sie sich und ihre Familie eher angegriffen, als gut aufgehoben. Die Botschaft wurde aufgrund der schlechten Erfahrungen also direkt auf dem Beziehungs-Ohr gehört.

LÖSUNG 4

Gespräche im Pflegeprozess		
Gespräche	**Informationsgespräch**	**Krisengespräch**
Anlass	• Informationsdefizite • Wunsch nach Aufklärung • Anstehende Untersuchungen	• Gespräch bei existenzbedrohenden Diagnosen (z.B. Krebs)
Ziele	• Informationsdefizite abbauen • Sicherheitsgefühl steigern • Informierte Entscheidungen ermöglichen	• Begleitung und Information in schwierigen Zeiten • Aussprache über Probleme • Umgang mit der Erkrankung unterstützen • Krisenintervention
Wann?	• Auf Wunsch des Patienten, z.B. nach Aufklärung • Bei neuen Situationen (z.B. Kostumstellung)	• Fortdauernd • Plötzlicher Bedarf

Gespräche	Informationsgespräch	Krisengespräch
Wer?	• Medizinische Informationen werden von der Ärztin gegeben • Fragen bzgl. Verhalten vor Untersuchungen, Operationen u. a. beantwortet die Pflegefachperson	• Jede Pflegefachperson
Wo?	• Zum Beispiel im Patientenzimmer (Schutz der Intimsphäre wahren)	• Ruhiger Raum, um gute Gesprächsatmosphäre zu ermöglichen
Wie?	• Sachlich, fachlich korrekt und verständlich informieren	• Gefühle des Gegenübers zulassen und annehmen (Zeit und Raum geben)

LÖSUNG 5 Alle Antworten sind richtig.

LÖSUNG 6

- Geschlossene Fragen
- Offene Fragen
- Alternativfragen
- Einstiegsfragen
- Rückfragen
- Fragen zum Problem
- Skalierungsfragen
- Fragen nach Ausnahmen
- Fragen nach Ressourcen
- Fragen nach bisherigen Lösungsversuchen
- Fragen zum Ziel/Zukunft, Emotionalisierende Fragen
- Hypothetische Fragen
- Zirkuläre Fragen

LÖSUNG 7

1. Metakommunikation
2. Feedback
3. man, wir

LÖSUNG 8 In der Pflege gibt es viele unterschiedliche **Kommunikationsanforderungen**. Um diese zu bewältigen, brauchen Pflegefachpersonen Einfühlungsvermögen, **Flexibilität** sowie die Fähigkeit, Situationen richtig einschätzen zu können. Ebenfalls von sehr hoher Bedeutung bei einem Gespräch mit zu pflegenden Menschen und deren Angehörigen ist ein professioneller Grat zwischen Nähe und **Distanz.** Die passenden **Gesprächstechniken** geben die Möglichkeit, ein Gespräch in eine Richtung zu führen, was bei der Interaktion eine große Rolle spielt. Allerdings ist die **Grundeinstellung** (Grundhaltung) gegenüber dem Geschehen ebenso wichtig. Für alle Pflegenden sollte oberste Priorität haben, dass eine gelungene Kommunikation mit zu pflegenden Menschen und/oder deren Angehörigen immer deren **Wohlbefinden** unterstützt und den **Pflegealltag** erleichtert.

3 NONVERBALE KOMMUNIKATION

LÖSUNG 1

Unter nonverbaler Kommunikation versteht man eine Kommunikation ohne das gesprochene Wort. Es ist also eine Kommunikation, die nicht an Sprache gebunden ist und dennoch, vielen Untersuchungen zufolge, stärker als eine ausschließlich verbale Kommunikation sein kann.

LÖSUNG 2

Die **Körpersprache** ist der wichtigste Teil der nonverbalen Kommunikation. Jeder Mensch kommuniziert körpersprachlich durch seine Körperhaltung, Mimik und **Gestik.** Ebenso sagt der räumliche Abstand etwas über die nonverbale Kommunikation aus. Ist der Abstand zwischen zwei Gesprächspartnern gering, so kann dies Nähe zwischen den Personen ausdrücken, während größerer Abstand auf **Distanz** hindeuten kann. Hierbei spielt der **kulturelle** Aspekt eine große Rolle. Je nach Herkunftsland empfinden Menschen räumliche Nähe, Augenkontakt oder andere nonverbale Kommunikationsmittel als mehr oder weniger angenehm. Als Pflegefachperson gilt es, hierauf in der Interaktion mit zu pflegenden Menschen mit Migrationshintergrund besonders zu achten. Auch bei der Körpersprache können je nach Herkunft Unterschiede bestehen, denn Körpersprache wird durch **Nachahmung** erlernt. Sie ist teilweise kulturell geprägt und teilweise **angeboren.**

LÖSUNG 3

Frau Widermann bedeckt so schnell wie möglich ihren Intimbereich.

→ Sie fühlt sich wahrscheinlich ausgeliefert in einer ihr peinlichen Situation. Das Nacktsein unterstreicht dieses Gefühl und kann bei zu pflegenden Menschen große Ängste und Scham hervorrufen.

Frau Widermann liegt zusammengekauert und angespannt im Bett.

→ Ein „Zusammenkauern" des Körpers entspricht einer geschlossenen Körperhaltung. Der Körper ist angespannt, die Arme zum Körper hingezogen. Eine solche Körperhaltung drückt Angst oder Aggression aus. In Frau Widermanns Fall scheint es ein Ausdruck von Angst und Unbehagen zu sein. Die Situation ist für sie äußerst unangenehm.

Frau Widermann versteckt sich unter der Bettdecke.

→ Unangenehme Situationen lösen im Menschen nicht selten eine Fluchtreaktion aus. Auch wenn dieses Gefühl vollkommen natürlich ist, besteht im heutigen Alltag nur selten die Möglichkeit hierzu, bzw. würde es in den meisten Situationen nicht hilfreich sein. Dadurch kommt es oft zu Ersatzreaktionen wie Verstecken oder Verkriechen. Frau Widermann würde gerne vor der Situation davonlaufen, ist ihr aber ausgeliefert.

Frau Widermanns Augen sehen traurig aus und starren auf die Zimmerwand.

→ Frau Widermanns Gemütszustand scheint sehr bedrückt zu sein. Sie könnte in der Situation ebenso verbal auf ihren schlechten Gesundheitszustand hinweisen und Aufmerksamkeit einfordern. Stattdessen schweigt sie und vermeidet Augenkontakt. Der „Blick in die Seele" durch die Augen soll vermieden werden. Dies ist oft Anzeichen für eine sehr traurige Stimmungslage und einen besorgniserregenden Zustand.

LÖSUNG 4

Empfindungen gegenüber Pflegesituationen können sehr subjektiv sein. Daher sollte sich jeder seine eigene Meinung diesbezüglich bilden und überlegen, was ggf. anders hätte sein können/sollen.

Eine mögliche Empfindung bezüglich der geschilderten Pflegesituation kann sein, dass Mitleid mit der Patientin empfunden wird. Der Toilettengang stellt für jeden Menschen etwas sehr Intimes dar. In Verbindung mit Erkrankungen oder Mobilitätseinschränkungen kann es schnell dazu kommen, dass zu pflegende Menschen einen Teil dieser Intimität aufgeben müssen, da sie auf Hilfe angewiesen sind. Der Fall von Frau Widermann zeigt auf, wie schnell solche Situationen zu sehr unangenehmen und sogar furchtbaren Ereignissen für die Betroffenen werden können. Ein Empfinden hierfür sollte in der Pflege stets gegeben sein.

Möglicherweise wäre es in der Situation hilfreich gewesen, den Fokus direkt auf Frau Widermanns Gesundheitszustand zu legen und nicht primär vor der Patientin auf die Stationsproblematiken einzugehen, was durch das Augenrollen der stellvertretenden Stationsleitung noch unterstrichen wurden. Ein Zuwenden zur Patientin, das Entgegenbringen von Aufmerksamkeit und ein freundlicher Gesichtsausdruck von allen Pflegenden hätten ihr eventuell ein Gefühl von Hilfe und Geborgenheit in dieser unangenehmen Situation vermittelt. Pflegefachpersonen sollten trotz stressigem Alltag nicht vergessen, dass das Wohl der zu pflegenden Menschen Priorität hat.

LÖSUNG 5

	Richtig	Falsch
Die Wirkung von nonverbaler Kommunikation ist stärker als die ausschließlich verbale Kommunikation.	✓	

LÖSUNG 6

- Blickkontakt auf Augenhöhe
- Freundliche Berührung der Hände
- Lächeln
- Zeit nehmen für die Patientin
- Aufmerksamkeit entgegenbringen

LÖSUNG 7

	Richtig	Falsch
Der Gebrauch von Gesten hängt stark von Persönlichkeit, Temperament, Selbstbewusstsein und Kulturkreisen ab.	✓	
Eine geschlossene Körperhaltung signalisiert in den meisten Fällen Zufriedenheit.		✗
Der wesentliche Unterschied zwischen verbaler und nonverbaler Kommunikation besteht darin, dass Sprache besser kontrolliert werden kann als Mimik oder Gestik.	✓	

LÖSUNG 8

Zu einer Inkongruenz kommt es, wenn die verbale und die nonverbale Kommunikation nicht zusammenpassen. Der Pflegefachmann Jens Augustin hat beispielsweise in seiner praktischen Prüfung den zu pflegenden Menschen gefragt, wie es ihm geht, sich aber gleichzeitig von ihm abgewendet und den Urinbeutel geleert. Es wird also nach dem Befinden gefragt und dadurch verbal Interesse an der Person bekundet, gleichzeitig wird aber nonverbal vermittelt, dass man mit etwas anderem beschäftigt ist. Eine solche Form der inkongruenten Kommunikation kann schnell zu Misstrauen und Unsicherheit führen. Bei der Gestaltung von Pflegebeziehungen sollte daher immer auf eine kongruente Kommunikation geachtet werden.

LÖSUNG 9

c) klarer und eindeutiger ist die Nachricht für die zu pflegenden Menschen.

LÖSUNG 10

Individuelle Aufgabenbearbeitung.

4 PERSONEN- UND SITUATIONSORIENTIERTE KOMMUNIKATION

LÖSUNG 1 Individuelle Aufgabenbearbeitung

LÖSUNG 2 **Pflegesituation:**

- Sorgen um das Wohlbefinden des eigenen Kindes
- Besondere Situation durch Gehörlosigkeit des Kindes
- Lange Wartezeiten
- Schmerzen

Weitere Hindernisse bei Interaktionen:

- Unterschiedliche und unbekannte Hintergründe von zu pflegenden Menschen und Angehörigen
- Kulturelle Hintergründe
- Soziale Hintergründe
- Unterschiedliche Zielsetzungen
- Unterschiedliche Sichtweisen
- Kommunikationsbarrieren, z. B. aufgrund von Gesundheitsstörungen oder Behinderungen
- Konflikte verschiedener Art
- Macht und Machtmissbrauch

LÖSUNG 3

	Richtig	Falsch
Pflegefachpersonen gestalten die Kommunikation von Menschen aller Altersstufen und ihren Bezugspersonen in unterschiedlichen Pflegesituationen unter Einsatz verschiedener Interaktionsformen.	✓	
Pflegefachpersonen reflektieren bestehende Konflikte in verschiedenen Versorgungssituationen, wobei Ansätze zur Konfliktschlichtung nicht zu ihrem Aufgabengebiet zählen.		✗
Phänomene von Macht und Machtmissbrauch können in pflegerischen Handlungsfeldern auftauchen und eine personen- und situationsorientierte Kommunikation zerstören.	✓	
Es gibt viele verschiedene Formen von Kommunikationsbarrieren. Die meisten sind leider nicht zu überwinden.		✗
Es gibt zahlreiche Möglichkeiten, Kommunikationsbarrieren bei zu pflegenden Menschen aller Altersstufen zu überbrücken. Wichtig ist es, sie zunächst zu erkennen.	✓	
Empathie und Wertschätzung in der Pflege haben ihre Grenzen, wenn Kommunikationsbarrieren auch nach mehreren Versuchen nicht abgebaut werden können.		✗
Nähe und Distanz spielen bei der personen- und situationsorientierten Kommunikation eher eine untergeordnete Rolle.		✗

LÖSUNG 4

Kommunikation und Beratung müssen personen- und situationsorientiert gestaltet werden, weil …

	Gesuchte Begriffe
jeder Mensch unterschiedliche **Hintergründe** hat.	*ÜHIEDNTRGENI*
unterschiedliche Pflegesituationen unterschiedliche **Interaktionsformen** benötigen.	*MRINEATIOTRSFOKNNE*
Kommunikationsbarrieren auch aufgrund von Gesundheitsstörungen und **Behinderungen** entstehen können.	*BNHENDEINRUGE*
auch Angehörige und Bezugspersonen mit ihren **Ansichten** in Versorgungssituationen involviert sein können.	*ASNTHINCE*

LÖSUNG 5

- Alle Teammitglieder informieren und Information schriftlich festhalten
- Blickkontakt halten und mit deutlichen Mundbewegungen sprechen
- Nicht für den Betroffenen antworten (lassen)
- Geeignete Hilfsmittel einsetzen
- Sätze klar und deutlich formulieren
- Nicht zu schnell sprechen
- Zu verstehen geben, dass Unterhaltung sofort unterbrochen werden kann, wenn etwas unverständlich ist
- Wichtige Informationen immer zusätzlich schriftlich aushändigen

LÖSUNG 6

Pflegeberufliche Kommunikationssituationen gestalten sich immer unterschiedlich. Es gilt, verschiedene Interaktionsformen auszubalancieren und der Situation und dem Individuum entsprechend zu agieren. Dabei sollten keine voreiligen Schlüsse gezogen werden, z.B., dass ältere Menschen generell kein technisches Verständnis besitzen oder sich nicht mit den sozialen Medien auskennen. Vorurteile können hier schnell zu falschen Umgangsformen führen. Zunächst sollte man sich ein genaues Bild von der Situation und dem zu pflegenden Menschen machen, um eine zielführende Interaktion zu gewährleisten.

LÖSUNG 7

Individuelle Aufgabenbearbeitung

LÖSUNG 8

- Gleich qualifizierte Pflegefachpersonen
- Auszubildende im gleichen Lehrjahr

LÖSUNG 9

- Mutter und Kind
- Lehrer und Schülerin
- Pflegender und Ärztin
- Auszubildende und Praxisanleiter

LÖSUNG 10

Zu stark komplementäre Beziehungen können eine Form der Abhängigkeit hervorrufen. Die untergeordnete Position sieht sich eventuell nicht in der Lage, selbst Verantwortung für ihr Handeln zu übernehmen, sondern „lehnt" sich gerne bei der übergeordneten Position an.

Bei symmetrischen Beziehungen kann die Gefahr eines Wettkampfes bestehen: Sobald einer das Gefühl hat, nicht mehr ebenbürtig zu sein, versucht er möglicherweise, den anderen zu übertrumpfen.

LÖSUNG 11

Carl R. Rodgers geht hiermit auf das Recht der Andersartigkeit von – in seinem Fall – Klienten ein. Mit dieser Andersartigkeit muss immer auch Wertschätzung verbunden sein. Bei der personen- und situationsorientierten Kommunikation in der Pflege ist es ebenso wichtig, individuelle Zugänge zu allen zu pflegenden Menschen zu schaffen sowie die individuellen Sichtweisen auf die Pflegesituationen nicht aus den Augen zu verlieren. Pflegende sollen nicht urteilen, sondern gemeinsame Entscheidungsfindungen fördern. Meinungen gilt es zu akzeptieren, auch, wenn sie nicht den eigenen übereinstimmen. Dabei darf die Situation, in der sich die betroffenen Menschen befinden, nie außer Acht gelassen werden.

LÖSUNG 12

	Richtig	**Falsch**
Kommunikation verläuft entweder symmetrisch oder komplementär.	✓	
Die folgende Kommunikation ist komplementär: Zwei Eltern treffen sich auf dem Elternsprechtag und diskutieren über die Qualität der Schule.		✗
Die folgende Kommunikation ist symmetrisch: Die Ärztin und der Patient treffen sich im Patientenzimmer und führen ein Gespräch bezüglich der anstehenden Therapie.		✗
Eine Störung in der Kommunikation liegt dann vor, wenn ein Gesprächspartner davon ausgeht, dass das Gespräch symmetrisch ist, der andere aber der Meinung ist, es sei komplementär.	✓	

LITERATUR

https://akademie-fuer-persoenlichkeitsentwicklung.de/carl-rogers/

5 INTERKULTURELLE KOMMUNIKATION

LÖSUNG 1

Sichtbare und bekannte Bereiche bei der Interaktion mit Menschen mit Migrationshintergrund können zunächst sein: ihr äußeres Verhalten, ihre Handlungsweisen, ihre Sprache und ggf. auch ihre Geschichte sowie Sitten und Gebräuche. Bei Frau Ahmadi zeigt sich zunächst ein eher abweisendes Verhalten, insbesondere gegenüber dem Pflegefachmann. Ihr äußeres Bild lässt darauf schließen, dass ihr das Bedecken ihres Haares wichtig ist. Sie ist der deutschen Sprache nicht mächtig, aber durch ihren Sohn ist bekannt, dass ihr Traditionen und Werte sehr wichtig sind. Dies sind kulturelle Ebenen, über die sich die Pflegefachpersonen relativ bewusst sein können.

Zu den unbekannten Bereichen, welche auf den ersten Blick nicht sichtbar sind, zählen die Inhalte von Frau Ahmadis Werten, Annahmen, Weltanschauungen oder auch Denkweisen. Doch gerade diese Aspekte sind auf emotionaler Ebene extrem wichtig für eine gelungene Kommunikation. Um diese kulturellen Elemente, die den Pflegefachpersonen zunächst wahrscheinlich eher weniger bewusst sind, sichtbar zu machen, kann eine interkulturelle Kommunikation von sehr hohem Wert sein.

LÖSUNG 2

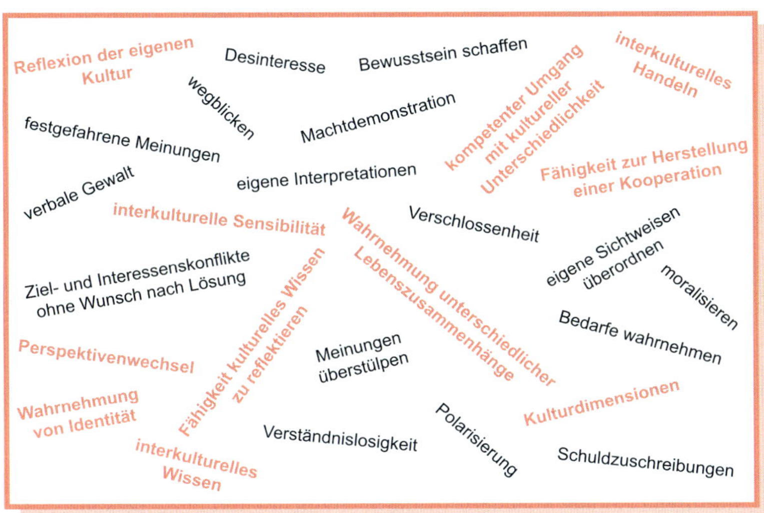

LÖSUNG 3

☒ Diversität ist der Überbegriff für die Nichtanpassung an eine fremde Kultur.

☒ Diversität beschreibt die Individualisierung in der Arbeitswelt.

LÖSUNG 4

☒ Interkulturalität bezieht sich auf die Existenz verschiedener Kulturen und eine gleichberechtigte Interaktion zwischen ihnen sowie die Möglichkeit, durch Kommunikation und die gegenseitige Achtung gemeinsame kulturelle Ausdrucksformen zu schaffen.

LÖSUNG 5 Die kultursensible Altenpflege ist ein immer wichtiger werdendes Thema, da nun zunehmend Menschen mit Migrationshintergrund in Deutschland ein höheres Alter erreichen. Mit zunehmendem Alter steigt die Pflegebedürftigkeit und auch das Thema Tod spielt zunehmend eine Rolle. Für Pflegefachpersonen ist es wichtig, hier die unterschiedlichen kulturellen Sichtweisen, Rituale und Werte zu berücksichtigen.

LÖSUNG 6 **Ziele einer interkulturellen Kommunikation in der Pflege:**

- Einander besser verstehen
- Freundlicher Umgang
- Miteinander agieren
- Missverständnisse vermeiden
- Missverständnisse klären
- Gefühle verdeutlichen
- Emotionen austauschen
- Konflikte lösen
- Zugehörigkeitsgefühl fördern
- Meinungsaustausch
- Menschliches Bedürfnis nach sozialen Kontakten fördern
- Verstanden werden
- Informationen austauschen
- Beziehungen aufbauen
- Zusammengehörigkeitsgefühl einer Gruppe

Veränderungen bei Frau Ahmadi:

- Offen gegenüber Gesprächspartner, keine Verschlossenheit
- Freude über Interaktion
- Erklärungsbedarf durch gelungene Kommunikation (Skepsis gegenüber Fremden)
- Möglichkeit, Ängste anzusprechen
- Positive Emotionen (Vorfreude auf nächstes Treffen)

LÖSUNG 7

- Religiöse Kompetenzen
- Spirituelle Kompetenzen
- Grundlagen interkultureller Kompetenzen
- Religiöse und kulturelle Sichtweisen auf die Themen Gesundheit, Leben und Tod
- Unterschiedliche Verhaltens- und Heilungsprozesse
- Kulturell bedingte Rollenerwartung an ärztliches und Pflegepersonal
- Kulturell bedingte Ursachenzuschreibung von Erkrankungen
- Sensibilisierung für Menschen anderer Kulturen
- Praxisbezug
- Aktives Zuhören
- Interkulturelle Konflikte sachlich lösen

LÖSUNG 8 Individuelle Aufgabenbearbeitung.

6 LEIBLICHE KOMMUNIKATION

LÖSUNG 1

Der Körper ist in der Medizin das Materielle oder auch das Stoffliche eines Menschen oder ein Teil davon. Der Körper ist sichtbar und tastbar.

Der Leib bezeichnet den belebten, beseelten Körper. Er ist im Gegensatz zum Körper spürbar bzw. auf anderen Kanälen wahrnehmbar. Als Leib im phänomenologischen Sinn ist der Mensch in der Lage, die Welt um sich herum wahrzunehmen. Die leibliche Perspektive ermöglicht somit unsere Erkenntnisse.

LÖSUNG 2

1. Das Spüren der Leiblichkeit anderer Menschen (z. B. Stimme, Geruch, Blick).
2. Das Erfahren von Gegenständen oder Situationen (z. B. gemeinsamer Rhythmus beim Marschieren).
4. Die dynamische Struktur der Lebendigkeit ansprechen.
7. Das, was man ist, ansprechen.

LÖSUNG 3

Gerade bei der Basalen Stimulation geht es darum, nicht allein den Körper zu therapieren, sondern anhand einer hochwertigen Pflege alle fünf Sinne anzusprechen und verschiedene Reize auszulösen. Besonders stark beeinträchtigte Menschen haben auf diesem Weg die Möglichkeit, auf verschiedenen Kanälen eine Kommunikation zu erfahren (u. a. Wahrnehmung, Bewegung, Berührung). Fähigkeiten werden so mit einem Fokus auf der leiblichen Kommunikation gefördert. Gerade für Demenzkranke oder Komapatientinnen und -patienten ist dies ein wesentlicher Weg, den Leib anzusprechen und mit der Außenwelt Kontakt zu halten.

LÖSUNG 4

- Über den Blick (wohlwollend oder abweisend)
- Über die Stimme (beruhigend oder drohend)
- Über den Atem (bewusst eingesetzt bei Angstzuständen oder Geburten)
- Über den Händedruck (streichelnd oder festhaltend)

LÖSUNG 5

Individuelle Aufgabenbearbeitung.

LÖSUNG 6

Individuelle Aufgabenbearbeitung.

LITERATUR

https://www.degruyter.com/document/doi/10.1515/spircare-2018-0070/html?lang=de (letzter Zugriff: 19.06.2023).

https://www.kubi-online.de/artikel/koerper-leiblichkeit (letzter Zugriff: 19.06.2023).

7 POSITIVE WERTSCHÄTZUNG

LÖSUNG 1 Anerkennung kann man auf verschiedene Weisen zeigen oder erhalten. Die Wertschätzung stellt hierbei eine besondere Form der Anerkennung dar. Sie ist ein wesentliches Bedürfnis des Menschen. Was wir leisten, soll gesehen und anerkannt, eben wertgeschätzt werden. Erfährt man eine Wertschätzung, geht dies über ein normales, möglicherweise banales Lob hinaus. Wer wertgeschätzt wird, fühlt sich als Person und in seinem Handeln bestätigt. Dabei kann Wertschätzung eine enorme Motivation und Kräfte freisetzen.

LÖSUNG 2 Gerade Pflegefachpersonen haben meistens die Möglichkeit, in einen sehr nahen Kontakt mit den zu pflegenden Menschen zu treten. Viele Pflegehandlungen beinhalten, dass in die Intimsphäre der Betroffenen eingegriffen wird, was einen sehr einfühlsamen und empathischen Umgang voraussetzen sollte. Der direkte Kontakt zu den Pflegenden kann für zu pflegende Menschen eine Möglichkeit sein, trotz der Umstände positive und wertschätzende Erfahrungen zu machen. Für viele Betroffene stellt dies gerade in Lebenssituationen, die durch Krankheit und/oder Pflegebedürftigkeit gekennzeichnet sind, eine enorme Verbesserung des Wohlbefindens dar. Pflegefachpersonen haben hierdurch, ohne es vielleicht immer zu wissen, eine sehr wichtige Möglichkeit, zu pflegende Menschen in ihrer Genesung zu bestärken.

LÖSUNG 3 a) die vollständige und bedingungslose Akzeptanz des zu pflegenden Menschen als Person.

LÖSUNG 4 Mögliche Auswirkungen:

- Erhöhte Motivation
- Höhere Loyalität
- Verbessertes Arbeitsklima
- Weniger Stress
- Mehr Wohlbefinden am Arbeitsplatz
- Verbesserte Leistungskraft
- Produktivität
- Verbesserte Kommunikation innerhalb des Teams

LÖSUNG 5 Der Pflegefachmann könnte möglicherweise aufgrund der Verschmutzung und des Geruchs denken, dass Frau Reitmüller mit der Situation überfordert ist. Eventuell verbindet er auch verschiedene Vorurteile mit der Situation, etwa, dass das Ehepaar in einer kleinen Wohnung in einem Mehrparteienhaus lebt und dementsprechend nicht besonders wohlhabend zu sein scheint. Die Verunreinigung der Wohnung durch den Hund trägt zu einem Bild bei, das möglicherweise eher mit sozial schwächeren Gesellschaftsschichten verbunden wird als mit wohlhabenden Menschen. Vorsicht mit solchen Vorurteilen! Sie können schnell zu „Schubladendenken" führen und basieren oft auf einer rein subjektiven Wahrnehmung.

Der Pflegefachmann könnte aber auch die Situation wahrnehmen, ohne sie zu bewerten. Möglicherweise erkennt er, dass hier ein kleines „Unglück" geschehen ist, das genauso gut in jedem anderen Haushalt vorkommen kann. Durch eine freundliche Kommunikation mit Frau Reitmüller könnte er die unangenehme Situation auflockern und ihr beispielsweise die Möglichkeit geben zu erklären, wie es dazu kam.

LÖSUNG 6

Hier können natürlich verschiedene Unterhaltungen stattfinden. Eine Möglichkeit wäre:

Frau Reitmüller: „Mein Gott, Herr Yilmaz, Sie sind so früh dran. Das ist mir so unangenehm. Bitte entschuldigen Sie!"

Herr Yilmaz: „Hallo Frau Reitmüller. Ja, heute ging alles etwas schneller, ich hoffe, das ist in Ordnung. Ach herrje. Hier gab es ein kleines Unglück, oder?" Er lächelt. „Ich hatte auch mal einen Hund. Der hatte regelmäßig Durchfall, da ist das hier nichts dagegen!" Er lacht.

Frau Reitmüller: „Das ist mir so peinlich! Was halten Sie jetzt von uns? Mir war es immer so wichtig, dass wir es schön und gemütlich in unseren vier Wänden haben. Aber seit mein Mann gepflegt werden muss, komme ich einfach nicht mehr hinterher. Alles ist anders auf einmal. Und das arme Tier, der kommt auch zu kurz." Frau Reitmüller hat Tränen in den Augen.

Herr Yilmaz: „Frau Reitmüller, ich glaube Ihnen, dass das alles sehr viel für Sie sein muss. Sich in so einer Form um ein Familienmitglied zu kümmern, das bedeutet viel Arbeit und Emotionen. Ich kenne das nur zu gut durch meine Arbeit. Machen Sie sich nicht zu viel Druck! Sie haben eine schöne Wohnung. Ich finde es hier immer noch sehr gemütlich und komme immer gerne zu Ihnen!"

LÖSUNG 7

Echtheit: Pflegefachpersonen zeigen sich gegenüber zu pflegenden Menschen so, wie sie sind. Sie verstecken sich nicht hinter einer Rolle. Spannungen und eigene Gefühle können konstruktiv zum Ausdruck gebracht werden.
Positive Wertschätzung und Akzeptanz: Pflegefachpersonen akzeptieren ihr Gegenüber vollständig als Person, ohne zu werten. Dennoch müssen Meinungen und Anschauung nicht immer übereinstimmen.
Empathie: Pflegefachpersonen versuchen, die Situation des Gegenübers aus dessen Sicht wahrzunehmen.

LÖSUNG 8

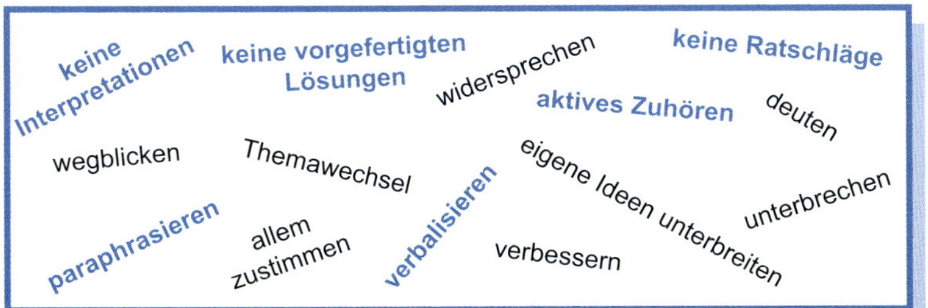

LÖSUNG 9 Zielführend sind Gespräch 2 und Gespräch 4.

LITERATUR

Jochen Mai, Jochen Mai: Wertschätzung: Mehr als Belohnung und Lob. Aus: https://karrierebibel.de/wertschaetzung/ (letzter Zugriff: 19.06.2023).

8 ECHTHEIT

LÖSUNG 1

Empathie zeigt sich dadurch, dass man versucht, sich in die Gefühlswelt des Gegenübers hineinzuversetzen. Im Fall von Eva Landowski würde sich empathisches Verhalten dadurch zeigen, dass sie erkennt, wo gerade die Bedürfnisse des Patienten liegen. Durch ihr übertriebenes Auftreten als fürsorgliche Pflegerin erzeugt sie kein Vertrauen. Der Patient spürt, dass sie nicht echt ist, sondern lediglich eine Rolle vorspielt. Ihr Verhalten wirkt einstudiert und unecht und der Patient fühlt sich nicht ernst genommen.

LÖSUNG 2

Echtheit in der Pflege bedeutet auch, dass Pflegefachpersonen für ihr eigenes Erleben in Pflegesituationen offen sind und sich nicht hinter einer Rolle verstecken. Besteht beispielsweise durchgehend zu viel Stress und eine Unzufriedenheit mit der eigenen beruflichen Ausübung, wird sich dies irgendwann mit Sicherheit zeigen. Ein Überspielen durch falsche Berufszufriedenheit und übertriebene Fürsorglichkeit fällt auch zu pflegenden Menschen auf. Echtheit in der Pflege sollte also konstruktiv sein. Sie zeigt den zu pflegenden Menschen, dass die Aufmerksamkeit ganz bei ihnen liegt und kein Interesse vorgespielt wird.

LÖSUNG 3

Die Aufgabenbearbeitung kann natürlich unterschiedlich ausfallen.

Eva Landowski: „Hallo! Mein Name ist Eva Landowski, ich bin Pflegerin hier auf der Station. Wie geht es Ihnen gerade?"

Jonas Kuckwitz: „Hallo! Danke, gerade eigentlich wieder ganz gut. Heute Morgen habe ich mir allerdings doch ganz schöne Sorgen gemacht. Obwohl ich nicht erst seit gestern mit der Erkrankung lebe."

Eva Landowski: „Ja, das ist verständlich. Ich glaube, so würde es jedem gehen, wenn man nicht weiß, was los ist. Wichtig ist, dass es Ihnen jetzt schon einmal besser geht. Alles Weitere werden Sie dann über die Untersuchungen erfahren. Ich denke, dass gleich auch schon die Ärztin zu Ihnen kommen und mit Ihnen reden wird."

Jonas Kuckwitz: „Ja, danke, das wäre mir wichtig."

Eva Landowski: „Natürlich. Heute ist mal wieder sehr viel los bei uns. Aber wenn Sie etwas benötigen, zögern Sie bitte nicht und melden Sie sich. Ich muss mich wahrscheinlich schon im Vorfeld dafür entschuldigen, dass es etwas länger dauern kann, bis wir kommen. Manchmal könnte ich ehrlich ausflippen." Beide lachen. „Aber wir kommen und versuchen auch, dass Sie nicht allzu lange warten müssen."

Jonas Kuckwitz: „Keine Sorge. Ich bin ursprünglich auch aus der Pflege. Ich kenne das nur zu gut!"

Eva Landowski lächelnd: „Ach so! Dann muss ich Ihnen ja nichts erklären! Also, wie gesagt, Sie werden gleich darüber informiert, wie es heute weitergeht. Jetzt würde ich gerne nochmal Ihren Blutdruck kontrollieren."

LÖSUNG 4 Ein Problem dieser Pflegesituation scheint darin zu liegen, dass der Pflegefachmann Echtheit gegenüber zu pflegenden Menschen mit dem freien Ausleben der eigenen Emotionen verwechselt. Jeder Mensch hat schlechte Tage und kann nicht immer gleich viel geben. Und das ist auch in Ordnung. Gefühlsausbrüche dürfen jedoch nicht zum Berufsalltag gehören. Unfreundliche Verhaltensweisen zeugen nicht von Echtheit, sondern sollten Anlass zur Selbstreflexion geben. Es ist wichtig, dass Pflegefachpersonen nicht alle Gefühle in ihrer Tätigkeit ausleben – besonders nicht vor den zu pflegenden Menschen. Manche Emotionen können – ausgelebt vor anderen – als rücksichtslos und verletzend wahrgenommen werden.

LÖSUNG 5 Individuelle Aufgabenbearbeitung.

9 GESPRÄCHSHEMMENDE FAKTOREN

LÖSUNG 1

d) fördern indirekt das aktive Zuhören, das Paraphrasieren sowie das Verbalisieren.

LÖSUNG 2

Gesprächshemmender Faktor (Fachbegriff)	Beschreibung der Situation
Bagatellisieren	Markus Weber spielt die Sorgen und die Trauer von Frau Schmidt runter und versucht, sie durch unpassenden Humor zu überspielen. Er verfolgt damit die Absicht, die Bewohnerin zu beruhigen und abzulenken. Letztlich erreicht er aber, dass die ältere Dame sich in ihren Gefühlen nicht ernst genommen fühlt. Sie hat sich ihm als Ansprechperson geöffnet und wurde auf plumpe Art und Weise „vor den Kopf gestoßen". Es besteht die Gefahr, dass sie sich zukünftig nicht mehr so schnell öffnet und Sorgen und Trauer eher in sich hineinfrisst.
Dirigieren	Markus Weber geht nicht auf den Wunsch von Herrn Becker ein, dass dieser gerne in seinem Zimmer essen möchte. Stattdessen gibt er ihm vor, was er tun soll und was das Beste für ihn ist. Eine solche Umgangsform schränkt die selbstständige Entscheidung des Bewohners ein und untergräbt dessen Autorität. Womöglich fühlt sich Herr Becker hierdurch nicht auf Augenhöhe akzeptiert.
Diagnostizieren **Interpretieren** **Examinieren**	Bei Herrn Bajewski münzt der Pflegefachmann die im Vorfeld erhaltenen Informationen direkt in eine Interpretation um. Anstatt sich auf ein klärendes Gespräch einzulassen, interpretiert der Pfleger die Situation aus seiner Perspektive und stülpt dem Bewohner somit Schuldzuweisungen über. Das Gespräch verläuft nicht in einer Form, die Herrn Bajewskis Meinung zulässt. Zudem werden, wie in einer Prüfung, Fragen gestellt, welche die Schuldzuweisungen nur noch unterstreichen. Hierdurch wird die Atmosphäre zusätzlich belastet. Der Bewohner, der eigentlich eine Unterredung wünschte, geht auf Distanz und blockiert. Eine Klärung des Konflikts könnte sich nun sehr schwierig gestalten.
Identifizieren	Markus Weber gibt Herrn Bajewski zu verstehen, dass er sich ebenfalls schon mehrfach in einem ähnlichen Konflikt befunden hat. Er signalisiert hiermit zwar Verständnis, stellt sich aber gleichzeitig in den Mittelpunkt des Geschehens, was von dem eigentlichen Problem des Bewohners wegführt. Dieser fühlt sich hierdurch übergangen.

Gesprächshemmender Faktor (Fachbegriff)	Beschreibung der Situation
Moralisieren	Die Aussagen von Herrn Bajewski werden an moralischen Kategorien gemessen und verurteilt. Es können bzw. sollen hierdurch Schuldgefühle entstehen, die einer Klärung des eigentlichen Problems entgegenstehen.

LÖSUNG 3 Diese Aufgabe gibt Ihnen die Möglichkeit, individuelle Erfahrungen und Gedanken für sich zu notieren.

Gesprächshemmende Faktoren können sich schnell, oft auch unbewusst, in den Pflegealltag einschleichen. Umso wichtiger ist es also, sich dieser Kommunikationsbarrieren bewusst zu sein, um sie bei der Interaktion mit zu pflegenden Menschen und auch im Team zu vermeiden.

Dafür ist es unter anderem wichtig, sich selbst stets zu reflektieren: Wie bin ich gerade auf das Anliegen der zu pflegenden Person eingegangen? Bin ich ihr auf Augenhöhe begegnet oder habe ich sie eher „abgewimmelt“? Habe ich mich empathisch verhalten oder eher oberflächlich und desinteressiert?

Damit sich die Grundhaltung von Pflegefachpersonen gegenüber den zu pflegenden Menschen in eine positive, wertschätzende und zugewandte Richtung bewegt, eignet sich unter anderem die patientenzentrierte Gesprächsführung als Anhaltspunkt. Hierbei geht es darum, den zu pflegenden Menschen mit Echtheit, positiver Wertschätzung und Empathie zu begegnen. Techniken hierzu sind das aktive Zuhören, das Paraphrasieren sowie das Verbalisieren.

LÖSUNG 4

Positive Verhaltensweisen	Negative Verhaltensweisen
Blickkontakt herstellen	Blickkontakt ausweichen
Den anderen ausreden lassen	Den anderen unterbrechen
Zugewandte Körperhaltung	Verschlossene, abweisende Körperhaltung
Pausen aushalten	Sofort selbst reden
Sich in die Position des Sprechers oder der Sprecherin hineinversetzen	Von eigener Situation ausgehen
Eigene Affekte und Emotionen unter Kontrolle halten	Eigene Gefühle in den Vordergrund stellen

LÖSUNG 5

- Inhalts- und Beziehungsebene einer Kommunikation sind nicht kongruent, d. h., der Empfänger weiß nicht, wie er die Botschaft verstehen soll, da verbale und nonverbale Aussagen nicht übereinstimmen.
- Inhalts- und Beziehungsebene werden vertauscht, d. h., sachliche Unstimmigkeiten werden auf der Beziehungsebene ausgetragen, z. B. durch einen aggressiven Tonfall.
- Jeder Kommunikationspartner beharrt auf seinem komplementären Standpunkt.

10 KOMMUNIKATIONS-SPERREN

LÖSUNG 1

Laut Pflegesituation ist Tilda Franz schon öfter aufgefallen, dass die pflegerische Versorgung von Sofia Martínez nicht ganz einfach ist. Dazu kommen unpassende und unangemessene Kommentare, die „wie aus der Luft gegriffen“ erscheinen. Die Pflegefachfrau lässt sich jedoch hierdurch nicht provozieren, sondern ahnt eine „Botschaft hinter der Botschaft“. Die Reaktion von Seiten der Pflege ist richtig, wenn in einem solchen Fall keine Vorwürfe gemacht werden, sondern vielmehr versucht wird herauszufinden, was hinter dem ablehnenden Verhalten steckt. Dies ist möglicherweise zeitaufwendig und für Pflegefachpersonen nicht immer leicht umzusetzen. Letztlich lohnt es sich jedoch in den meisten Fällen für eine gelungene Pflegebeziehung und die dazu gehörenden therapeutischen Maßnahmen.

LÖSUNG 2

Individuelle Aufgabenbearbeitung

LÖSUNG 3

Beispiele für Tabuthemen (weitere möglich):

- Über Schmerzen klagen (muss man aushalten und tapfer sein, anderen geht es noch viel schlechter)
- Über Tod und Sterben kommunizieren
- Über Ängste reden (könnten andere anstecken)
- Über Sexualität sprechen

LÖSUNG 4

	Richtig	Falsch
Viele Menschen wurden dahingehend geprägt, dass es sich „nicht gehört“, über Tabuthemen zu reden.	✓	
Um trotzdem über solche Emotionen sprechen zu können, öffnen sich manchmal „neue Ventile“.	✓	
Erst wenn ein zu pflegender Mensch von sich aus ein Tabu offen anspricht, kann die Pflege darauf eingehen.		✗
Tabus sind wichtig, damit nicht jeder mit seinem „Gefühlschaos“ den Pflegeprozess behindert.		✗

LÖSUNG 5

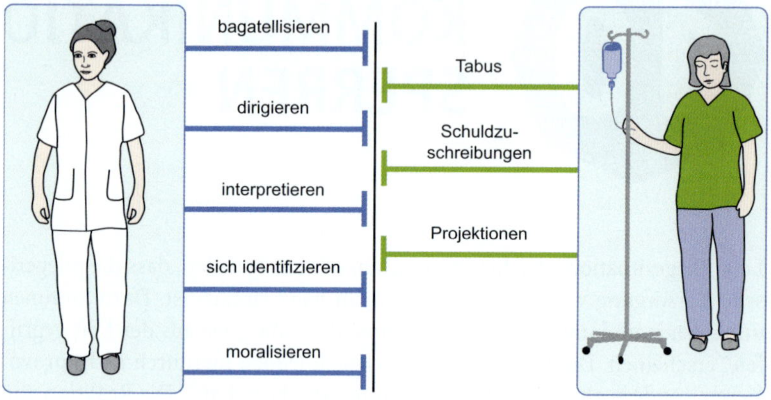

LÖSUNG 6

Manchmal kommt es dazu, dass Pflegende von zu pflegenden Menschen oder auch Angehörigen **verbal** angegriffen werden. Dabei stehen diese Attacken teilweise in keinem Zusammenhang mit der vorliegenden Situation und erscheinen **unangemessen.** Hier liegt es an der Pflege, solche Botschaften nicht persönlich zu nehmen, auch wenn das nicht immer leicht ist. Vielmehr sollte die Tatsache, dass es sich um unberechtigte Vorwürfe handelt, Pflegefachpersonen zum Nachdenken anregen. Womöglich versteckt sich hier die eigentliche Botschaft hinter der **Botschaft,** die gesendet wurde. Ein „Was gucken Sie denn so deprimiert? So geht es den Patienten bestimmt nicht besser!", obwohl die Pflegefachperson einen ganz normalen Gesichtsausdruck zeigte, kann vielleicht bedeuten, dass die zu pflegende Person selbst sehr **deprimiert** und traurig ist, es aber nicht offen kommunizieren will. Ein häufiger Fall von Projektion ist die **Schuldzuschreibung.** Hierbei kann auch der Fall vorliegen, dass Menschen nicht wahrhaben wollen, für ihren Zustand selbst mitverantwortlich zu sein. Zum Beispiel, wenn COPD-Patienten ihre Luftnot nicht auf starkes Rauchen zurückführen, sondern auf eine falsche Behandlung.

Für Pflegende oder auch andere Personen sind Projektionen nicht immer leicht zu **erkennen.** Denn natürlich ist nicht jede Schuldzuschreibung oder verbale Attacke eine **Projektion.** Allerdings sollten Pflegende immer stutzig werden, wenn ihnen unangemessene Reaktionen oder unberechtigte **Vorwürfe** entgegengebracht werden. Dahinter stecken oft quälende Emotionen.

LÖSUNG 7

Die Patientin Sofia Martínez reagiert offensichtlich unangemessen auf die freundliche und zuvorkommende Art von Pflegefachmann Phillip Kunze und Pflegefachfrau Tilda Franz. Die verbalen, herablassenden Anfeindungen wie „ein paar einfach Pflegekräfte" oder „gucken Sie doch nicht so eingeschnappt" stehen in keinem Verhältnis zu der eigentlichen Pflegesituation. Die Patientin versucht, ihren Status als angehende Ärztin über das Wissen der Pflegefachpersonen zu stellen. Dieses Verhalten scheint jedoch nicht sehr nachvollziehbar für eine junge Medizinstudentin. Es macht den Anschein, als ob Frau Martínez absichtlich provozieren will, um ein unangenehmes Gefühl hervorzurufen. Womöglich trägt sie etwas mit sich herum, was große Angst in ihr auslöst. Doch sie will als angehende Ärztin die Haltung bewahren und sich vor den Pflegefachpersonen nicht lächerlich machen. Dies löst natürlich negative Emotionen aus, welche die Patientin auf die Pflegefachpersonen zu projizieren versucht.

LÖSUNG 8

Individuelle Aufgabenbearbeitung.

11 EINSTELLUNGEN UND VORURTEILE

LÖSUNG 1 Eine Einstellung ist die gelernte Bereitschaft, bestimmte Objekte (Menschen, Gruppen, Situationen, leblose Dinge) in einer bestimmten Weise wahrzunehmen.

LÖSUNG 2

	Richtig	Falsch
Liliana Ansorge kann Jasper Neumanns Einstellung gegenüber alkoholkranken Menschen nicht direkt beobachten, sondern nur aus dem beobachteten Verhalten des Pflegefachmanns erschließen (z. B. verbale Äußerungen oder beobachtbare Handlungen).	✓	
Jasper Neumanns Einstellung ist ausschlaggebend für sein Verhalten in der Pflegesituation.	✓	
Der Pflegefachmann hat bereits viele Erfahrungen mit alkoholsüchtigen Menschen gemacht. Daher handelt es sich bei seiner Einstellung nicht um Vorurteile.		✗
Durch ein direktes Kennenlernen mehrerer Menschen aus einer stigmatisierten Gruppe kann Fremdheit abgebaut und der Abbau von Vorurteilen gefördert werden.	✓	
Jasper Neumanns Vorstellung von Werner Schmidt ist nicht wertend, sondern definiert sich über die Moral des Pflegefachmanns.		✗
Die Einstellung des Pflegefachmanns beeinflusst ihn dahingehend, welche Informationen er aktiv sucht und welche eher vermieden werden.	✓	
Herrn Schmidts Verhalten ist ausschlaggebend für Liliana Ansorges und Jasper Neumanns Einstellung.		✗
Einstellungen wirken sich auf die menschliche Informationsverarbeitung aus (selektive Wahrnehmung). Daher scheinen in Jasper Neumanns Gedächtnis ausschließlich negative Informationen zu alkoholkranken Menschen gespeichert zu sein.	✓	

LÖSUNG 3

- Durch die Übernahme von Einstellungen einer Gruppe wird man von ihr geachtet und anerkannt.
- Einstellungen vereinfachen die komplexe Welt und geben eine Anleitung für Verhaltensweisen in neuen Situationen.
- Durch die Projektion eigener negativer Einstellungen auf andere Personen kann man sich vor negativen Gefühlen gegenüber sich selbst schützen.

LÖSUNG 4 Individuelle Aufgabenbearbeitung.

LÖSUNG 5

Soziale Vorurteile …

☒ sind eine besondere Form der Einstellung, da sie wertende Vorstellungen zuschreiben.

☒ sind meistens mit negativen Merkmalen behaftet.

☒ haben eine Orientierungsfunktion.

☒ führen zu fehlerhaften Schlussfolgerungen.

LÖSUNG 6

- Direktes Kennenlernen mehrerer Angehöriger einer stigmatisierten Gruppe
- Interaktionsfördernde Umfelder
- Gemeinsame Ziele
- Gemeinsames Tun
- Fremdheit abbauen durch gegenseitiges Aufeinander-Zugehen
- Gegenseitiges Vertrauen schaffen
- Interesse an anderen Personen oder Gruppen zeigen
- Kommunikation suchen und fördern
- Ein ernst gemeintes und freundliches Lächeln kann viele Türen öffnen
- Andere Gebräuche und Sitten respektieren
- Sachlich und professionell mit Störfaktoren umgehen (z. B. darauf ansprechen, wenn zu viele Besucher da sind oder sich andere Patientinnen oder Patienten vom Geruch selbst mitgebrachter Speisen gestört fühlen)

LÖSUNG 7 Individuelle Aufgabenbearbeitung. Lösungsbeispiel:

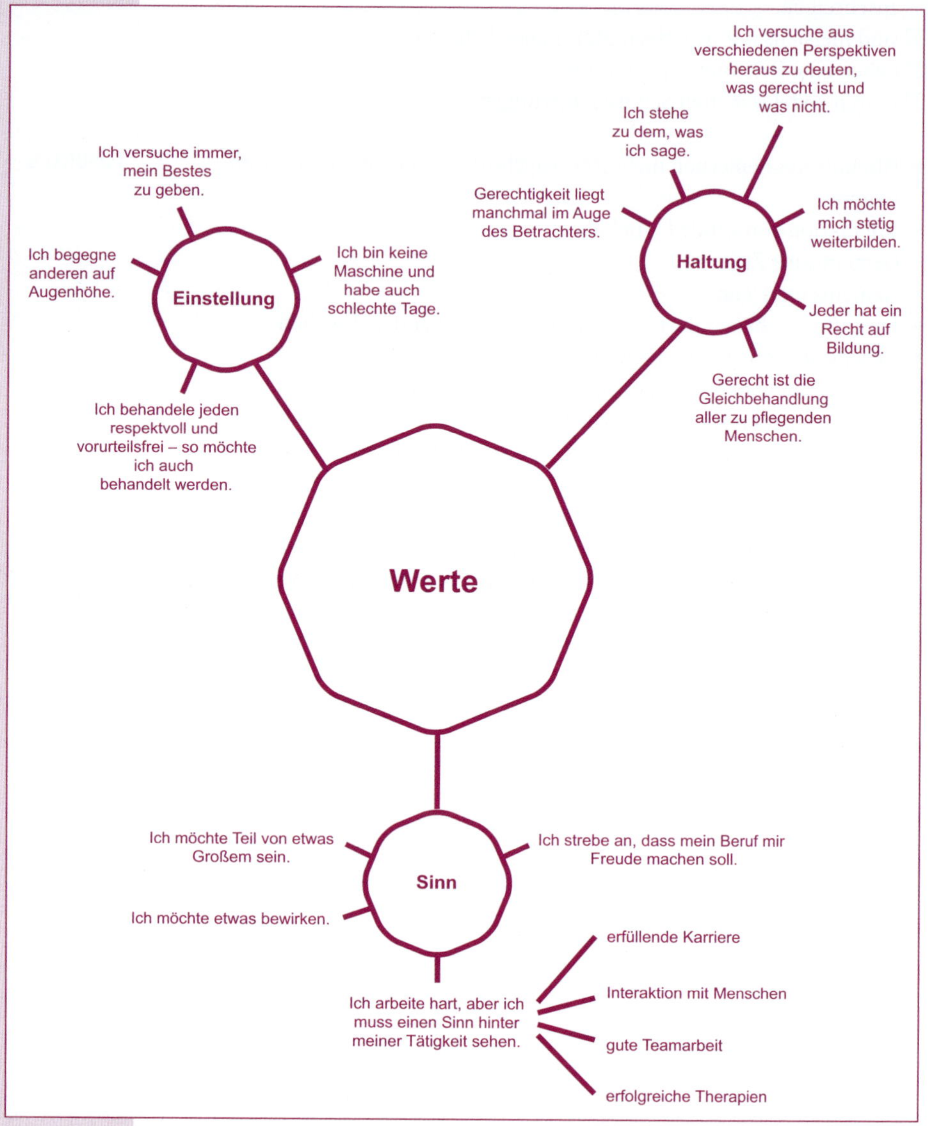

12 INTERAKTION IN TEAMS

LÖSUNG 1

Eine Gruppe besteht aus drei oder mehr Personen, die über einen gewissen Zeitraum in einer Interaktion stehen. Dabei beeinflussen die Personen sich **wechselseitig.** Folgende Merkmale definieren eine Gruppe: definierte Anzahl von Mitgliedern, gemeinsames Ziel oder Interesse, Kommunikationswege, gemeinsame Normen und Werte, Gruppenzusammenhalt sowie **Gruppenstruktur** und **Rollenverteilung.** Ein **Team** hingegen besteht aus einer Gruppe, bei der alle Mitgliederbeiträge zum Erreichen eines gemeinsamen Ziels oder einer **Lösung** eingebracht werden. Innerhalb einer Gruppe oder eines Teams können gemeinsame **Ergebnisse** erzielt werden. Diese können gegenüber **individuellen** Leistungen einen Mehrwehrt haben.

LÖSUNG 2

b), c), d), f)

LÖSUNG 3

	Richtig	Falsch
Jede Situation innerhalb eines Teams ist subjektiv gefärbt.	✓	
Individuelle Verhaltensweisen von Teammitgliedern müssen isoliert betrachtet werden und nicht in Interaktion mit anderen Teammitgliedern.		✗
Konflikte gehören zum Alltag und dienen als Warnsignal.	✓	
Die Gruppendynamik ist mit ausschlaggebend für das individuelle Verhalten einer Person.	✓	

LÖSUNG 4

Individuelle Aufgabenbearbeitung.

LÖSUNG 5

d)

LÖSUNG 6

Eine Rolle bezeichnet die individuellen Verhaltenserwartungen gegenüber einer Person, die eine bestimmte Funktion in einer Gruppe hat. Zum Beispiel ist Alina Amari als Stationsleitung dafür bekannt, konzentriert und diszipliniert zu arbeiten. Das Team hat eine gewisse Erwartungshaltung an die Stationsleitung, z. B., dass sie sich in Alina Amaris Rolle unter anderem auf ihre selbstsichere und kommunikative Art verlassen können.

Eine Position bezeichnet einen Platz, den eine Person innerhalb einer Gruppe einnimmt. Es ist also ein statischer Aspekt einer Rolle. Beispielsweise hat Alina Amari zunächst einmal, unabhängig von ihrer persönlich geprägten Rolle im Team, die Position der Stationsleitung.

LÖSUNG 7

- Direktes Kennenlernen mehrerer Angehöriger einer stigmatisierten Gruppe
- Kontakte zu stigmatisierten Gruppenmitgliedern in einem interaktionsfördernden Umfeld
- Gemeinsames Arbeiten
- Gemeinsame Ziele
- Abbauen von Fremdheit
- Schaffen von Vertrauen und Sicherheit

LÖSUNG 8

Einstellungen beeinflussen nachweislich,

- welche Informationen aktiv **gesucht oder auch vermieden werden.**
- wie Informationen wahrgenommen und **bewertet werden.**
- welche Informationen im Gedächtnis **gespeichert werden.**

LÖSUNG 9

1. Konflikt realisieren.
2. Konflikt beschreiben.
3. Konflikt versachlichen.
4. Lösung aushandeln.
5. Lösung umsetzen und beibehalten.

13 GRUPPENFÜHRUNG

LÖSUNG 1

☒ Autoritärer Führungsstil

LÖSUNG 2

Dieser Führungsstil (autoritärer Führungsstil) zeichnet sich durch eine starke Lenkung und Kontrolle über das Team aus. Die Führungsposition lässt sich nicht durch die Meinungen der Mitarbeiterinnen und Mitarbeiter beeinflussen. Entscheidungen und Handlungsbefugnisse obliegen allein dem Pflegedienstleiter. Anordnungen und Vorgaben müssen eingehalten werden, die Mitarbeitenden haben keine Entscheidungsbefugnis. Durch diesen Führungsstil besteht zwar eine klare Hierarchie und somit Arbeitsordnung, es kann allerdings problematisch werden, wenn sich Mitarbeiterinnen und Mitarbeiter in ihren Kompetenzen nicht ernst genommen fühlen. Viele Mitarbeitende haben das Bedürfnis, sich zielführend in Arbeitsabläufe und Verbesserungsvorschläge einzubringen. Solche positiven Eigenschaften werden hierdurch wahrscheinlich unterbunden. Es kann zu einer fehlenden Wertschätzung und somit zu einer Schwächung der Motivation kommen.

LÖSUNG 3

L	A	I	S	S	E	Z	-	F	A	I	R	E	F	I	D	C	T	E	D
S	M	R	L	C	K	Y	B	T	B	Z	Y	W	U	P	E	V	R	T	E
P	P	N	S	V	G	J	X	W	C	R	S	N	K	E	J	F	A	L	M
A	U	T	O	R	I	T	Ä	R	I	K	A	T	I	O	N	S	N	V	O
W	L	R	M	Z	P	D	S	K	S	S	W	A	U	H	D	I	S	E	K
E	S	A	R	X	H	I	K	T	C	C	E	V	S	U	T	V	F	G	R
R	J	N	T	M	Q	K	T	N	U	H	J	I	F	R	P	D	O	W	A
Y	I	S	P	I	P	K	P	N	O	L	H	N	E	B	D	F	R	Y	T
W	H	A	E	G	K	N	N	N	W	A	Y	I	R	W	Q	K	M	L	I
T	F	K	H	E	F	M	X	C	Q	F	P	T	G	I	T	J	A	E	S
M	F	T	H	D	V	P	H	A	E	M	O	R	R	H	O	I	T	E	C
F	L	I	E	S	S	I	G	K	E	I	T	S	M	A	N	G	I	L	H
R	W	O	I	D	T	B	B	C	N	T	H	K	D	E	Z	Y	O	D	S
R	M	N	R	K	P	E	T	S	I	T	U	A	T	I	V	L	N	P	A
X	L	A	E	O	O	P	I	A	T	E	R	A	N	A	P	K	A	S	R
Y	D	L	H	D	L	M	Q	H	A	L	E	G	E	G	X	W	L	P	M

LÖSUNG 4

	Richtig	Falsch
Eine Führungsfunktion kann eigentlich von jedem Team- bzw. Gruppenmitglied übernommen werden.	✓	

LÖSUNG 5

	Richtig	Falsch
Die Leitungsfunktion ist an eine Person gebunden, die formal eingesetzt wird.	✓	

LÖSUNG 6 Demokratischer oder partizipativer Führungsstil.

LÖSUNG 7 Lösungsbeispiele:

- Personalkompetenz
- Kommunikative Kompetenz
- Fachlich-methodische Kompetenz
- Aktivitäts- und Handlungskompetenz
- Wertschätzung entgegenbringen
- Leistungen loben
- Anerkennung fördern
- Feedback geben und zulassen
- Teamzusammenarbeit stärken
- Interesse und Begeisterung fördern
- Kritik konstruktiv äußern
- Ruhige und sachliche Art
- Respektvoller Umgang
- Kommunikation auf Augenhöhe, nicht von oben herab
- Produktive Fehlerkultur

LÖSUNG 8

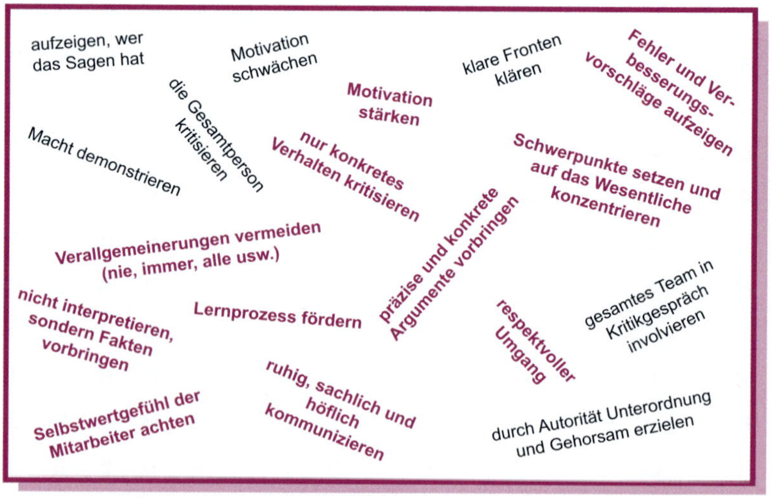
aufzeigen, wer das Sagen hat
Motivation schwächen
klare Fronten klären
Fehler und Verbesserungsvorschläge aufzeigen
die Gesamtperson kritisieren
Motivation stärken
Macht demonstrieren
nur konkretes Verhalten kritisieren
Schwerpunkte setzen und auf das Wesentliche konzentrieren
präzise und konkrete Argumente vorbringen
Verallgemeinerungen vermeiden (nie, immer, alle usw.)
nicht interpretieren, sondern Fakten vorbringen
Lernprozess fördern
respektvoller Umgang
gesamtes Team in Kritikgespräch involvieren
ruhig, sachlich und höflich kommunizieren
Selbstwertgefühl der Mitarbeiter achten
durch Autorität Unterordnung und Gehorsam erzielen

LÖSUNG 9 Individuelle Aufgabenbearbeitung.

LITERATUR

https://www.gesundheitsdienstportal.de/risiko-uebergriff/infoplus/5_7_3.pdf (letzter Zugriff: 19.06.2023).

14 MOBBING UND BOSSING

LÖSUNG 1

Angriffe auf …

- die Möglichkeit zu kommunizieren, z. B. niemand redet mit der Person, wichtige Informationen werden vorenthalten.
- die sozialen Beziehungen, z. B keine Einladung zu Besprechungen.
- das soziale Ansehen, z. B. Verbreitung von Gerüchten, Lügen und Witzen.
- die Qualität der Berufs- und Lebenssituation, z. B. Arbeitsqualität leidet aufgrund von Vorenthalten wichtiger Informationen.
- die Gesundheit: körperliche Übergriffe, z. B. Bein stellen.

LÖSUNG 2

Mobbing ist kein **Zufall.** Strukturelle Merkmale am Arbeitsplatz begünstigen Mobbingsituationen. Oft sind es Folgen von **Führungsschwäche** und Gleichgültigkeit. Personen in Führungspositionen können daher schnell mobbingbegünstigende Umstände durch falsches Handeln fördern. Zum Beispiel, indem sie nicht konsequent direkt am Anfang bei Auffälligkeiten einschreiten. Teilweise mobben Vorgesetzte sogar selbst, um von eigenen **Unsicherheiten** und Fehlern abzulenken. Auch eine **Überbelastung** der Mitarbeiterinnen und Mitarbeiter kann zu einem Verlust der Anerkennung untereinander führen. **Sündenböcke** müssen dann herhalten, damit angesammelter Frust und Stress abgebaut werden können – auf brutale Art und Weise. Wichtig ist, dass verantwortungsvolle und professionelle Unternehmen offensiv mit dem Thema Mobbing umgehen. So werden unter anderem Betriebsvereinbarungen mit den zuständigen **Betriebsräten** abgeschlossen, wodurch verdeutlicht wird, dass keinerlei Mobbingverhalten geduldet wird. Des Weiteren werden klare Regeln im Umgang hiermit schriftlich festgehalten.

LÖSUNG 3

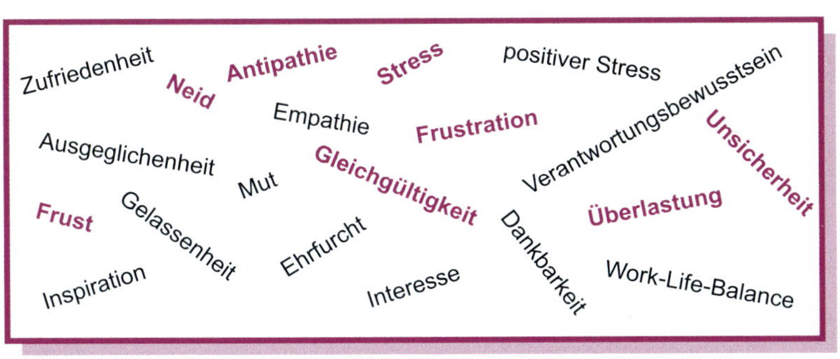

LÖSUNG 4

c) 20 %

LÖSUNG 5

- Nicht wegschauen
- Thema in Teambesprechungen einbringen
- Supervision einfordern

LÖSUNG 6

Empfehlungen für den Umgang mit Mobbing	
Verhalten im Team	• Aussprache mit dem Täter bzw. der Täterin suchen • Ursachen des Konflikts suchen und Lösungsvorschläge machen • Kompromissbereitschaft zeigen • Kolleginnen und Kollegen ansprechen und Verbündete suchen
Unterstützung suchen	• Inner- und außerbetriebliche Hilfs- und Beratungsangebote nutzen • Rechtsberatung, z. B. der Gewerkschaften, nutzen • Personal-/Betriebsrat einschalten, evtl. die Geschäftsleitung informieren • Vorgänge aufzeichnen • Tagesprotokoll über die eigene Arbeitsleistung anfertigen
Selbstfürsorge	• Stressabbau durch Sport, Entspannungstechniken etc. • Aufbauende Angebote nutzen, z. B. Fortbildungen, Selbsthilfegruppen, Beratung • Auszeit nehmen, z. B. Urlaub oder Kur antreten

LÖSUNG 7 Bossing

LÖSUNG 8 d) 40 %

LÖSUNG 9 Beim Bossing besteht eine sehr große Gefahr darin, dass gerade der Vorgesetzte, der als Ansprechpartner dienen sollte, in die Handlungen involviert ist bzw. sie auslöst. Die Opfer haben somit kaum eine Möglichkeit, ohne fremde Hilfe gegen die Schikanen vorzugehen. Kolleginnen oder Kollegen, die als Verbündete agieren könnten, haben oft Angst, selbst zur Zielscheibe der Mobbingattacken durch den Vorgesetzten zu werden. Es zeigt sich somit auch wenig Unterstützung durch andere Teammitglieder. In diesem Fall sind eine frühe Rechtsberatung sowie das Einschalten von Personal- und Betriebsräten sinnvoll.

LÖSUNG 10 Ewa Kowalski kann sich in ihrem Fall auf das Allgemeine Gleichstellungsgesetz (AGG) berufen. Dieses tritt bei jeder Form von Diskriminierung in Kraft, z. B. aufgrund des Geschlechts, der Religionszugehörigkeit, einer Behinderung oder der sexuellen Orientierung.

LÖSUNG 11 Individuelle Aufgabenbearbeitung.

LÖSUNG 12

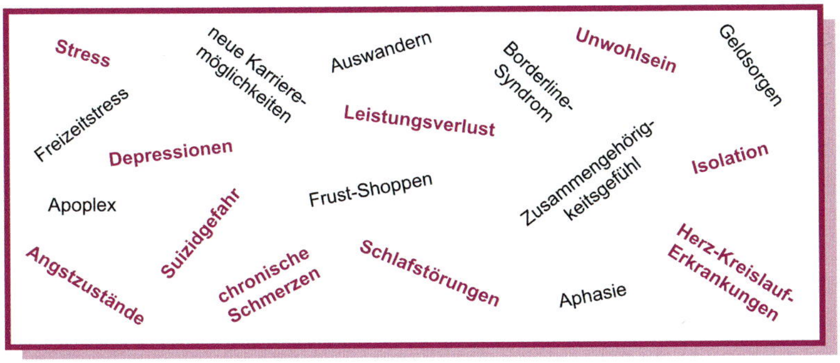

LÖSUNG 13

Mobbing ist in erster Linie ein Verlust von ...
☒ Anerkennung.

LÖSUNG 14

Bossing ist in vielen Fällen ...
☒ gezielt.

LÖSUNG 15

Mobbing ist oft ...
☒ eine Folge struktureller Probleme (z. B. nicht kompensierbarer Arbeitsüberlastung).

15 AN- UND ZUGEHÖRIGE

LÖSUNG 1 Die Übernahme von Tätigkeiten, die ein zu pflegender Mensch nicht mehr selbstständig durchführen kann, durch **Bezugspersonen** ohne pflegerische Ausbildung nennt man **informelle Pflege.** Der Ausdruck „pflegende An- und Zugehörige" bezieht sich hierbei nicht nur auf Verwandtschaft, sondern schließt das gesamte **soziale Umfeld** eines zu pflegenden Menschen ein. Die Unterstützung durch An- und Zugehörige hat schon immer eine sehr wichtige Rolle in der Gesellschaft eingenommen. Vor der Einführung der Sozialversicherungen galt die **Familie** als Stütze bei Krankheit und Pflegebedürftigkeit. In vielen anderen **Kulturen** ist dies nach wie vor der Fall. Im Unterschied zur informellen Pflege muss sich die **formelle Pflege** bei ihren Handlungen auf fachliches und wissenschaftlich belegtes Wissen stützen und danach handeln. Die professionelle Pflege ist also dazu verpflichtet, ihre Entscheidungen und Tätigkeiten darzulegen. Aufgrund der enormen Leistungen, die zahlreiche pflegende An- und Zugehörige täglich auf sich nehmen, ist es höchst **unprofessionell,** sie als „lästig" oder „praktische Pflegehilfe" anzusehen. Vielmehr gilt es, sie als **Experten** auf ihrem Gebiet ernst zu nehmen und in eine patientenorientierte Pflege einzubeziehen.

LÖSUNG 2 Aus der Pflegesituation ist ersichtlich, dass für Matthias Steiner und seine Mutter, als Angehörige eines schwer kranken Mannes, die Situation alles andere als leicht ist. Dennoch übernehmen sie gerne die Versorgung des Vaters bzw. Ehemanns, soweit es ihnen möglich ist. Zum einen, weil Herr Steiner hierdurch glücklicher und zufriedener erscheint. Zum anderen, weil sie sich durch die Teilhabe weniger machtlos fühlen. Dieses Gefühl der Machtlosigkeit ist nicht selten bei Bezugspersonen kranker Menschen. Man will helfen, weiß aber nicht wie. Das Gefühl, nur zusehen zu können, wie ein geliebter Mensch leidet, kann niederschmetternd sein. Viele Menschen wollen behilflich sein, trauen sich aber vielleicht nicht, gegenüber dem ärztlichen oder Pflegepersonal etwas zu äußern. Hier können Pflegefachpersonen in der Interaktion mit Bezugspersonen eine wichtige Rolle einnehmen. Durch eine empathische Haltung zeigen sie Verständnis gegenüber den An- und Zugehörigen. Sie können dazu ermutigen, an der Versorgung teilzuhaben und somit aktiv zu einem besseren Gesundheitszustand oder mehr Wohlbefinden der zu pflegenden Menschen beizutragen. Dabei ist es jedoch wichtig zu beachten, dass nicht jede Bezugsperson an der Versorgung teilhaben möchte. Auch nicht jeder pflegebedürftige Mensch ist mit einer familiären Versorgung einverstanden. Dies gilt es unter allen Umständen zu respektieren.

LÖSUNG 3

- Körperpflege: Bei der Pflege von bettlägerigen Patientinnen und Patienten, die zu zweit durchgeführt werden muss, kann z. B. eine Position – unter Anleitung der Pflegefachperson – von einer Bezugsperson übernommen werden.
- Anreichen von Essen und Trinken.
- Bewegungsübungen.
- Mobilisation: z. B. kleine Spaziergänge auf dem Stationsflur.
- Freizeitaktivitäten: z. B. Gesellschaftsspiele oder gemeinsames Musikhören.
- Wohltuende Einreibungen.
- In speziellen Fällen und bei Angehörigen mit jahrelanger Spezialisierung auf eine zu versorgende Person sind auch Versorgungsformen wie die Tracheostomapflege nicht ungewöhnlich. Hier ist eine gute Anleitung von Seiten der Pflege essenziell.

LÖSUNG 4

	Richtig	Falsch
Der Großteil pflegebedürftiger Menschen in Deutschland wird von ambulanten Pflegediensten versorgt.		✗

LÖSUNG 5

a) Pflegefachpersonen sind kompetent in den Bereichen Anleitung, Schulung und Beratung. Somit können sie einen wichtigen Beitrag für eine qualitativ gute Versorgung von zu pflegenden Menschen durch ihre Zu- und Angehörigen leisten.
e) Die Einführung der Sozialversicherungen löste die Familie als wichtigste Stütze bei Krankheit oder Pflegebedürftigkeit zunehmend ab.

LÖSUNG 6

Der Pflegefachmann wird Frau Nowak darüber aufklären, dass die Pflege durch An- und Zugehörige eine enorm wichtige Rolle bei der Versorgung von zu pflegenden Menschen spielt, insbesondere im ambulanten Bereich. Daher ist es sehr wichtig, ihre Arbeit und ihr Wissen zu respektieren. Viele von ihnen, wie auch Frau Petrović, pflegen bereits seit langer Zeit eine geliebte Person. Dazu kommt, dass sich die häusliche Pflege in der Privatsphäre der zu pflegenden Menschen und der Angehörigen abspielt. Die Pflege betritt hier den heimischen Wohnraum und sollte sich dementsprechend verhalten. Eine Zurechtweisung, wie im Fall von Frau Petrović, ist daher nicht vertretbar. Gerade als neue Pflegefachperson, die in die Routine und den Ablauf der Pflegetätigkeiten noch nicht eingeweiht ist, sollte Frau Nowak sich zunächst hierüber erkundigen. Natürlich müssen Pflegefachpersonen eingreifen und aufklären/beraten, wenn sie Pflegelaien bei einer fehlerhaften Versorgung beobachten. Doch die routinierte und liebevolle Unterstützung durch die Ehefrau gab hierzu keinen Grund. Vielmehr sollte die Pflegefachfrau die Situation beobachten und sich somit ein Bild bezüglich der Pflegesituation und des Ablaufs machen. Ein degradierendes Tadeln ist unangebracht und kann zu unangenehmen Situationen führen.

LÖSUNG 7

- Rückengerechtes Arbeiten
- Training im Umgang mit Hilfsmitteln
- Erlernen bestimmter Pflegetechniken
- Vermittlung weiterführender Hilfsangebote wie Wohnraum- oder Seniorenberatung, Kurzzeitpflege
- Ermutigung zum Besuch von Pflegekursen
- Kontaktaufnahme mit Selbsthilfegruppen

LÖSUNG 8

a), d), e)

LÖSUNG 9

- Das Empfinden, dauernd „zuständig" zu sein
- Soziale Isolation
- Gerade bei bereits älteren Angehörigen die eigene gesundheitliche Situation und der Druck, dennoch „funktionieren" zu müssen
- Übereinkunft von Angehörigenpflege und Berufstätigkeit
- Körperliche Überlastung (z. B. Rückenschmerzen, Muskelverspannungen, Schlafstörungen, Müdigkeit)
- Psychische Überlastung (Anzeichen z. B. durch Reizbarkeit, Unruhe, Wut, Trauer)

LÖSUNG 10

- Soziale Kontakte nutzen
- Freundschaften pflegen
- Freizeitmöglichkeiten außerhalb der eigenen vier Wände wahrnehmen
- Bewegung (z. B. Spaziergänge, Yoga oder sonstige körperliche Aktivität)
- Hilfe in Anspruch nehmen
- Bewältigungsstrategien erlernen
- Austausch mit anderen pflegenden Angehörigen
- Tagebuch führen (Erleichterung durch Schreiben)
- Hilfsmittel zur Entlastung bei körperlichen Tätigkeiten einfordern und auch nutzen (z. B. Patientenlifter)

16 ÜBERFORDERUNG

LÖSUNG 1

Phasen eines Burn-out-Syndroms	
Anfangsphase	• Überengagement • „Das Ruder in die Hand nehmen" • Freiwillig längere Dienstzeiten in Kauf nehmen • Aufopfern für Team und Patientinnen und Patienten
Einbruch-phase	• Starke Müdigkeit • Soziale Isolation • Kein Empfinden von Freude am Leben • Gereizte Art
Abbauphase	• Leistungsabbau • Mangelnde Konzentration • Flüchtigkeitsfehler • Wenig bis kein Engagement • Depressive Entwicklung • Körperliche Beschwerden (z. B. Rücken- und Gelenkschmerzen, Schlaflosigkeit, Herz-Kreislauf-Probleme) • Gefahr von Alkohol- und Drogenmissbrauch

LÖSUNG 2

In der Abbauphase eines Burn-out-Syndroms …
a) ist durch das verlorene berufliche Selbstbewusstsein auch das Privatleben beeinflusst. Die Betroffenen ziehen sich zurück. Nicht selten kommt es zu einer Vereinsamung.

LÖSUNG 3

Durch die Covid-19-Pandemie wurden selbst erfahrene Pflegefachpersonen vor große **Herausforderungen** gestellt. Gerade bei Schülern und Schülerinnen sowie Studierenden besteht in solchen Zeiten eine große Gefahr der **Überforderung.** Umso wichtiger ist es für Auszubildende der Pflege, bei Bedarf eine professionelle Betreuung einfordern zu können. Beratungsangebote können unter anderem durch **Pflegepädagoginnen oder Pflegepädagogen** vermittelt werden. Wichtig ist, dass Auszubildende nur Tätigkeiten übernehmen, die ihrem **Ausbildungsstand** entsprechen. Ein Einsatz ohne Berücksichtigung der individuellen **Kompetenzen** kann schwerwiegende Folgen mit sich bringen. Durch anhaltende Stresssituationen besteht die Gefahr, dass Energiereserven vollständig ausgereizt werden. Während sich positiver Stress, auch **Eustress** genannt, motivierend auf die Gesundheit auswirken kann, dominieren bei **Disstress,** also negativem Stress, krankmachende Faktoren den Alltag. Die meisten Menschen reagieren nervös, gereizt, überfordert, hektisch und **ausgelaugt** auf solche Anspannungen, welche z. B. durch zu hohe Arbeitsbelastungen ausgelöst werden können.

LÖSUNG 4 Mögliche Stressauslöser und -reaktionen:

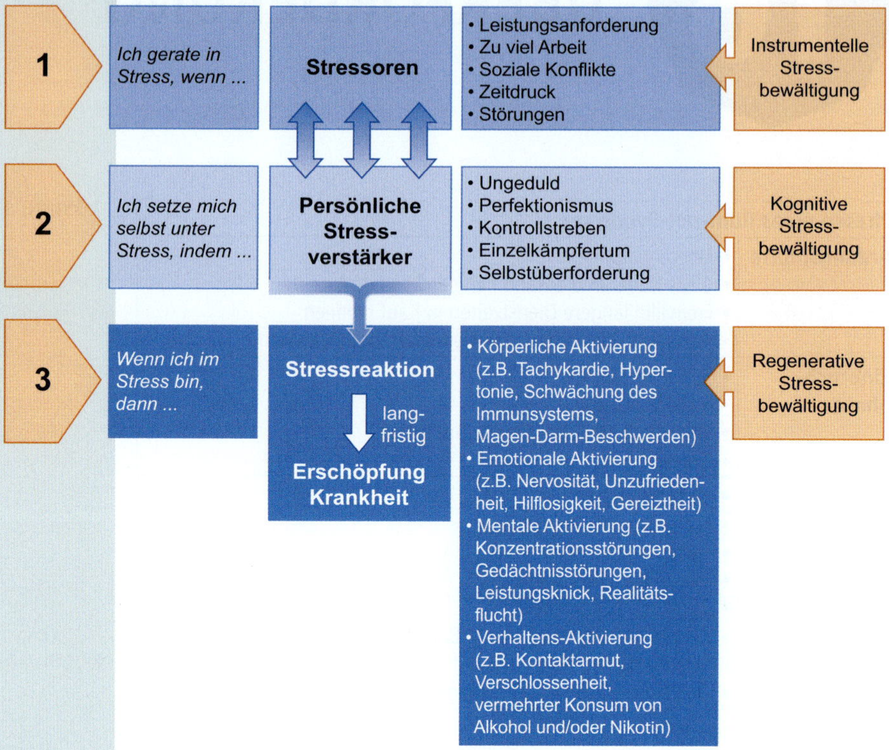

[H159-001, L143]

LÖSUNG 5 a), c), d), g)

LÖSUNG 6

- Auseinandersetzung mit den eigenen Gefühlen während der Arbeit
- Supervision
- Selbsterfahrung

LÖSUNG 7

- Supervision
- Soziale Unterstützung
- Förderung gesunderhaltender Ressourcen

LÖSUNG 8

	Richtig	Falsch
In der Pflege besteht die Gefahr, dass Betroffene eines Burn-outs ihre Kolleginnen oder Kollegen „anstecken". Diese können eine übermäßige Rücksichtnahme gegenüber den Erkrankten entwickeln und nehmen mangelnde Leistungsbereitschaft sowie Ausreden leichtfertig hin. Sie übernehmen sozusagen die Arbeit der ausgebrannten Kolleginnen und Kollegen und sind dadurch selbst schnell überlastet. Die Rede ist hierbei von einem kompensierten Burn-out.	✓	

17 ETHISCH REFLEKTIERT HANDELN

LÖSUNG 1

- Eine bewusste und freiwillige Willenserklärung des Menschen mit Demenz vor der Erkrankung.
- Eine Patientenverfügung durch den Betroffenen.
- Eindeutig kongruente Verhaltensweisen des Menschen mit Demenz, also z. B. das Schließen und Zusammenpressen des Mundes bei Nahrungsangebot.
- Eine klare Rekonstruktion des mutmaßlichen Willens des Menschen mit Demenz durch Krankenhausmitarbeiterinnen oder -mitarbeiter.
- Eine ethische Fallbesprechung nach den Bestimmungen des Ethikkomitees des Krankenhauses.

LÖSUNG 2

☒ Eigene Wertvorstellungen
☒ „Nicht-aushalten-Können" leidvoller Situationen

LÖSUNG 3

- Individuelle Lösung
- Dialoglösung
- Diskurslösung
- Delegation

LÖSUNG 4

- Fachwissen
- Juristische Aspekte
- Moralische Aspekte
- Ethische Aspekte

LÖSUNG 5

- Die Selbstbestimmung von Menschen zu wahren, ist eine wichtige **ethische Aufgabe** des Pflegepersonals.
- Gerade bei der Selbstbestimmung am Lebensende sind entscheidend: der **Patientenwille,** eine **vorliegende Patientenverfügung** und der **mutmaßliche** Wille.
- Auch Äußerungen aus der **Vergangenheit** spielen eine wichtige Rolle.
- Ist die Patientenverfügung nicht mehr eindeutig auslegbar und weiß auch der Bevollmächtigte nicht mit Sicherheit, was geschehen soll, so gilt es, den mutmaßlichen Willen der Betroffenen herauszufinden. Ist auch dies nicht möglich, sollte eine **ethische Fallbesprechung** stattfinden.

LÖSUNG 6

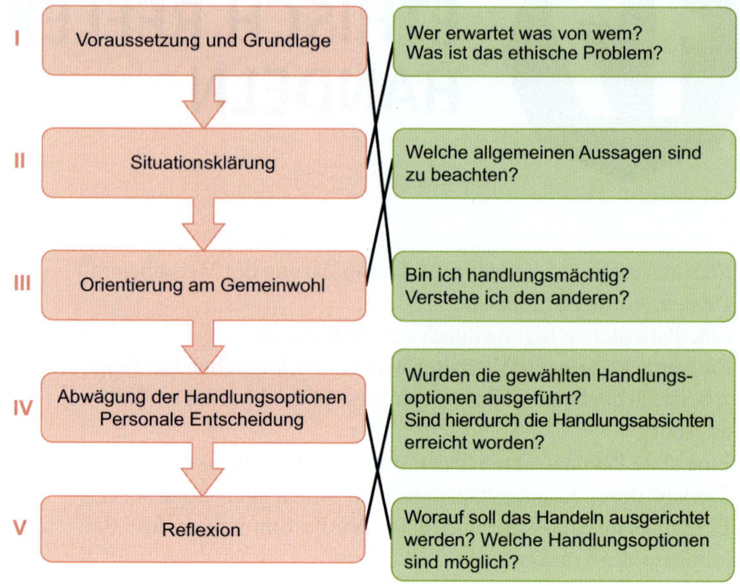

[M625, L143]

LÖSUNG 7

- Verfahrensgerechtigkeit
- Verteilungsgerechtigkeit

LÖSUNG 8

1) und c)
2) und a)
3) und b)

18 UMGANG MIT ANGST UND TRAUER

LÖSUNG 1

- Persönlichkeit
- Alter
- Geschlecht
- Herkunft (Kulturkreis)
- Soziales Umfeld
- Religion
- Beziehungsqualität
- Art des Verlustes (Todesart, Trennung)
- Frühere Verluste
- Beruflicher Status
- Finanzieller Status
- Aktueller Gesundheitszustand
- Weitere akute Krisen

LÖSUNG 2

- Protestieren
- Reglosigkeit
- Starre Mimik
- Stimmungsschwankungen
- Seelische Labilität
- Geringe Belastbarkeit
- Unruhe
- Nervosität
- Schlaf- und Essstörungen
- Sozialer Rückzug
- Isolation
- Veränderung der alltäglichen Aktivitäten
- Gedanken kreisen um das gleiche Thema
- Psychosomatische Beschwerden

LÖSUNG 3

- Akzeptierende und wertschätzende Haltung
- Raum und Zeit für Gespräche über Verlust
- Aufklärung über die Phasen der Trauer
- Erinnerungen und Gefühlsäußerungen zulassen
- Destruktiven Verhaltensweisen jedoch Grenzen setzen (z. B. bei Suizidgefahr)
- Bräuche und Rituale des Erinnerns fördern, für eine spätere Ablösung
- Helfen, Kontakte aufrechtzuerhalten (z. B. zu An- oder Zugehörigen)
- Zu schöpferischen Ausdrucksformen der Trauer anregen
- Über weitere Möglichkeiten professioneller Unterstützung beraten und Kontakte vermitteln

LÖSUNG 4

- Die eigene Rolle als Begleitperson in Trauerprozessen durch Gespräche reflektieren
- Unterstützung durch Stationsleitung und Team in Bewegung setzen (durch Anvertrauen)
- Unterstützung durch externe Beratung (Supervision)

LÖSUNG 5

Individuelle Aufgabenbearbeitung.

LÖSUNG 6

- Puls- und Blutdruckerhöhung
- Beschleunigte Atmung
- Engegefühl
- Unruhe
- Schwitzen
- Zittern
- Bauch- und Kopfschmerzen
- Durchfall
- Schlafstörungen
- Vermehrter Harndrang
- Erweiterte Pupillen
- Übelkeit und Erbrechen
- Zittrige Stimme

LÖSUNG 7

- Aufbauen einer vertrauensvollen Pflegebeziehung
- Empathie, Anteilnahme, Zuwendung
- Angst zulassen und nicht bagatellisieren
- Informationen über Auslöser, Ursachen und Bewältigungsstrategien sammeln
- Nach Möglichkeit für Sicherheit sorgen (z. B. auf Wunsch Nachtlicht anlassen)
- Beruhigen, trösten, ablenken
- Hoffnung vermitteln
- Spirituelle und religiöse Bedürfnisse berücksichtigen
- Angstlösende Entspannungsübungen, Atemübungen und/oder atemstimulierende Einreibung
- Angehörige ggf. informieren
- Physikalische Maßnahmen (z. B. beruhigende Waschungen)
- Bei Kindern: halten oder auf den Arm nehmen, Kuscheltiere/Schmusekissen anbieten, Gefühle im Spiel ausdrücken lassen

LÖSUNG 8

1) und c)
2) und f)
3) und a)
4) und b)
5) und d)
6) und e)

LÖSUNG 9

	Richtig	Falsch
Weil es menschliche Existenz ohne Leid (Schmerz, Abschied, Enttäuschung) nicht geben kann, stellt sich jeder Mensch die Frage, warum Leid existiert und wie es überwunden werden kann.	✓	
Kulturelle und religiöse Ansichten haben auf die Verarbeitung von Leid keinen Einfluss.		✗
Die Umwelt hat keinen Einfluss auf das individuelle Leiden. Die Auslöser liegen nur in uns selbst.		✗
Manche Menschen suchen Trost und Unterstützung, andere ziehen sich aus sozialen Kontakten zurück.	✓	
Soziale Aspekte wie Arbeitslosigkeit, finanzielle Not und Statusverlust können Leid verstärken.	✓	

LÖSUNG 10

b) Erinnerungen und Gefühlsäußerungen zulassen, diese nicht bewerten, jedoch destruktiven Verhaltensweisen Grenzen setzen (z. B. bei Suizidgefahr).

LÖSUNG 11

d) Bei Hoffnungslosigkeit Mut machen, indem sie z. B. aufzeigen, was für ein schöner Tag ist und dass es viele Menschen gibt, denen es weitaus schlechter geht.

LÖSUNG 12

Jeder Mensch reagiert individuell auf **Lebenskrisen.**

Angst, Leid, Hoffnung und Hoffnungslosigkeit sowie Verlust und Trauer bezeichnet man auch als **Pflegephänomene.**

Zu der Aufgabe einer Pflegefachperson gehört es, Veränderungen in der Gefühlswelt der zu pflegenden Menschen **wahrzunehmen** und professionell darauf einzugehen.

Pflegerische Interventionen bei solchen Pflegephänomen unterscheiden sich in der **Kinderkrankenpflege** oft von den Interventionen bei zu pflegenden Erwachsenen.

Bei Kindern können z. B. Ängste durch **Trostobjekte** wie Schmusekissen oder Kuscheltier gemindert werden.

Eine regelmäßige Reflexion von belastenden Situationen in **pflegerischen Fallgesprächen** (u.a. Supervision) ist für die Pflegenden enorm wichtig.

19 BEGLEITUNG IN KRITISCHEN LEBENSSITUATIONEN

LÖSUNG 1 Mögliche Antworten:

- Mit Betroffenen mitleiden
- Gefühle der Nähe und Verbundenheit, die professionelles Handeln erschweren
- Rollenkonflikt in Bezug auf die private und berufliche Rolle
- Unsicherheit und Sprachlosigkeit gegenüber Kindern und Familien
- Unsicherheit in Bezug auf spirituelle Sinnfragen und Bedürfnisse

LÖSUNG 2 Mögliche Antworten:

- Wut und Aggression
- Hadern mit dem Schicksal
- Aktive Sinnsuche
- Schuldzuweisungen
- Verleugnungen
- Ambivalenz (festhalten/loslassen)
- Veränderte Reaktionen und Verhaltensweisen von Geschwisterkindern (z. B. Schlaf- und Essstörungen, Regression, Rückzug, Trauer)

LÖSUNG 3

- Erheben einer umfassenden Familienanamnese, anknüpfend an familienorientierte Pflegetheorien
- Alters- und entwicklungsgerechte Kommunikation und Interaktion
- Familien im Bewältigungsprozess unterstützen
- Ausrichten des Pflegehandelns an aktuellen pflegewissenschaftlichen Erkenntnissen (u. a. Palliative-Care-Konzept)

LÖSUNG 4 Individuelle Aufgabenbearbeitung.

LÖSUNG 5 Die Sterbephase ist die letzte Zeit, die An- und Zugehörige noch gemeinsam mit den Betroffenen verbringen können. Eine gute Begleitung von Seiten der Pflege nicht nur für die betroffenen Personen, sondern eben auch für ihr Umfeld stellt eine zentrale Aufgabe der Pflege dar. Durch einen empathischen Umgang mit den Zu- und Angehörigen können auch diese durch schwere Zeiten begleitet werden. Es wird ein Gefühl der Wertschätzung und des Mitgefühls vermittelt, welches das Miterleben des Sterbeprozesses erleichtert. Auch durch eine offene Kommunikation entsteht eine wichtige Einbindung in das Geschehen.

LÖSUNG 6

- Hoffnungslosigkeit/Sinnkrise
- Abschiednehmen
- Nahrungsabbruch/Therapieabbruch
- Non-Compliance
- Beeinträchtigte Familienprozesse
- Entscheidungskonflikt
- Beeinträchtigte Religiosität/Sinnfindung
- Rollenüberlastung der pflegenden Bezugsperson

LÖSUNG 7

Individuelle Aufgabenbearbeitung.

LÖSUNG 8

Trauer ist …
- ein Verarbeitungsprozess, um Verluste bewältigen zu können.

Trauernde erleben auch Phasen des Vergessens, welche …
- für Schuldgefühle sorgen können.

Bei der Begleitung von Menschen in kritischen Lebenssituationen ist es wichtig, Trauerreaktionen wie Weinen oder Schreien …
- zuzulassen, da diese eine tröstende Funktion haben können.

20 PFLEGEERFAHRUNGEN REFLEKTIEREN UND VERSTÄNDIGUNGSORIENTIERT KOMMUNIZIEREN

LÖSUNG 1 Gerade Auszubildende müssen erst lernen, sich nicht nur für die Fürsorge anderer Menschen zu sensibilisieren, sondern auch für die eigene Selbstsorge. Hier finden sich oft innere Widersprüche zwischen dem Anspruch an sich selbst, also z. B. helfen zu wollen, und dem Erleben von Emotionen wie Ekel, Scham und Hilflosigkeit. Dies zu verbalisieren, fällt nicht jedem gleich leicht. Daher müssen Reflektionen wiederholt geübt und zum festen Bestandteil der Ausbildung und auch des Berufs gemacht werden. Nur so kann die eigene Integrität beschützt und können Grenzüberschreitungen aufgedeckt werden.

LÖSUNG 2 Auszubildende der Pflege müssen so früh wie möglich lernen, **selbstfürsorglich** mit sich umzugehen. Das beinhaltet auch, dass sie Pflegeerfahrungen reflektieren und **kommunizieren.** Bei Bedarf fordern sie kollegiale Beratung ein und nehmen sie an. Durch regelmäßige **Reflektionen** können drohende Über- und auch Unterforderungen frühzeitig wahrgenommen werden. In den verschiedenen Pflegebeziehungen ist es für Schülerinnen und Schüler sehr wichtig, eigene **Emotionen** sowie Deutungs- und Handlungsmuster in der Interaktion zu erkennen. Nicht jedem Pflegenden liegt jede pflegerische Tätigkeit gleich gut. Wichtig ist, dass dies akzeptiert und verbalisiert wird. Ein wichtiges **Bildungsziel** ist eine Reflektion auf das Spannungsfeld zwischen idealen Ansprüchen an die Pflege und der Wirklichkeit der eigenen Handlungsoptionen. Hier bestehen institutionelle sowie **persönliche** Grenzen.

LÖSUNG 3

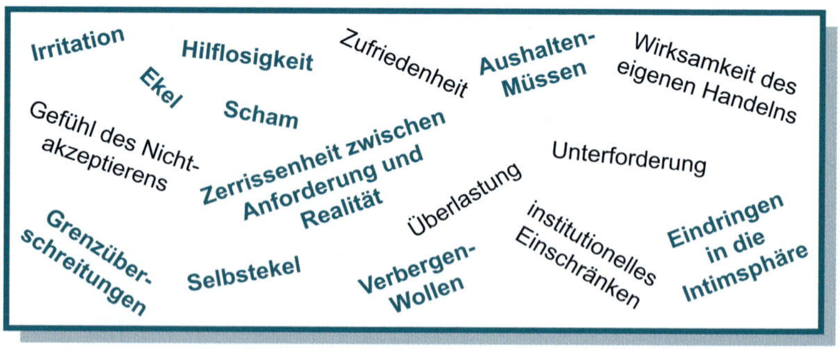

LÖSUNG 4 Individuelle Aufgabenbearbeitung.

LÖSUNG 5 Individuelle Aufgabenbearbeitung.